面 向 人 民 健 康
提 升 健 康 素 养

相约健康百科丛书

面向人民健康
提升健康素养

相约健康百科丛书

肿瘤防治系列

儿童及青少年肿瘤防治攻略

主编 倪鑫

人民卫生出版社
·北京·

丛书专家指导委员会

丛书工作委员会

本书编委会

陈竺院士
说健康

相约健康百科丛书

总　序

人民健康是现代化最重要的指标之一，也是人民幸福生活的基础。党的二十大报告明确到 2035 年建成健康中国。社会各界，尤其是全国医疗卫生工作者，要坚持以人民为中心的发展思想，把保障人民健康放在优先发展的战略位置，加快推进健康中国建设，全方位全周期保障人民健康，为实现“两个一百年”奋斗目标、实现中华民族伟大复兴的中国梦打下坚实的健康基础，为共建人类卫生健康共同体作出应有的贡献。

为助力健康中国建设，提升人民健康素养，人民卫生出版社（以下简称“人卫社”）联合相关学（协）会、平台、媒体共同策划，整合各方优势、创新传播途径，打造高质量的纸数融合立体化传播健康知识普及出版物《相约健康百科丛书》（以下简称“丛书”）。丛书通过图书、新媒体、互联网平台等全媒体，努力为人民群众提供全生命周期的健康知识服务。在深入了解丛书的策划方案、组织管理和工作安排后，我欣然接受了邀请，担任丛书专家指导委员会主任委员，主要基于以下考虑。

建设健康中国，人人享有健康。党的十八大以来，以习近平同志为核心的党中央一直高度重视、持续推动健康中国建设。2016 年党中央、国务院印发的《“健康中国 2030”规划纲要》指出，推进健康中国建设，是全面建成小康社会、基本实现社会主义现代化的重要基础，是全面提升中华民族健康素质、实现人民健康与经济社会协调发展的国家战略。健康中国的主题是“共建共享、全民健康”，共建共享是基本路径，全民健康是根本目的。人人参与、人人尽力、人人享有，实现全民健康，需要全社会共同努力。党的二十大对新时代新征程上推进健康中国建设作出新的战略部署，赋予了新的任务使命，提出“把保障人民健康放在优先发展的战略位置，完善人民健康促进政策”。丛书建设抓住了健康中国建设的核心要义。

提升健康素养，需要终身学习。健康素养是人的一种能力：它能够帮助个人获取和理解基本的健康信息和服务，并能运用其作出正确的判断和决定，以维持并促进自己的健康。2008 年 1 月，卫生部发布《中国公民健康素养——基本知识与技能（试行）》，首次以政府文件的形式界定了居民健康素养，我很高兴签发了这份文件。此后，我持续关注该工作的进展和成效。经过多年的不懈努力，我国健康素养促进工作蓬勃发展，居民健康素养水平从 2009 年的 6.48% 上升至 2021 年的 25.4%，人民健康状况和基本医疗卫生服务的公平性、可及性持续改善，主要健康指标居于中高收入国家前列，为以中国式现代化全面推进中华民族伟大复兴奠定了坚实的健康基础。健康素养需要持续地学习和养成，丛书正是致力于此。

健康第一责任人，是我们自己。2019 年 12 月，十三届全国人大常委会第十五次会议通过了《中华人民共和国基本医疗卫生与健康促进法》，该法第六十九条提出“公民是自己健康的第一责任人，树立和践行对自己健康负责的健康管理理念，主动学习健康知识，提高健康素养，加强健康管理。倡导家庭成员相互关爱，形成符合自身和家庭特点的健康生活方式。”从国家法律到健康中国战略，都强调每个人是自己健康的第一责任人。只有人人都具备了良好的健康素养，成为自己健康的第一责任人，健康中国才有了最坚实的基础。丛书始终秉持了这一理念，能够切实帮助读者承担起自己的健康责任。

接受丛书编著邀请后，我多次听取了丛书工作委员会和人卫社的汇报，提出了一些建议，并录制了“院士说健康”视频。我很高兴能以此项工作为依托，为人民健康多做些有意义的工作。丛书工作委员会和人卫社的同仁们一致认为，这件事做好了，对提高国民特别是青少年健康素养意义重大！

2022 年 11 月，在丛书启动会议上，我提出丛书建设要做到心系于民、科学严谨、质量第一、无私奉献四点希望。2023 年 9 月，丛书“健康一生系列”正式出版！丛书建设者们高度负责、团结协作，严谨、创新、务实地推进丛书建设，让我对丛书即将发挥的作用充满了信心，也对健康科普工作有了更多的思考。

一是健康科普工作需把社会责任放在首位。丛书为做好顶层设计，邀请一批院士担任专家指导委员会的成员。院士们的本职工作非常繁忙，但他们仍以极高的热情投入丛书建设中，指导把关、录制视频，担任健康代言人，身体力行地参与健康科普工作。全国广大医务工作者也要积极行动起来，把社会责任放在首位，践行习近平总书记提出的“科技创新、科学普及是实现创新发展的两翼”之工作要求，把健康科学普及放在与医药科技创新同等重要的位置，防治并重，守护人民健康。

二是健康科普工作应始终心系于民。健康科普需要找准人民群众普遍关心的健康问题，有针对性地开展工作，方能事半功倍。丛书每一个系列都将开展健康问题征集活动，“健康一生系列”收集了两万余个来自大众的健康问题，说明人民群众的健康需求是旺盛的，对专家解答是企盼的。丛书组织专家对这些问题进行了认真的整理、分析和解答，并在正式出版前后组织群众试读活动，以不断改进工作，提升质量，满足人民健康需求，这些都是服务于民的重要体现。丛书更是积极尝试应用新技术新方法，为科普传播模式创新赋能，强化场景化应用，努力探索克服健康科普“知易行难”这个最大的难题。

三是健康科普工作须坚持高质量原则。高质量发展是中国式现代化的本质要求之一。健康科普工作事关人民健康，须遵从“人民至上、生命至上”的理念，把质量放在最重要的位置，以人民群众喜闻乐见的方式，传递科学的、权威的、通俗易懂的健康知识，要在健康科普工作中塑造尊重科学、学习科学、践行科学之风，让“伪科学”“健康谣言”“假专家”无处遁形。丛书工作委员会、各编委会坚持了这一原则，将质量要求落实到每一个环节。

四是健康科普工作要注重创新。不同的时代，健康需求发生着变化，健康科普方式也应与时俱进，才能做到精准、有效。丛书建设模式创新也是耳目一新，比如立足不同的应用场景，面向未来健康需求的无限可能，设计了“1+N”的丛书系列开放体系，成熟一个系列就开发一个；充分发挥专业学（协）会和权威专家作用，对每个系列的分册构建进行充分研讨，提出要从健康科普“读者视角”着眼，构建具有中国特色的国民健康知识体系；精心设计各分册内容结构和具有中华民族特色的系列 IP 形象；针对人民接受健康知识的主要渠道从纸媒向互联网转移的特点，设计纸数融合图书与在线健康知识问答库结合，文字、图片、视频、动画等联动的全媒体传播模式，全方位、全媒体、全生命周期服务人民健康等。

五是健康科普工作需要高水平人才队伍。人才是所有事业的第一资源。丛书除自身的出版传播外，着眼于健康中国建设大局，建立编写团队组建、遴选与培养的系列流程，开展了编写过程和团队建设研究，组建来自全国，老、中、青结合的高水平编者团队，且每个分册都通过编写过程的管理努力提升作者的健康科普能力。这项工作非常有意义。希望未来，越来越多的卫生健康工作者能以高度的社会责任感、职业使命感，以无私奉献的精神参与到健康科普工作中，以更多更好的健康科普精品，服务人民健康。

衷心希望，通过驰而不息的建设，丛书能让健康中国、健康素养、健康第一责任人的理念深入人心，并转化为建设健康中国的重要动力，成为国民追求和促进健康的重要支撑。

衷心希望，能以大型健康科普精品丛书为依托，培养一支高水平的健康科普作者队伍，增强文化自信的建设力量，从而更好地为中华民族现代文明贡献健康力量。

衷心希望，读者朋友们积极行动起来，认真汲取《相约健康百科丛书》中的健康知识，把它们运用到自己的生活里，让自己更健康，也为健康中国建设作出每个公民的贡献！

中国红十字会会长

中国科学院院士

丛书专家指导委员会主任委员

2023 年 7 月

相约健康百科丛书

出版说明

健康是幸福生活最重要的指标，健康是 1，其他是后面的 0，没有 1，再多的 0 也没有意义。提升健康素养，是提高全民健康水平最根本、最经济、最有效的措施之一。党的二十大报告要求，加强国家科普能力建设，深化全民阅读活动。习近平总书记指出，科技创新、科学普及是实现创新发展的两翼，要把科学普及放在与科技创新同等重要的位置。在这一重要指示精神的指引下，人民卫生出版社（以下简称“人卫社”）努力探索让科学普及这“一翼”变得与科技创新同样强大，进而助力创新型国家建设。经过深入调研，团结广大医学科学家、健康传播专家、学（协）会、媒体、平台，共同策划出版《相约健康百科丛书》（以下简称“丛书”）。

为了帮助读者更好地了解和使用丛书，特将出版相关情况说明如下。

一、丛书建设目标

丛书努力实现五个建设目标，即：高质量出版健康科普精品，培养优秀的健康科普团队，创新数字赋能传播模式，打造知识共建共享平台，最终提升国民健康素养，服务健康中国行动落实和中华民族现代文明建设。

二、丛书体系构建

1. 丛书各系列分册设计遵从人民至上的理念，突出读者健康需求和视角。各系列的分册设计经过多轮专家论证、读者健康需求调研，形成从读者需求入手进行分册设计的共识，更好地与读者形成共鸣，让读者愿意读、喜欢读，并能转化为自身健康生活方式和行为。

比如，丛书第一个系列“健康一生系列”，既不按医学学科分类，也不按人体系统分类，更不按病种分类，而是围绕每个人在日常生活中会遇到的健康相关问题和挑战分类。这个系列分别针对健康理念养成，到人生面临的生、老、病问题，再到每天一睁眼要面对的食、动、睡问题，最后到更高层次的养、乐、美问题，共设立 10 个分册，分别是《健康每一天》《健康始于孕育》《守护老年健康》《对疾病说不》《饮食的健康密码》《运动的健康密码》《睡眠的健康密码》《中医养生智慧》《快乐的健康密码》和《美丽的健康密码》。

2. 丛书努力构建从健康知识普及到健康行为指导的全生命周期全媒体的健康知识服务体系。依靠权威学（协）会和专家的反复多次研究论证，从读者的健康需求出发，丛书构建了“1+N”系列开放体系，即以“健康一生系列”为“1”；以不同人群、不同场景的不同健康需求或面临的挑战为“N”，成熟一个系列就开发一个系列。“主动健康系列”“应急急救系列”“就医问药系列”“康养康复系列”“肿瘤防治系列”“心理健康系列”“口腔健康系列”“健康体检系列”在“十四五”期间陆续启动和出版。

3. 丛书建设有力贯彻落实“两翼论”精神，推动健康科普高质量创新发展。丛书除自身的出版传播外，还建立编写团队组建、遴选与培养的系列流程，开展了编写过程和团队建设研究，组建来自全国，老、中、青结合的高水平编者团队，并通过编写过程的管理努力提升作者的健康科普能力。丛书建设部分相关内容还努力申报了国家“十四五”主动健康和人口老龄化科技应对重点专项；以“《相约健康百科丛书》策划出版为基础探索全方位、立体化大众科普类图书出版新模式”为题，成功获得人卫研究院创新发展研究项目支持。

三、丛书创新特色

1. 体现科学性、权威性、严谨性。为做好丛书的顶层设计、项目实施和编写出版工作，保障科学性，成立丛书专家指导委员会、工作委员会和各分册编委会。

第十二届、十三届全国人大常委会副委员长，中国红十字会会长陈竺院士担任丛书专家指导委员会主任委员，国家卫生健康委员会副主任李斌、中国计划生育协会常务副会长于学军、中华预防医学会名誉会长王陇德院士、中国健康促进基金会创会理事长白书忠等担任副主任委员，三十余位院士应邀担任委员。专家们积极做好丛书顶层设计、指导把关工作，录制“院士说健康”视频，审阅书稿，甚至承担具体编写工作……他们率先垂范，以极高的社会责任感投入健康科普工作，为全国医务工作者参与健康科普工作树立了榜样。

人民卫生出版社、中国健康促进基金会、中国计划生育协会、中华预防医学会、中国科普研究所、全国科学技术名词审定委员会、健康报社、新华网客户端《新华大健康》等机构负责健康科普工作的领导和专家组成了丛书工作委员会，并成立了丛书工作组，形成每周例会、专题会、组建专班等工作机制，确保丛书建设的严谨性和高质量推进。

各系列各分册编委会均由相关学（协）会、医学院校、研究机构等领域具有卓越影响力的专家组成。专家们面对公众健康需求迫切，但优秀科普作品供给不足、科普内容良莠不齐的局面，均以极大的热忱投入丛书建设与编写工作中，召开编写会、审稿会、定稿会等各类会议，对架构反复研究，对内容精益求精，对表达字斟句酌，为丛书的科学性、权威性和严谨性提供了可靠保证。

2. 彰显时代性、人民性、创新性。习近平总书记在文化传承发展座谈会上发表重要讲话，强调“在新的起点上继续推动文化繁荣、建设文化强国、建设中华民族现代文明，是我们在新时代新的文化使命”。丛书以“同中国具体实际相结合、同中华优秀传统文化相结合”理念为指导，彰显时代性、人民性、创新性。

丛书高度重视调查研究工作，各个系列都会开展面向全社会的问题征集活动，并将征集到的问题融入各个分册。此外，在正式出版前后都专门开展试读工作，以了解读者的真实感受，不断调整、优化工作思路和方法，实现内容“来自人民，根植人民，服务人民”。

在丛书整体设计和 IP 形象设计中，力求用中国元素讲好中国健康科普故事。丛书在全程管理方面始终坚持创新，在书稿撰写阶段，即采用人卫投审稿平台数字化编写方式，从源头实现“纸数融合”。在图书编写过程中，同步建设在线知识问答库。在图书出版后，实现纸媒、电子书、音频、视频同步传播，为不同人群的不同健康需求提供全媒体健康知识服务。

3. 突显全媒性、场景性、互动性。丛书采取纸电同步方式出版，读者可通过数字终端设备，如电脑、手机等进行阅读或“听书”；同时推出配套数字平台服务，读者可通过图书配套数字平台搜索健康知识，平台将通过文字、语音、直播等形式与读者互动。此外，丛书通过对内容的数字化、结构化、标引化，建立与健康场景化语词的映射关系，构建场景化知识图谱，利用人们接触的各类健康数字产品，精准地将健康知识推送至需求者的即时应用现场，努力探索克服健康科普“知易行难”这个最大的难题。

四、丛书的读者对象、内容设计和使用方法

参照《中国公民健康素养66条》锁定的目标人群，丛书读者对象定为接受九年义务教育及具备以上文化水平的人群，采用问答形式编写，重点选择大众日常生活中“应知道”“想知道”“不知道”和“怎么办”的问题。丛书重在解决“怎么办”，突出可操作性，架起大众对“预防为主”和“一般健康问题”从“为什么”到“怎么办”的桥梁，助力从“以治病为中心”向“以健康为中心”转变。

丛书是一套适合普通家庭阅读、查阅和收藏的健康科普书，覆盖日常生活中会遇到的常见健康问题。日常阅读，可以有效提升健康素养；遇到健康问题时查阅对应内容，可以达到答疑解惑、排忧解难的目的。此外，丛书还配有丰富的富媒体资源，扫码观看视频即可接收来自专家针对具体健康问题的进一步讲解。

《庄子・内篇・养生主》提醒我们：“吾生也有涯，而知也无涯，以有涯随无涯，殆已！”如何有效地让无穷的医学知识转化为有限的健康素养，远远不止“授人以渔”这么简单，这需要以大型健康科普精品出版物为依托，培养一支高水平的健康科普作者队伍；需要积极推进相关领域教育、科技、人才三位一体发展，大力弘扬科学精神和科学家精神；还需要社会各界积极融健康入万策，并在此基础上努力建设健康科学文化，增强文化自信的建设力量，从而更好地为中华民族现代文明建设贡献健康力量。

衷心感谢丛书建设者们和读者们的大力支持，让我们共同努力，为健康中国建设和中华民族现代文明建设作出力所能及的贡献。

丛书工作委员会

2023年7月

前　言

近年来，我国儿童恶性肿瘤发病率呈总体上升趋势，已成为威胁儿童健康的重大公共卫生问题。据国家儿童肿瘤监测中心统计数据显示，2020—2024 年，我国新增儿童肿瘤患者超过 15 万人。在 14 岁以下儿童死亡原因中，恶性肿瘤已升至第二位，仅排在意外伤害之后。这一现状提示了儿童肿瘤防治工作的重要性和紧迫性，这不仅应受到社会各界的广泛关注，也对医务工作者、家庭、社会提出了更高要求。

儿童并非“缩小版”的成人，儿童肿瘤的发病特点与成人相比也存在诸多差异，例如好发部位、起源特点、治疗方式及远期效果等。这些差异使儿童肿瘤，尤其在恶性肿瘤的发病及治疗等方面存在独特性。同时，由于早期症状隐匿、家长认知相对不足，许多肿瘤患儿在确诊时已错过了最佳治疗时机。因此，普及儿童肿瘤科学防治知识、提升公众整体认知水平已成为当务之急。

《“健康中国 2030”规划纲要》明确提出，要构建覆盖全生命周期的健康服务体系，强化健康科普的基层建设。为了响应这一号召，践行健康中国战略，提高人民健康素养，人民卫生出版社组织策划了《相约健康百科丛书》“肿瘤防治系列”《儿童及青少年肿瘤防治攻略》分册。本分册邀请了全国 13 家三级甲等医院的 26 位儿童肿瘤相关专家，从儿童肿瘤的代表性疾病和相关焦点问题入手进行编写，旨在提高读者对儿童肿瘤防治知识的掌握、指导科学就医。

詹启敏院士
说健康

本分册以权威数据为依托，结合临床实践，系统梳理儿童肿瘤的诊断、早期识别、规范诊疗及康复管理的全流程。书中采用问答形式，共分儿童肿瘤发病情况、治疗原则和早诊早治，血液系统恶性肿瘤，中枢神经系统肿瘤，颅外躯体部位肿瘤，肢体骨与软组织肿瘤，以及儿童恶性肿瘤的远期预后和生活质量 6 个部分，共计 158 个问题。本分册涵盖诸如白血病、脑肿瘤、神经母细胞瘤、骨肉瘤等常见病种的科普解读，同时针对家长关注的儿童恶性肿瘤发生的风险因素、是否所有的恶性肿瘤都需要化疗、肿瘤治疗后是否会影响患儿的生长发育等热点问题，采用通俗易懂的语言为读者提供全面、科学的解答。为读者了解儿童肿瘤特点，及时早期识别相关症状，并积极参与到肿瘤患儿的治疗与康复全过程当中，提供科学、有效的帮助与指导。

在本分册编写过程中，全体编者力求做到从实际出发，从专业视角对儿童肿瘤的相关知识进行科学普及。在此，对各位编者在本分册编写过程中秉持的科学、严谨态度及辛勤付出表示衷心感谢。同时特别感谢副主编王焕民及学术秘书杨维两位专家的组织协调，以及人民卫生出版社健康科普部刘彬、陈慧两位编辑老师对本书编写工作给予的指导。我们相信，通过家庭、医疗机构和社会力量的协同努力，儿童肿瘤“早发现、早诊断、早治疗”的目标将逐步实现。愿我们共同为儿童青少年筑起一道坚实的健康防线，助力“健康中国”愿景早日实现。

倪　鑫

2025 年 3 月

相约健康百科丛书 肿瘤防治系列

目录

第一章 儿童肿瘤发病情况、治疗原则和早诊早治

第五章 肢体骨与软组织肿瘤

第一章

儿童肿瘤发病情况、治疗原则和早诊早治

一

我国儿童和青少年肿瘤发病情况

1. 为什么儿童也会患**肿瘤**

很多人可能觉得肿瘤是成年人的“专属疾病”，但实际上，儿童和青少年也会患肿瘤。儿童肿瘤的种类、发病机制和治疗方式与成人肿瘤有很大不同，了解儿童肿瘤的相关知识对于每个家庭来说都是非常重要的。

关键词

儿童　肿瘤　早期症状

专家说

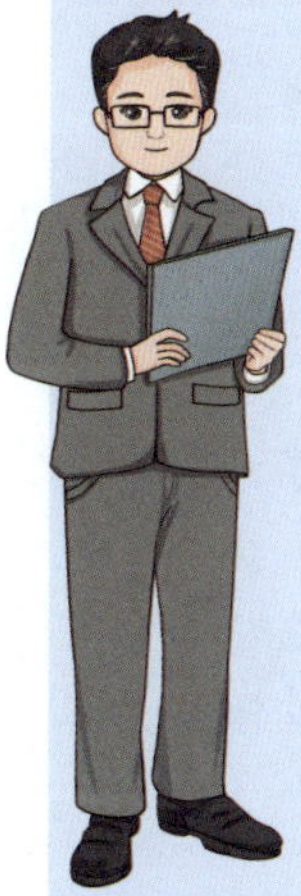

每年全球约有 40 万名 0~19 岁儿童和青少年被诊断出患有恶性肿瘤，我国每年约有 4 万名儿童和青少年确诊，约占全球的 1/10。虽然儿童和青少年恶性肿瘤（以下简称“儿童肿瘤”）的发病率相对成人较低，但已经成为我国儿童和青少年除意外伤害外的第二大致死原因。从刚出生的婴儿到即将成年的青少年，每个年龄段都可能患肿瘤。儿童肿瘤类型多样，包括血液系统肿瘤、中枢神经系统肿瘤及各亚类实体肿瘤。这些肿瘤的共同特点是生长迅速、易发生远处转移，但儿童肿瘤对治疗的反应通常较好，治愈率也相对较高，许多肿瘤患儿的 5 年生存率已经超过 70%。

值得注意的是，儿童肿瘤的早期发现和及时治疗是提高患儿治愈率和改善预后的关键。儿童肿瘤在早期可能没有明显症状，易被忽略。因此，家长需要提高警惕，了解一些常见的肿瘤预警信号。如果孩子持续发热超过一周、身上出现无痛性肿块、突然出现视物模糊或频繁摔跤等症状，应尽早到正规医院进行检查。

此外，定期体检也是早期发现儿童肿瘤的重要手段，一些早期的异常迹象可能在体检中被发现，从而进行及时的专科检查。通过提高家长对于儿童肿瘤的认识、增强对儿童肿瘤早期症状的警惕性，让孩子定期进行健康体检，许多儿童肿瘤是可以被早期发现并及时进行有效治疗的。因此，了解儿童肿瘤的相关知识，不仅能够帮助家长更好地守护孩子的健康，还能为孩子们的未来提供更多的希望和可能性。

健康术语

儿童血液系统肿瘤

指发生在儿童血液和骨髓中的恶性肿瘤，主要包括白血病、淋巴瘤、骨髓增生异常综合征等。

儿童中枢神经系统肿瘤

指发生在儿童脑和脊髓中的肿瘤，分为良性和恶性，常见于大脑、小脑、脑干和脊髓等部位。常见类型包括室管膜瘤、脉络丛癌、星形细胞瘤、髓母细胞瘤、胶质瘤、垂体瘤及脑膜瘤等。

儿童实体肿瘤

指发生在儿童体内非血液系统的实体组织或器官中的肿瘤，可以是良性或恶性，常见类型包括神经母细胞瘤、肾母细胞瘤、横纹肌肉瘤、骨肉瘤、尤因肉瘤、肝母细胞瘤、视网膜母细胞瘤、生殖细胞肿瘤及甲状腺癌等。

（李　哲　倪　鑫）

2. 儿童肿瘤都是**先天性**的吗

先天性肿瘤指在胚胎发育过程中形成的肿瘤，这些肿瘤通常会在婴儿出生前被检查出来，或者在出生后不久即被发现。我们经常听到很多儿童肿瘤是胚胎时期发育异常导致的，那么是否所有的儿童肿瘤都是先天形成的呢？

关键词：先天性肿瘤　发病年龄　病因

专家说

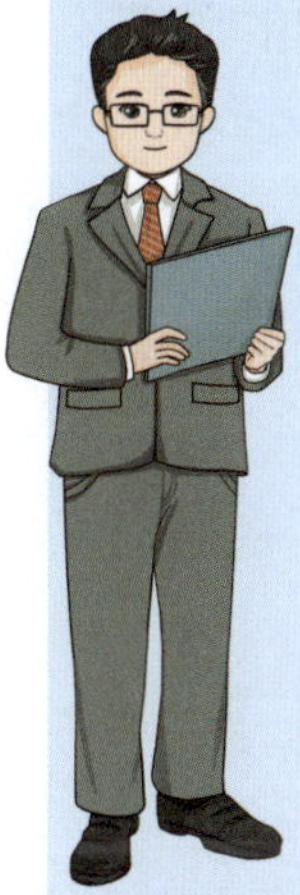

先天性肿瘤与后天性肿瘤的差异主要在于：先天性肿瘤多由胚胎发育时期基因、染色体等遗传物质发生异常，以及母亲在孕期接触某些有害因素导致。肿瘤病灶形成时间较早，可在胎儿期或新生儿期即被发现，婴儿出生后短时间内即可表现出一定症状。大部分先天性肿瘤的进展相对缓慢，同时由于发病年龄较早，相当一部分患儿治疗效果较好，可以获得较为满意的预后。后天性肿瘤的形成通常是由肿瘤遗传易感性、内分泌调节、外界环境及生活方式等多重因素共同作用的结果。发病年龄相对较晚，但有时病情进展很快，治疗方式也更为复杂多样。

相当一部分儿童肿瘤是不同部位的胚胎细胞在分化成熟过程中出现异常导致的，但并非所有肿瘤都是在产前或出生后不久形成。例如神经母细胞瘤、肝母细胞瘤、肾母细胞瘤等胚胎源性肿瘤，发病年龄也有可能在婴幼儿期或更晚。因此，不能简单地将胚胎源性肿瘤和先天性肿瘤混为一谈。除此之外，在学龄期儿童和青少年中相对多见的甲状腺肿瘤、骨肿瘤、卵巢肿瘤等，也大都属于后天性肿瘤。

由此可见，虽然很多肿瘤患儿的发病年龄较小，但是并非所有的肿瘤都是先天形成的。

健康加油站

先天性肿瘤不等于遗传性肿瘤

先天性肿瘤需要与遗传性肿瘤相区分，遗传性肿瘤通常由遗传自父亲或母亲的基因异常导致，可以在任何年龄发病，患儿家族几代人均可携带特定的肿瘤易感基因，也常会有家族中多名成员罹患同一种或不同类型肿瘤的情况出现。可以通过相关的基因检测与遗传咨询进行确认。而这些特点，往往是先天性肿瘤所不具备的。

（杨　维　王焕民）

3. 哪些因素可能**增加**儿童患肿瘤的**风险**

儿童肿瘤的发生是一个复杂的过程，通常由多种因素共同作用引起。与成人肿瘤相比，儿童肿瘤的病因更难明确，但有研究表明，遗传、基因突变及环境暴露等因素在其中扮演了重要角色。了解这些潜在的致病因素，不仅有助于提高家长的防范意识，还能帮助家庭采取科学的预防措施，降低儿童肿瘤的发生风险。

专家说

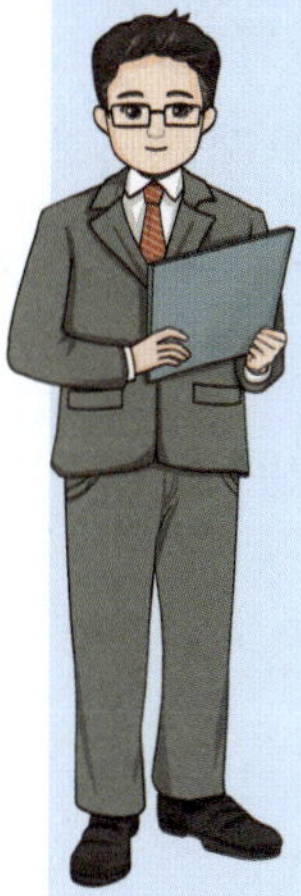

尽管目前有关儿童肿瘤的发生原因尚未被明确揭示，但研究认为，它与遗传因素、基因突变和环境影响密切相关。首先，部分儿童肿瘤与遗传有关。一些孩子天生携带导致肿瘤的基因缺陷或遗传综合征［如利 - 弗劳梅尼综合征（Li Fraumeni syndrome）］，这种情况会使孩子更容易患上脑肿瘤、骨肉瘤等多种恶性肿瘤。此外，神经纤维瘤病（neurofibromatosis，NF）患儿也容易出现神经胶质瘤。这说明在某些家族中，遗传因素可能在肿瘤的发生中起重要作用。

基因突变同样是儿童肿瘤发生的关键因素之一。儿童正处于快速生长发育阶段，细胞分裂频繁，基因发生突变的风险也会相应增加。当细胞的正常分裂或调控机制发生异常时，这些细胞可能会持续不受控制地增殖，从而形成肿瘤。例如，青春期孩子的骨迅速生长常被认为是骨肉瘤发生的一个高危因素，因为生长速度越快，细胞增殖的不稳定性也越高。

环境中的不良因素也可能诱发儿童肿瘤。例如，母亲在孕期接触放射线、有害化学物质（如苯、甲醛）或者感染某些病毒（如 EB 病毒、巨细胞病毒），都可能增加胎儿的肿瘤发生风险。孩子出生后，如果长期暴露在污染环境中或反复接触有害物质，也可能会增

关键词

家族遗传　基因突变　环境暴露

加其肿瘤发生概率。另外，某些病毒感染，例如 EB 病毒与霍奇金淋巴瘤、肝炎病毒与肝母细胞瘤的关联，也受到研究关注。

此外，免疫系统的缺陷也与儿童肿瘤的发生密切相关。免疫缺陷患儿（如先天性免疫缺陷病或获得性免疫缺陷患儿）更容易患某些类型的肿瘤（如淋巴瘤或白血病），这是因为免疫系统无法有效清除体内的异常细胞，导致肿瘤的发生。

需要强调的是，尽管这些因素会增加儿童肿瘤的发生风险，但儿童肿瘤的发生往往是多种因素共同作用的结果。大多数情况并非家长的疏忽或外在原因直接引起，因此家长无须过度焦虑。相反，科学认识这些风险因素，并在日常生活中做好早期监测和科学预防，才是保护孩子健康的关键。

健康术语

利 - 弗劳梅尼综合征

是一种遗传性癌症易感综合征，由 *TP53* 基因突变引起，患者容易发生多种恶性肿瘤。

免疫缺陷综合征

指免疫系统功能低下或缺陷，导致机体无法有效抵抗感染或清除异常细胞，增加肿瘤发生风险。

（刘莹颖　李　哲）

4. 哪个**年龄段**的儿童和青少年容易患肿瘤

关键词

儿童肿瘤 好发年龄 类型

儿童肿瘤的发病并非均匀分布在儿童及青少年的各个年龄段，而是具有较为明显的年龄特点。

专家说

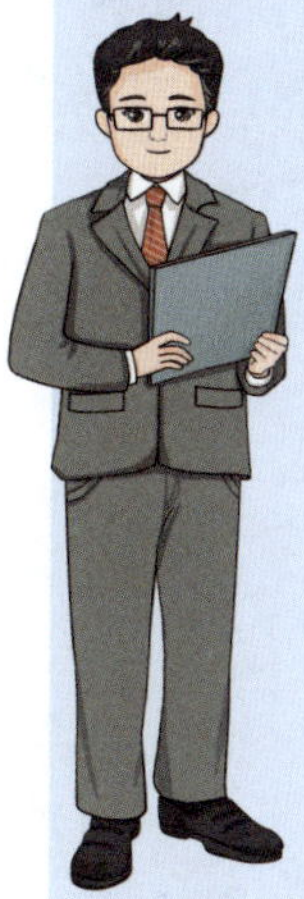

总体来讲，0~18 岁有两个比较集中的肿瘤好发年龄段。

（1）0~4 岁：该年龄段的孩子，主要容易患胚胎源性肿瘤，如神经母细胞瘤、肾母细胞瘤、肝母细胞瘤、视网膜母细胞瘤，以及发生在生殖腺外的畸胎瘤（如腹膜后与骶尾部等部位）等。这个年龄段的患儿占儿童肿瘤总体发病例数的 70% 左右，其患病原因常与相对应发病部位的胚胎发育异常相关，也包括一部分先天性肿瘤。

（2）10~15 岁：该年龄段的孩子，儿童肿瘤的常见病种包括淋巴瘤、骨肿瘤、发生在肢体的软组织肉瘤、甲状腺肿瘤及卵巢肿瘤等。这些肿瘤的发病原因多与肿瘤遗传易感性及外界环境的共同影响相关，总体类型上也更接近成年人所患的瘤种。

除了这两个较为集中的发病年龄段之外，在其他年龄段也有一些相对常见的肿瘤，例如学龄前期与学龄期儿童可能发生脑肿瘤、横纹肌肉瘤等。

婴幼儿与青少年所患的肿瘤类型在发病特点、常见种类等方面存在较为明显的不同。婴幼儿时期的肿瘤以胚胎性肿瘤为主，生长速度相对较快、转移早；而青少年时期的肿瘤种类与成人更为接近。针对这些特点，需要在肿瘤相对发病集中的时间段，进行有针对性的筛查，争取尽早发现肿瘤存在的蛛丝马迹。例如在婴幼儿期可以每隔一到两年进行一次腹部的超声检查，通过为孩子洗澡或换衣服时，对头部、躯干、四肢等部位进行简单触摸的方式，来排查是否有肿瘤存在。对于孩子出现不明原因的慢性发热、贫血、体重下降、头痛、视物模糊及颈部出现无痛性的包块等，如果用常见疾病无法解释或明确诊断，需要警惕是否是由肿瘤引起的这些症状，建议带孩子到正规的医疗机构，最好前往儿童专科医院进行进一步的咨询问诊。

（杨　维　倪　鑫）

5. 男孩和女孩的常见肿瘤类型有什么不同

不论在儿童期还是青少年期，男孩与女孩的常见肿瘤类型具有明显差异。某些肿瘤在男孩中更为常见，而另一些肿瘤则在女孩中发病率更高。了解这些差异有助于家长和医生更有针对性地关注孩子的健康状况，及时发现潜在问题。

专家说

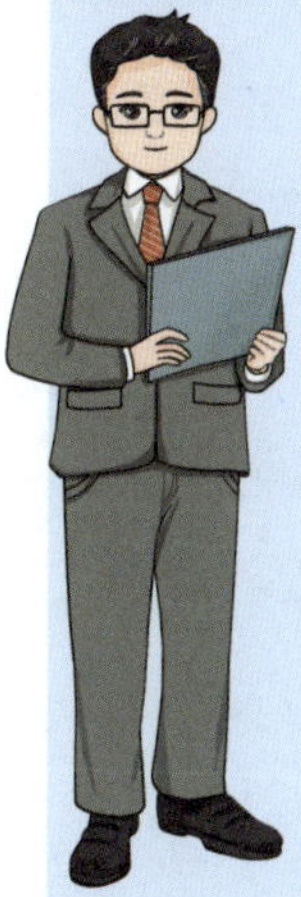

男孩和女孩在不同生长发育时期的常见肿瘤类型存在一定差异。根据我国儿童肿瘤监测数据显示，在婴儿期（0~1 岁），男孩易发生中枢神经系统肿瘤，女孩则更易发生视网膜母细胞瘤。进入学龄期（6~12 岁）及青少年期（13~18 岁），生殖细胞肿瘤在女孩中变得更为普遍。在儿童不同成长阶段（婴儿期至学龄期），男孩患白血病、中枢神经系统肿瘤和淋巴瘤等主要肿瘤的风险持续均高于女孩。例如，在幼儿期（1~3 岁）、学龄前期（3~6 岁）和学龄期，男孩中淋巴瘤的发病率约是女孩的两倍。进入青少年期后，某些特定类型的肿瘤性别差异更加明显。以甲状腺癌为例，我国青少年期女孩的发生风险接近男孩的 4 倍，这可能与青春期激素水平的变化有关。此外，青少年期的骨肉瘤在男孩中更为常见，尤其多见于四肢长骨的干骺端部位，这与男孩青春期骨骼快速生长有关。值得注意的是，某些肿瘤类型在男孩和女孩中的发病率相对接近，例如神经母细胞瘤和软组织肉瘤，无论是婴儿期、学龄前期还是学龄期，这些肿瘤的性别差异均不显著。总体来看，男孩患肿瘤的比例略高于女孩，但女孩更容易患某些特定类型的肿瘤。需要提醒家长的是，以上这些性别差异并非绝对，家长应关注孩子的整体健康状况，定期进行体检，以便实现肿瘤的早诊、早治。

关键词

性别差异　肿瘤类型

健康加油站

如何应对儿童肿瘤的性别差异

（1）定期体检：男孩和女孩都需要定期进行健康检查，尤其是针对高发肿瘤类型的筛查，例如男孩易患的淋巴瘤和女孩易患的甲状腺癌。

（2）关注青春期孩子的变化：青春期是某些肿瘤类型高发的阶段，家长应特别注意孩子的身体变化，例如女孩出现甲状腺肿块或男孩出现骨骼疼痛。

（3）早期发现疾病信号：如果孩子出现不明原因的体重减轻、持续发热、无痛性肿块、持续性头痛呕吐或其他异常症状，应尽早就医。

（4）科学认识：性别差异并不意味着某些肿瘤只会发生在男孩或女孩身上，家长应全面关注孩子的健康状况，避免忽视潜在风险。

（刘莹颖　李　哲）

6. 常见的儿童肿瘤有哪些类型

儿童期和青少年期常见的肿瘤类型与成人的差异较为明显，并且儿童期和青少年期的肿瘤类型也有所差异。了解我国儿童和青少年常见的肿瘤类型有助于家长更好地关注孩子的健康，以便及时发现潜在问题并采取相应的治疗措施。

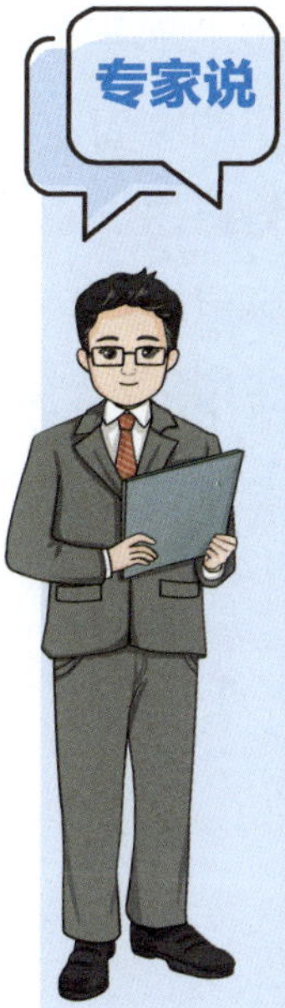

如果给儿童期常见肿瘤做个排名，第一名是血液系统肿瘤中的白血病，也就是大家常说的“血癌”，约占全部儿童肿瘤的 1/3，根据国家儿童肿瘤监测中心的最新报道，2018—2020 年我国 0~14 岁儿童白血病的发病率为 42.33/100 万人年。这类患儿通常脸色苍白、容易发热，皮肤上会出现莫名的淤青，但通过规范治疗，大部分孩子都能痊愈。位列第二的是中枢神经系统肿瘤，0~14 岁儿童脑瘤的发病率为 19.59/100 万人年。脑瘤就像藏在脑袋里的“地雷”，可能让孩子头痛、呕吐，或是突然变得走路歪歪扭扭。位列第三的淋巴瘤也属于血液系统肿瘤，0~14 岁儿童淋巴瘤的发病率为 11.54/100 万人年。很多淋巴瘤是从脖子或腋下的小肿块症状发现的。还有一些在儿童期特有的肿瘤，比如神经母细胞瘤、视网膜母细胞瘤多见于 5 岁以下的孩子，它们都属于实体肿瘤，与在胚胎发育过程中的残留组织或发育调控异常有关。最新的流行病学数据显示，我国每年新诊断的儿童肿瘤患者中，儿童实体肿瘤的占比已经超过五成。然而，与白血病的高知晓度相比，公众对儿童实体肿瘤的了解却较为有限。

进入青少年阶段后，由于生理和激素水平发生显著变化，肿瘤类型也与儿童期有所不同。除了最常见的白血病（30.08/100 万人年）外，青少年甲状腺肿

关键词

白血病　淋巴瘤　脑瘤

瘤的发病率也相对较高，15~19 岁青少年甲状腺肿瘤的发病率为 18.12/100 万人年。甲状腺肿瘤在青少年中的发病率呈现逐年上升趋势，可能与激素水平变化、环境因素以及检测技术水平提升等因素有关。此外，骨肉瘤也是青少年时期较为常见的肿瘤之一（发病率为 7.25/100 万人年），这种肿瘤多发生在骨骼生长较快的部位，如四肢长骨的干骺端，可能与青春期骨细胞分裂和增殖活跃导致细胞突变的风险增加有关。青少年时期的生殖细胞肿瘤也值得关注。

（刘莹颖　李　哲）

关键词
肿瘤　发病率　地区差异

7. 不同**地区**的儿童患肿瘤的概率一样吗

肿瘤，尤其是恶性肿瘤，可对儿童健康构成严重威胁。根据现有研究和监测数据显示，不同地区的儿童肿瘤发病率存在一定差异，这种差异可能与遗传背景、环境暴露、医疗资源可获得性等多因素相关。

专家说

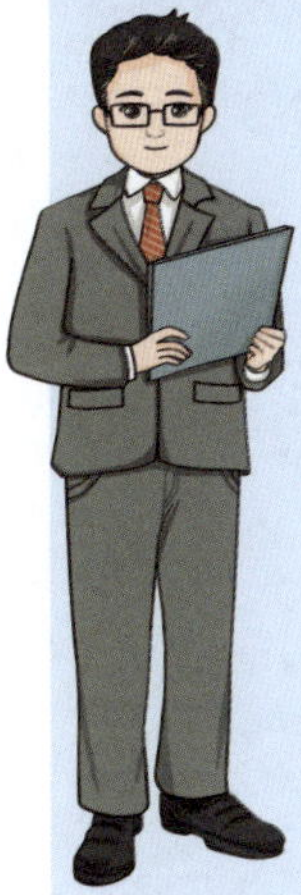

从世界范围来看，不同国家和人种的儿童肿瘤发病率有所不同，某些遗传性肿瘤综合征在特定人种中更为常见。例如，视网膜母细胞瘤在白色人种和亚洲人中的发病率相对较高，被认为与 *RB* 基因相关。EB 病毒相关淋巴瘤（如伯基特淋巴瘤）在非洲儿童中高发，可能与当地 EB 病毒感染率高及遗传易感性相关。而从地区分布上看，西欧和北美地区相对发病率较高，南亚和非洲地区相对较低。在我国，根据《国家儿童肿瘤监测年报（2022）》公布的数据显示，2019—2020 年，在纳入分析的 5 万余例新发肿瘤患儿中，在依据地理位置划分的六大分区中，肿瘤患儿占比分别为中南地区（30.68%）、华东地区（30.11%）、西南地区（14.95%）、华北地区（11.28%）、西北地区（8.27%）和东北地区（4.71%）。在以上分区中，发病率排名前 3 位的病种均为白血病、中枢神经系统肿瘤和淋巴瘤。

造成儿童肿瘤发病率不平衡的因素是多方面的，包括上文中提到的人种差异导致遗传性基因或染色体异常造成某些儿童和青少年更容易患特定的肿瘤，还包括一些可能导致儿童罹患肿瘤的外界因素（如电离辐射、有害化学物质、病毒感染等），这些可能的危险因素在不同的国家或地区也存在分布不均的情况。除此以外，儿童肿瘤发病率的高低，还会受医疗水平和经济因素影响。医疗水平较高的地区，儿童肿瘤的筛查、诊断和治疗技术，以及医生对于儿童肿瘤的认知程度，会更有助于儿童肿瘤的早期发现和治疗。经济发达地区可能拥有更好的医疗资源和服务，能够提供更好的肿瘤预防和治疗措施。而经济欠发达地区医疗资源有限，可能导致儿童肿瘤不能够得到充分的识别与诊断，而相对匮乏的监测机构，也会导致部分患儿的信息不能得到及时采集和上报。

因此，虽然不同地区的儿童肿瘤发病率客观上存在一定差异。但是，不能简单地认为出生或居住在肿瘤高发地区的儿童，就更容易患上肿瘤。

（杨　维　倪　鑫）

8. 手机辐射、食用快餐等是导致儿童肿瘤的原因吗

当今社会，随着科技的进步和经济的发展，人们的生活方式也发生着前所未有的改变，快节奏的生活让快餐和手机成为人们生活中的必需品，但这也给人们带来了一些新的困惑，比如长时间使用手机所产生的辐射，以及食用看上去不太健康的快餐食品。那么，这些是不是导致儿童肿瘤疾病发生的原因呢？

专家说

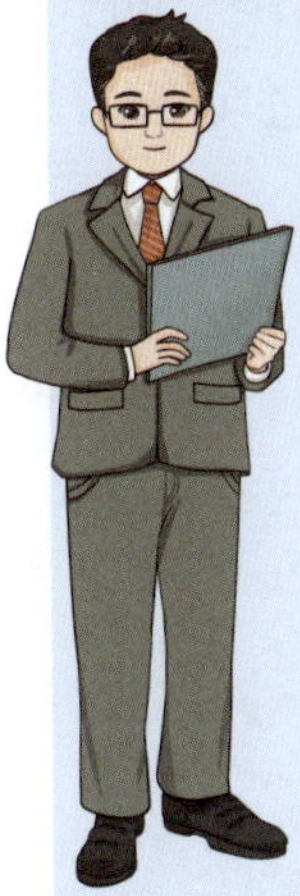

手机存在辐射（以射频辐射或无线电波的形式），使用手机是否会导致肿瘤的发生，引起了包括医学专家在内的广大民众的高度关注。尤其是手机辐射与脑肿瘤的关系更是得到广泛关注，因为使用手机时主要是靠近头部。关于手机辐射对人体健康的影响，尤其是对儿童的影响，科学界目前存在争议，也做了一些研究。理论上讲，包括 X 射线和宇宙射线在内的辐射属于电离辐射，是高频、高能的，会损伤脱氧核糖核酸（deoxyribonucleic acid，DNA）进而导致基因改变，增加患癌症的风险。而手机辐射属于非电离辐射的范围，是低频、低能的，不会损伤 DNA。目前，现有的世界范围的研究结果并没有足够证据表明手机辐射会直接导致儿童肿瘤的发生，家长不必过度担心。

快餐食品虽方便快捷，但通常脂肪、糖和盐的含量较高，这些成分的长期过量摄入可能对儿童的整体健康情况产生不良的影响，如代谢性疾病和心血管疾病等。高脂饮食、肥胖被认为是某些恶性肿瘤（如结肠癌、乳腺癌等）的危险因素。有些快餐含有人工添加剂（如亚硝酸盐、某些色素等）、制作快餐过程中，使用高温油炸的烹饪方式也可以产生的丙烯酰胺、苯并芘等物质，具有潜在的致癌性。目前，虽然快餐饮食与儿童肿瘤之间的直接联系并没有明确证据，但不健康的饮食习惯对儿童长期健康的危害仍然需要引起人们的关注，可能会通过多种机制增加肿瘤风险。关键在于对整体饮食质量的把控，而非彻底禁止某一种食物。

健康加油站

如何更加“健康”地吃快餐

控制吃快餐的频率，将快餐作为“偶尔解馋”而不是日常的长期饮食。优化食品的选择，尽量少吃高温油炸食品，并且要搭配新鲜蔬菜沙拉或水果，同时还要增加全谷物、鱼类、豆类等食品的占比。

（朱志云　王焕民）

二

儿童肿瘤的特点、治疗方式和治疗效果

9. 儿童**恶性肿瘤**和成人**癌症**一样吗

关键词：恶性肿瘤 区别

儿童恶性肿瘤发病率逐年上升，根据《国家儿童肿瘤监测年报（2022）》，在2019—2020年，我国儿童肿瘤平均发病率为125.72/100万人年。目前，恶性肿瘤已经成为儿童除意外死亡外的第二大死亡原因。近年来，儿童肿瘤在全社会已经得到人们越来越多的重视。那么，儿童恶性肿瘤和成人癌症是不是一样的呢？

专家说

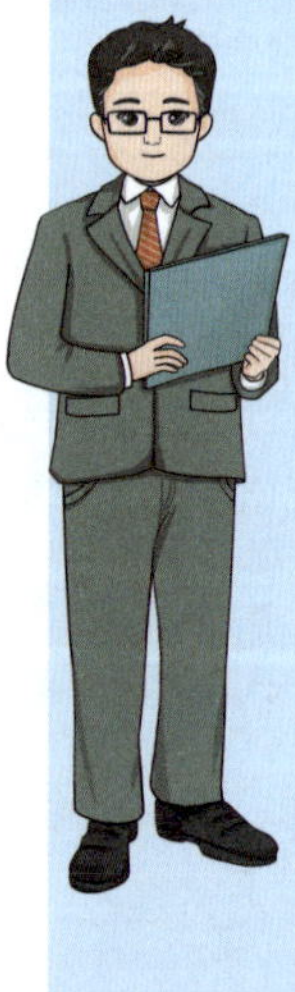

儿童的恶性肿瘤和成人的癌症都是细胞异常增殖的恶性疾病，但两者在多个方面都有着显著差异。儿童的恶性肿瘤常常被称作“母细胞瘤”（如神经母细胞瘤、肾母细胞瘤等），而成人恶性肿瘤常被称为“癌”，这是因为两者的起源不同，儿童恶性肿瘤多起源于中胚层间叶组织，成人的癌症起源于上皮组织。从发病原因来讲，儿童肿瘤多与胚胎发育中的异常或先天性基因突变有关，受遗传因素影响较大，而成人的癌症则更多受环境致癌因素影响，或是不良生活习惯的长期积累效应。儿童恶性肿瘤虽然恶性度高、生长速度快、早期易转移，但对于化疗敏感性高，患儿整体治愈率在70%以上，治疗效果明显好于成人。由于儿童处于生长发育期，在治疗过程中，还要注意尽量采取保器官的治疗方式，以提高患儿的生活质量。总之，儿童恶性肿瘤并不简单的是成人癌症的缩小版，两者存在很大区别。

健康加油站

如何尽早发现儿童恶性肿瘤

儿童恶性肿瘤往往起病隐匿、生长迅速，发现时常已出现转移，增加了疾病治疗的困难。因此，早发现、早诊断、早治疗至关重要，可以给更多的恶性肿瘤患儿增加疾病治愈的希望。我国小儿外科主要创始人之一的张金哲院士高度关注肿瘤患儿，倡导家长在平时给孩子洗澡时可以通过自查的方法，按部位擦拭，同时顺便摸查全身，以及时发现身体上出现的异常包块，尽早就诊。此外，如果家长发现孩子出现不明原因的发热、淋巴结肿大、苍白及疼痛（头痛、腹痛、关节疼等），也要高度重视，及时带孩子进行检查。孩子如果总是肚子胀，也不要掉以轻心，去医院进行简单的超声检查，就能对腹部是否有肿瘤进行初步筛查。总之，家长有较高的健康意识，尽早发现孩子身上出现的一些蛛丝马迹，针对性进行专业检查，是提高儿童肿瘤早诊早治的重要因素。

（朱志云　杨　维）

10. 如何**判断**儿童恶性肿瘤是**早期**还是**晚期**

关键词
分期原则　影像学检查　危险度分层

当孩子被确诊恶性肿瘤时，家长最关心的问题往往是："孩子的病发现得还算及时吗？""肿瘤现在是早期还是晚期？"恶性肿瘤的分期直接影响治疗方案和预后，但许多家长对"如何判断分期"感到困惑。本文将带您了解恶性肿瘤分期的原则与方法。

专家说

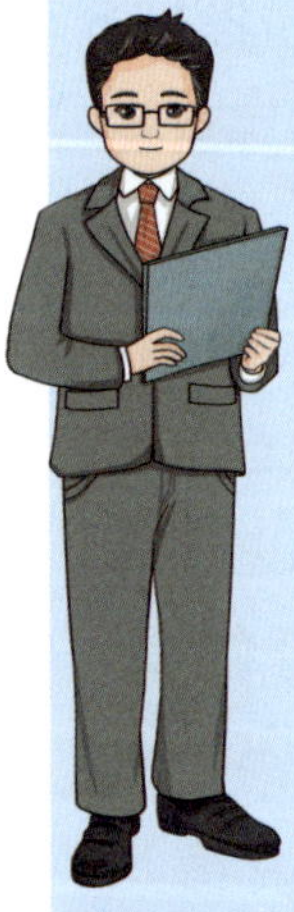

为什么分期如此重要

儿童恶性肿瘤的分期相当于疾病进展的"坐标定位"，需要明确 3 个关键问题，即：①肿瘤原发部位（如脑部、肾脏、骨髓等）；②局部侵犯程度（是否突破包膜、压迫重要器官）；③是否存在转移（通过血液或淋巴扩散到其他部位）。

医生通过分期判断肿瘤的危险程度（低危、中危、高危），进而选择手术、化疗或放疗的组合策略。例如，早期的神经母细胞瘤可能仅需要手术 + 短疗程化疗，而广泛转移的晚期神经母细胞瘤需要高强度治疗。

判断分期的三大核心手段

（1）影像学检查——给肿瘤"画地图"：包括超声检查、计算机断层扫描（computed tomography，CT）和磁共振成像（magnetic resonance imaging，MRI）。超声检查常用于初筛腹部、纵隔、浅表的肿瘤；MRI 对脑肿瘤、脊髓肿瘤分辨率更高，能清晰显示肿瘤与神经的关系；CT 增强扫描可评估肿瘤血供及淋巴结转移风险。

（2）全身评估：①正电子发射计算机体层成像（positron emission computed tomography，PET/CT），通过追踪葡萄糖代谢热点发现转移灶；②间碘苄胍显像（metaiodobenzylguanidine scintigraphy，MIBG scintigraphy），针对神经母细胞瘤的特异性检查，向体内注入放射性同位素标记的间碘苄胍，该物质会被神经母细胞瘤细胞特异性摄取，全身扫描后可清晰显示原发灶及骨 / 骨髓转移，还可用于治疗后疗效评估。

（3）病理活检——锁定肿瘤的“生物学特性”：通过穿刺或手术获取肿瘤组织，病理科医生主要观察细胞分化程度，低分化（细胞杂乱、分裂活跃）则提示恶性度高。分子标志物：如 *MYCN* 基因扩增（神经母细胞瘤预后不良指标）、Ki-67 指数（反映细胞增殖速度）。

（4）骨髓与体液检查：①骨髓穿刺，针对白血病或易转移至骨髓的实体瘤（如神经母细胞瘤）；②脑脊液检查，排查脑肿瘤或肿瘤的中枢神经系统转移；③循环肿瘤细胞检测（新兴技术），通过血液检测发现微转移迹象。

儿童肿瘤分期的特殊性

（1）肿瘤分期方法：与成人不同，儿童肿瘤不采用 TNM 分期，而是根据肿瘤类型制定不同的专属标准，如神经母细胞瘤采用国际神经母细胞瘤分期系统（INRGSS）。

（2）分期核心原则：①局限期（早期），肿瘤未突破原发器官包膜，无淋巴结 / 远处转移；②转移期（晚期），肿瘤细胞通过血液、淋巴扩散至其他器官（如肝、骨、骨髓）。

家长需要配合的关键事项

（1）检查前准备：①提前安抚孩子情绪，以避免孩子在检查时哭闹影响影像清晰度；②告知医生孩子的过敏史（如 CT 增强扫描需要使用碘对比剂）。

（2）理解分期的动态性：部分肿瘤在进行化疗后可能“降期”（如转移灶缩小），需要进行多次评估。

健康术语

危险度分层

根据肿瘤分期、分子特征等将患儿分为低危、中危、高危组，指导差异化治疗。

分子分型

通过基因检测将肿瘤分为不同亚型，如低危型髓母细胞瘤 WNT 亚型预后良好。

（任清华　董肖然）

11. 为什么孩子体内的肿瘤会**自行“消失”**

关键词：自发性消退　神经母细胞瘤　肿瘤退化

在肿瘤治疗中，我们通常认为肿瘤需要通过手术、化疗或放疗来治愈。然而，令人感到神奇的是，有些孩子体内的肿瘤竟然能够在没经过任何治疗的情况下自行“消失”。这种现象被称为“自发性消退”，在神经母细胞瘤中尤其常见。那么，这个现象是如何发生的呢？

专家说

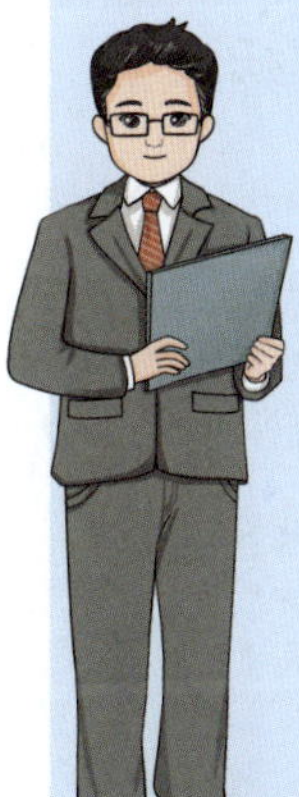

什么是自发性消退

自发性消退指肿瘤在没有进行任何治疗的情况下，发生尺寸缩小甚至完全消失的现象。神经母细胞瘤是所有癌症中常见的会出现自发性消退现象的类型之一。尽管自发性消退在神经母细胞瘤中并不普遍，但这种现象在一些特定情况下，尤其在婴儿期较为常见。

为什么神经母细胞瘤会发生自发性消退

目前，虽然科学家对神经母细胞瘤发生自发性消退的确切机制仍然没有完全了解，但已有一些可能的机制被提出，主要包括以下几点。

（1）免疫系统的作用：免疫系统在识别和清除肿瘤细胞中起着至关重要的作用。部分研究认为，神经母细胞瘤可能会受到免疫系统的攻击，尤其是 T 细胞和自然杀伤细胞（又称“K 细胞”）的作用。这些免疫细胞能够识别肿瘤细胞并对其进行清除。对于一些婴儿来说，免疫系统可能在不经治疗的情况下控制了肿瘤的生长，导致肿瘤的消退。

（2）TrkA 信号通路的激活：TrkA（tropomyosin receptor kinase A）是一种参与神经细胞发育和生长的受体。研究表明，某些神经母细胞瘤可能依赖于 TrkA 信号通路的信号转导来维持其生长。当该通路受到抑制时，肿瘤细胞可能会经历程序性细胞死亡（即“自杀”），从而导致肿瘤的消退。现在已有针对 TrkA 受体的抑制剂进入临床试验阶段，未来可能成为治疗这类肿瘤的有效方法。

（3）基因和染色体的变化：神经母细胞瘤的基因组可能发生特定的变化，这些变化有时可能促进肿瘤的消退。例如，部分研究发现，神经母细胞瘤自发性消退的现象与整条染色体的增益（而非局部染色体变异）相关。这种变化可能会影响肿瘤细胞的生长方式，进而导致肿瘤的自发性退化。

（4）免疫耐受性丧失：一些研究认为，神经母细胞瘤可能通过打破免疫耐受性，使免疫系统能够识别并攻击肿瘤细胞。正常情况下，免疫系统可能对肿瘤细胞产生耐受性，而一旦这种耐受性被打破，免疫系统就能识别并清除肿瘤。

哪些情况肿瘤会更容易出现自发性消退

自发性消退并不是在所有神经母细胞瘤患者中都会发生，主要发生在以下几类患者中。

（1）年龄较小的婴儿：自发性消退现象在婴儿中尤为常见，尤其是 12 月龄以下的婴儿。

（2）4S 期患儿：4S 期指肿瘤在身体其他部位的扩散相对有限，主要局限在皮肤、肝脏等区域。这类患儿的预后较好，部分患儿可能在没有治疗的情况下发生自发性消退。

（3）低风险、良性生物学特征的肿瘤：某些神经母细胞瘤具有较为良性的生物学特征，即使是有转移的肿瘤，也可能发生自发性消退。

肿瘤自发性消退并不意味着不需要治疗，尽管有些孩子的神经母细胞瘤能够发生自发性消退，但并不是所有的肿瘤都能如此。对于大多数患儿，特别是那些年龄较大或肿瘤已扩散到骨髓、骨骼等部位的病例，仍然需要积极治疗。因此，尽管自发性消退现象令人鼓舞，家长和医生仍应根据肿瘤的类型、阶段等多种因素，制订个性化的治疗方案。

健康加油站

自发性消退的临床意义

神经母细胞瘤的自发性消退现象是一个令人惊讶且复杂的过程。虽然我们已经了解了一些潜在的机制，但这一现象仍需要进一步的研究。通过更深入的研究，我们或许能开发出新的治疗方法，帮助更多患有神经母细胞瘤的儿童获得治愈。家长们在面对这一现象时应保持科学的态度，在专业医生的指导下，确保孩子得到最佳的治疗和护理。

（任清华　王金湖）

12. 儿童肿瘤常用的**检查方法**有哪些

关键词

影像学检查　病理学检查

随着医学技术的发展，儿童肿瘤的检查变得越来越精准和高效。通过一系列科学的检查方法，医生可以更好地了解肿瘤的性质、位置和发展情况，从而为治疗提供有力支持。对于家长来说，了解这些检查方法，能够更好地理解孩子在诊疗过程中的每一步。

专家说

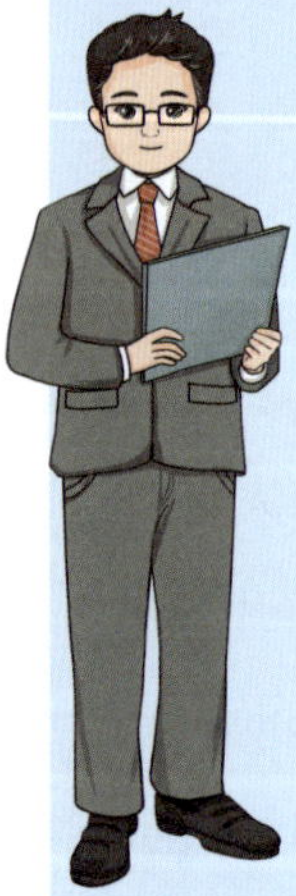

当怀疑孩子患有肿瘤时，医生会根据孩子的症状、体征及相关检查结果来制订治疗方案。肿瘤的检查方法通常包括影像学检查、血液检查、病理学检查等。

（1）影像学检查：是儿童肿瘤诊断中常见的检查方法之一。通过不同的影像技术，医生可以直观地看到肿瘤的位置、大小，以及是否发生转移。

X 射线摄影：是一种利用辐射获取体内结构图像的方法，常用于初步筛查一些肿瘤，特别是肺部或骨骼的肿瘤。虽然 X 射线能清晰显示骨骼结构，但它对于软组织的成像较差，因此一般需要结合其他检查来进一步确认。

超声检查（即 B 超）：是一种安全、无创的影像学检查方法，适用于许多类型的儿童肿瘤，尤其是在腹部、体表软组织等部位。通过声波反射形成图像，超声检查可以帮助医生判断肿瘤的形状、大小等。

计算机断层扫描（CT）：是一种利用 X 射线进行多角度成像的技术，可以帮助医生详细了解肿瘤的大小、位置、形状以及是否已经扩散到其他器官。

磁共振成像（MRI）：是利用生物体内特定原子核在磁场中所表现出的磁共振现象而产生信号，经空间编码、重建而获得影像的一种成像技术。与 CT 不同，MRI 在软组织的显示方面更为清晰，特别适用于大脑、脊髓和软组织肿瘤的诊断。MRI 对儿童来说非常安全，且没有辐射。

正电子发射计算机体层成像（PET/CT）：是一种结合了正电子发射和 CT 成像技术的检查方法，常用于检查肿瘤是否发生转移。该技术能够显示肿瘤的代谢活动，因此对于早期发现肿瘤转移非常有效。

（2）血液检查：是诊断和监测肿瘤治疗过程中不可或缺的一部分。通过血液中的某些标志物，医生可以初步了解患儿是否存在肿瘤。

常规血液检查：包括血常规、肝肾功能等，可以帮助医生了解孩子的整体健康状况。某些肿瘤会导致血液中某些成分的变化，例如白细胞、血小板、红细胞的异常，这些都可能是肿瘤的预警信号。

肿瘤标志物检查：肿瘤标志物是一类存在于血液、尿液或其他体液中的物质，某些肿瘤会分泌特定的标志物。通过检测这些标志物，医生可以辅助判断是否存在肿瘤。例如，神经母细胞瘤常常伴随有高水平的“神经元特异性烯醇化酶（neuron specific enolase，NSE）”或“尿儿茶酚胺”的升高。

基因检测：通过分析血液或其他组织中的DNA，帮助识别可能导致肿瘤的基因突变。在某些情况下，遗传性疾病可能会导致儿童易患某些类型的肿瘤，基因检测可以揭示这些遗传风险。

（3）病理学检查：是确诊肿瘤的金标准，它通过对肿瘤组织进行详细的显微镜下检查来判断患儿肿瘤的类型和性质。

穿刺活检：穿刺活检是通过细针/粗针穿刺肿瘤组织，提取一小部分样本进行显微镜检查。这种方法适用于肿瘤位置较浅或易于穿刺的病例。通过病理检查，医生可以确认患儿肿瘤的类型和性质。

手术活检：当穿刺活检难以获取足够的组织或肿瘤位置较深时，可能需要通过手术活检来获得肿瘤组织样本。手术活检可以提供更多、更全面的肿瘤信息，帮助医生做出准确的诊断。

（4）其他检查

骨髓检查：对于某些儿童肿瘤，尤其是血液系统恶性肿瘤，医生可能需要通过骨髓穿刺来检测肿瘤细胞是否已经扩散到骨髓。

尿液检查：在一些肾脏和泌尿系统肿瘤的检查中，尿液检查能够提供有价值的信息，例如某些肿瘤可能导致患儿尿液中的红细胞或蛋白质异常。

健康加油站

儿童肿瘤各类检查方法的合理运用

儿童肿瘤的检查方法多种多样，每种方法都有其特定的作用和适用范围。通过科学的检查手段，医生可以准确评估肿瘤的类型、发展及转移情况，从而制订个性化的治疗方案。作为家长，了解这些检查方法，不仅能缓解不必要的恐慌，也能帮助您在治疗过程中更好地配合医生。相信随着医学技术的不断进步，儿童肿瘤的早期诊断和治疗将会越来越精准，能更加有效地提高患儿的生存率和生活质量。

（任清华　王焕民）

13. 如何区分儿童恶性肿瘤与良性肿瘤

儿童期，人体处于快速生长和发育的阶段，有时一些异常的细胞增生会导致肿瘤的形成。肿瘤可以是良性的，也可以是恶性的。区分这两种肿瘤对于医生的诊断和治疗至关重要。

关键词

症状差异　诊断方式

专家说

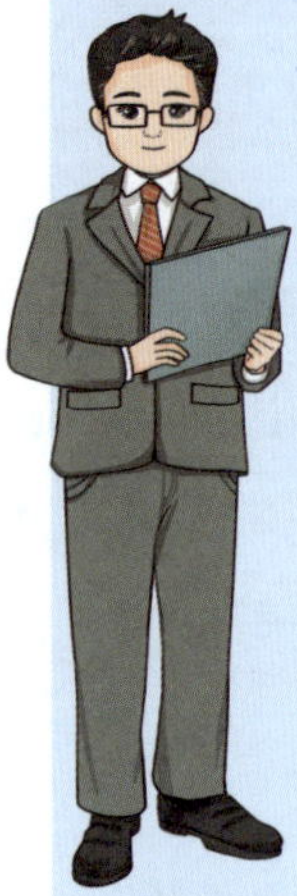

（1）良性肿瘤与恶性肿瘤的区别：良性肿瘤通常生长较慢、边界清晰，不易扩散到身体其他部位。它们一般不会侵犯周围组织，通常仅限于原发部位。这种类型的肿瘤多发生在皮肤、骨骼、软组织等区域。虽然良性肿瘤可能会引起患儿出现一些局部症状（如疼痛、肿胀），但通常不会危及生命。

相比之下，恶性肿瘤（癌症）是由异常细胞快速增殖形成的肿块，通常会侵入周围组织，并可能扩散到身体其他部位（转移）。恶性肿瘤的生长速度较快，且患儿常常伴有系统性症状，如体重减轻、发热、持续性疼痛等。

（2）症状表现：儿童恶性肿瘤和良性肿瘤的症状差异较为明显。良性肿瘤患儿一般不伴有全身性症状，可能仅表现为局部肿块，且在触摸时常无明显疼痛感。而恶性肿瘤患儿则常表现为不明原因的疼痛、肿块增大、食欲减退及乏力等症状。如果儿童出现明显的体重下降或不明原因的持续发热，应立即就医。

（3）诊断方式：通过影像学检查（如X射线摄影、CT、MRI）可以判断肿块的大小、位置及其生长速度等信息。对于怀疑恶性肿瘤的孩子，医生可能会建议进行活检，通过对肿瘤组织的显微镜检查来确认是否为恶性。此外，血液检查也能帮助排查某些类型的癌症。

（4）治疗方法：良性肿瘤通常通过手术切除即可治愈，且手术后复发的概率较低。恶性肿瘤则需要更为复杂的治疗方案，包括手术、放疗、化疗等多种手段。有些情况下，恶性肿瘤可能需要长时间的治疗和随访，以减少复发和转移的风险。

健康加油站

针对恶性肿瘤如何做到早期发现

（1）儿童恶性肿瘤的常见表现：常见的儿童恶性肿瘤包括白血病、脑肿瘤、神经母细胞瘤及淋巴瘤等。这些肿瘤患儿往往在发病初期没有明显的局部症状，而是表现为全身性症状，如发热、贫血、体重减轻等。

（2）肿块的变化需要关注：如果家长发现孩子体内有可触及的肿块，且该肿块持续增大或伴有疼痛等症状，应该尽早就医。特别是出现腹部肿块、淋巴结肿大等，可能是恶性肿瘤的信号。

（3）定期体检的重要性：定期体检有助于早期发现机体潜在的健康问题，特别是对于存在家族癌症史的儿童。定期的血常规检查和影像学检查可以帮助医生早期发现异常，尽早进行干预。

（4）早诊早治：恶性肿瘤患儿与良性肿瘤患儿在症状、检查和治疗方法上都有显著的差异。家长应关注孩子身体的任何变化，及时带孩子就医，以便早期发现潜在的肿瘤风险。无论是良性肿瘤还是恶性肿瘤，及早诊断和干预都能显著提高患儿的治疗效果和预后。

（石俊磊　王焕民）

14. 儿童肿瘤的**治疗方法**有哪些

关键词

多学科诊疗　治疗方法

儿童肿瘤的治疗是一个复杂且需要多学科诊疗的过程，治疗方案的选择通常取决于肿瘤的类型、大小、位置及是否已经发生转移。儿童肿瘤可以分为良性和恶性两类，每种类型的肿瘤治疗方法也有所不同。了解儿童肿瘤的标准治疗方法，有助于家长更好地配合医务人员为患儿提供最佳的治疗方案。

专家说

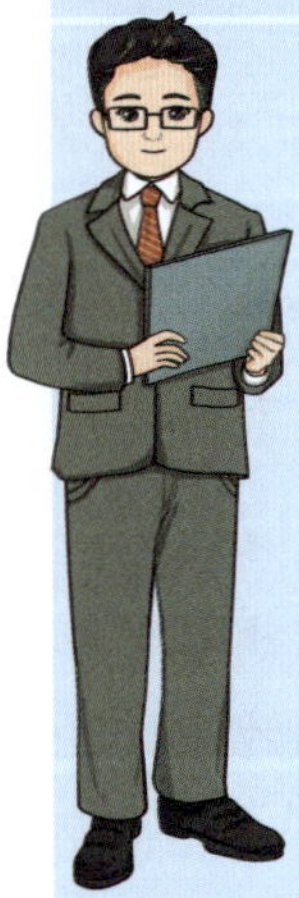

（1）良性肿瘤的治疗方法：良性肿瘤通常生长较慢且不易扩散。对于大多数良性肿瘤患儿，手术切除是治疗的首选方法。如果肿瘤较小且未引起严重症状，医生可能会建议定期观察，而不是立即治疗。很多良性肿瘤患儿通过手术切除后不会复发，患儿的预后也通常较好。

（2）恶性肿瘤的治疗方法：恶性肿瘤患儿的治疗通常更为复杂，主要依赖手术、化疗、放疗、靶向治疗和免疫治疗等多种手段的联合使用。

手术治疗：对于局限性恶性肿瘤患儿，手术是最常见的治疗方式。手术的目标是尽可能彻底地切除肿瘤。如果肿瘤已经扩散到其他部位，手术通常会与其他治疗手段结合使用。

化学治疗（简称“化疗”）：化疗通过药物杀死癌细胞，特别适用于已经发生转移的肿瘤。尽管化疗能有效控制肿瘤，但也可能引起副作用，如恶心、呕吐、脱发和免疫力下降。

放射治疗（简称“放疗”）：放疗是一种通过高能射线杀死癌细胞的治疗方法。它常用于无法手术切除或化疗效果不佳的肿瘤，尤其是脑肿瘤、脊柱肿瘤等局部性肿瘤。

靶向治疗：靶向治疗通过靶向肿瘤细胞特定的分子或基因，干预其生长与扩散。靶向治疗相较传统化疗副作用较小，且对某些特定类型的肿瘤（如白血病和淋巴瘤）效果显著。

免疫治疗：免疫治疗通过增强患儿自身免疫系统的功能来帮助打击癌细胞。它对于一些难治性或复发性肿瘤有着不错的疗效。

健康加油站

儿童肿瘤治疗的多种模式

（1）多学科治疗团队：无论是良性还是恶性肿瘤的治疗，都需要由多学科的治疗团队共同完成。这个团队通常包括肿瘤科医生、外科医生、放射科医生及病理科医师等。通过协作，团队能够为患儿制订个性化的治疗方案，并进行全程治疗和随访。

（2）早期筛查与预防：儿童肿瘤的早期筛查可以帮助及时发现潜在的肿瘤，尤其是对于有家族癌症史或其他高风险因素的儿童，定期的体检和影像学检查尤为重要。通过早期筛查，家长可以更早地发现问题，从而采取有效的干预措施，增加患儿的治愈率。

（3）家长的心理支持：治疗过程中，患儿的家长通常会面临巨大的心理压力。心理咨询服务有助于缓解家长和孩子的压力，帮助家庭共同面对治疗过程中的挑战。

（石俊磊　王焕民）

健康云课堂

治疗儿童肿瘤，
是否只需要切干净就可以了

15. 化疗、放疗和手术，缺一不可吗

儿童肿瘤是威胁儿童健康的重大疾病，但随着医学的进步，许多儿童肿瘤已经能够实现治愈。在儿童肿瘤的治疗中，化疗、放疗和手术是三大主要治疗手段。许多家长会疑惑，这 3 种治疗手段是否缺一不可呢？

专家说

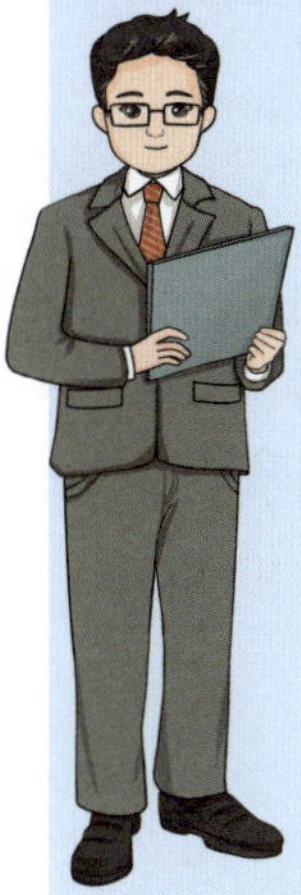

化疗、放疗和手术是儿童肿瘤治疗的三大基石，三者各有优势，相互补充，缺一不可。

（1）化疗：全身治疗的“主力军”，化疗是利用化学药物杀死肿瘤细胞或抑制其生长的治疗方法。化疗药物可以通过口服或静脉注射进入体内，随着血液循环到达全身各个部位，因此对于已经发生转移的肿瘤细胞也能起到杀伤作用。化疗是儿童肿瘤治疗的基石，许多儿童肿瘤（如急性淋巴细胞白血病、淋巴瘤等），主要依靠化疗就能获得很好的治疗效果。

（2）放疗：精准打击的“狙击手”，放疗是利用高能射线照射肿瘤部位，杀死肿瘤细胞的治疗方法。放疗的优势在于能够精准定位肿瘤，对周围正常组织的损伤相对较小。对于一些对放疗敏感的肿瘤，如脑瘤、神经母细胞瘤等，放疗可以有效地控制肿瘤生长，甚至可以达到根治的效果。

（3）手术：局部治疗的“尖刀班”，手术是通过外科手术切除肿瘤组织的治疗方法。手术的优势在于能够快速、直接地去除肿瘤，对于一些早期、局限的肿瘤患儿，手术可以达到根治的效果。但对于已经发生转移的肿瘤患儿，手术往往需要联合化疗或放疗才能取得更好的治疗效果。

随着医学的进步，儿童肿瘤的治疗已经进入了精准治疗时代，医生会根据每个患儿的具体情况，制订个体化的治疗方案，最大限度地提高治愈率，减少治疗副作用。

关键词

化疗　放疗　手术

对于一些对化疗或放疗高度敏感的肿瘤，如急性淋巴细胞白血病、霍奇金淋巴瘤等，可能只需要进行化疗或放疗即可。但对于大多数儿童肿瘤，往往需要联合两种或三种治疗手段才能取得最佳的治疗效果。例如，对于肾母细胞瘤、肝母细胞瘤、神经母细胞瘤的患儿，通常需要手术、化疗和放疗的综合治疗。

在儿童肿瘤的治疗中，医生会根据患儿的具体情况，制订个体化的治疗方案。家长要相信医生，积极配合治疗，不要因为担心副作用而拒绝必要的治疗。儿童肿瘤的治疗是一个长期的过程，需要家长和医生共同努力，才能帮助孩子战胜病魔，重获健康。

（李 航 蒋马伟）

16. 患儿在治疗期间需要注意哪些护理问题

儿童肿瘤的治疗是一场需要医学技术与护理紧密配合的“持久战”。化疗、放疗等治疗手段在杀灭癌细胞的同时，也可能给孩子的身体和心理带来挑战。如何在治疗期间科学护理，降低并发症风险，提升患儿生活质量呢？

专家说

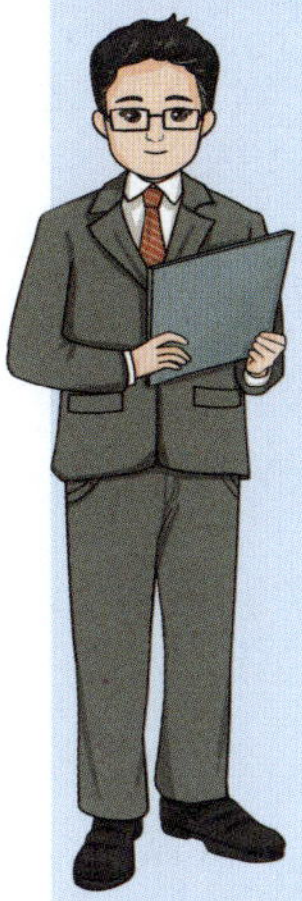

（1）营养支持：患儿常会因治疗药物的副作用出现食欲减退、恶心呕吐、口腔溃疡等问题，导致营养不良风险升高。少食多餐，注重口感，将每日餐食分为6~8次，选择清淡、易消化的食物（如粥、面条、蒸蛋）。避免食用油腻、辛辣食物刺激胃肠道。高蛋白与热量，优先选择鱼肉、鸡肉、豆腐等优质蛋白，可添加营养粉或特殊医学用途配方食品（需要医生指导）。

（2）感染防控：化疗会抑制骨髓造血功能，导致白细胞减少，患儿极易发生细菌、病毒或真菌感染。环境清洁方面，应每日通风2次，使用含氯消毒液擦拭地面和家具；避免患儿接触宠物、花草或人群密集场所。个人卫生方面，应督促患儿勤洗手（尤其饭前便后），指甲剪短；使用温和沐浴露，避免皮肤破损。口腔护理，使用软毛牙刷和含氟牙膏清洁口腔，饭后用生理盐水漱口，预防口腔黏膜炎。当患儿体温超过38.5℃时立即就医，切勿自行服用解热药掩盖病情。

（3）心理支持：疾病和治疗带来的疼痛、脱发、活动受限等问题，易导致患儿焦虑、抑郁，甚至抗拒治疗。家长的情绪也会直接影响患儿的心理状态。坦诚沟通：用孩子能理解的语言解释治疗过程（如“打怪兽药水”），避免欺骗或过度恐吓。

（4）维持正常生活：在身体条件允许时，鼓励患儿学习、游戏，与同龄人线上互动，减少“病患角色”

固化。引导患儿进行自我调节，通过心理咨询、病友互助小组缓解压力，避免将焦虑传递给孩子。

（5）副作用管理：化疗药物可能引起脱发、腹泻、肝功能损伤等副作用，放疗则可能导致局部皮肤反应。及时干预可减轻孩子的不适。脱发，提前剪短头发，准备柔软帽子或头巾；告知孩子头发会再生，减少自卑感。放射性皮炎，放疗区域避免摩擦，使用医生推荐的药膏涂抹，禁止擅自贴敷料。恶心呕吐，化疗前后按医嘱使用止吐药。

（李 航 王焕民）

关键词：儿童肿瘤 心理支持 疼痛管理

17. 治疗过程中，如何帮助患儿缓解**病痛**及**心理压力**

儿童肿瘤的治疗不仅是与疾病的抗争，更是一场身心并重的“守护战”。化疗、放疗带来的疼痛，频繁的检查与住院，以及外貌变化、活动受限等问题，都可能让患儿陷入恐惧、焦虑甚至抑郁。该如何帮助患儿缓解痛苦、重建安全感呢？

专家说

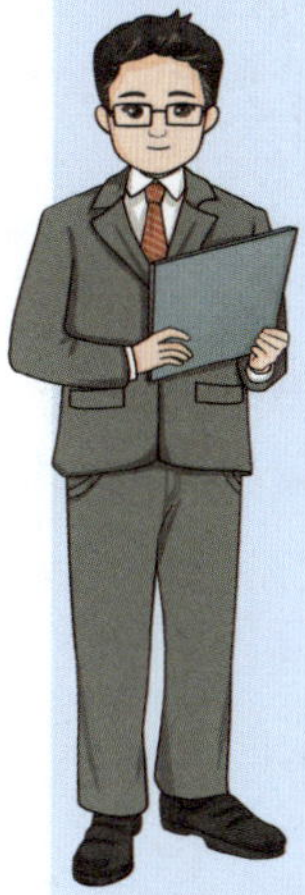

（1）疼痛管理：治疗相关的疼痛是患儿恐惧治疗的重要原因。科学的疼痛管理不仅能提升舒适度，还能降低心理创伤风险。

药物镇痛：根据患儿疼痛程度阶梯式用药，如轻度疼痛使用布洛芬，中重度疼痛使用阿片类镇痛药（严格遵医嘱）。

非药物干预：①分散注意力，治疗期间让患儿玩电子游戏、看动画片或听故事，以转移对疼痛的注意力；②物理缓解，通过冷敷缓解口腔溃疡疼痛，按摩四肢减轻肌肉酸痛。

（2）心理疗愈：疾病和治疗打乱了患儿的正常生活，易引发“为什么是我？”“治疗会不会死？”等心理困惑，需要通过科学的干预疏导患儿情绪。

游戏治疗：通过角色扮演模拟医院，让患儿模拟打针、吃药，以减少对治疗的陌生感。也可以让患儿通过绘画表达恐惧（如画“病毒怪兽”和“药水战士”），将抽象焦虑具象化。

认知行为疗法（cognitive behavioral therapy，CBT）：引导大龄患儿用“替代思维”对抗负面想法（如将“我永远好不了”改为“我在一天天变强”）。

同伴支持：组织康复患儿分享经历，用“小战士”榜样力量激发抗病信心。

（3）家庭陪伴：家长的情绪状态会直接影响患儿心理。焦虑的家长可能表现出过度保护或急躁抱怨，这会加重孩子的心理负担。

坦诚沟通：用“打怪兽药水”“细胞小卫士”等比喻给患儿解释治疗方法，避免欺骗（如“打针不痛”）。如实告知脱发等副作用，强调“头发会像小草一样重新长出来”。

生活仪式感：在病房庆祝生日、完成学校作业，维持患儿的“正常生活”节奏。允许患儿选择喜欢的帽子或假发，尊重其审美需求。

家长自我关怀：与其他患儿家庭组建互助小组，定期接受心理咨询，避免情绪崩溃。

（4）社会支持：学校、社区和社会组织的包容性支持能帮助患儿减少病耻感，重建社会归属感。

健康加油站

关于儿童疼痛的那些事

儿童疼痛常被低估。建议采用“疼痛脸谱量表”让孩子自主表达疼痛程度，医护人员和家长需要充分信任孩子的感受，及时干预。

7 岁以下患儿更适合非语言心理干预，如沙盘游戏、音乐疗愈；青少年患儿则需要被尊重知情权，参与治疗决策以减少无助感。

缓解肿瘤患儿的病苦与心理压力，需要“医学干预 + 家庭支持 + 社会包容”的三重合力。每一个微笑的守护、每一份科学的关怀，都能为孩子点亮战胜黑暗的勇气之光。

（李　航　王焕民）

18. 影响肿瘤患儿**治愈率**的**关键因素**有哪些

关键词 治愈率 治疗方案 多学科诊疗

近年来，儿童肿瘤的治愈率显著提高，但不同类型肿瘤的治愈率差别较大，治疗方案的选择起着关键作用。从手术、化疗到免疫治疗和靶向治疗，科学、合理的治疗方案不仅可以提高患儿生存率，还能降低远期并发症，改善患儿的生活质量。

专家说

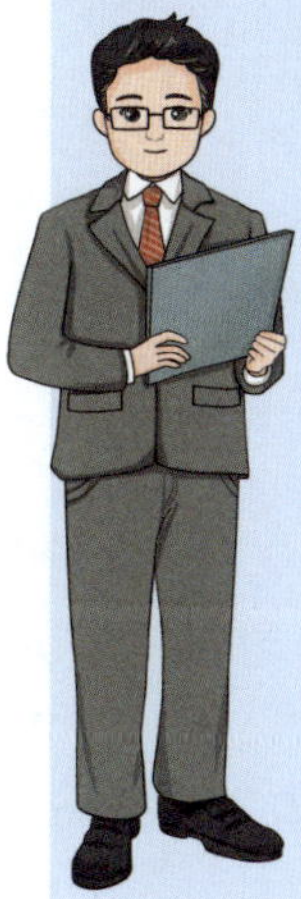

（1）早期诊断：儿童肿瘤与成人肿瘤不同，它们的生长速度较快，但对治疗更敏感。如果能够在早期发现并及时干预，治愈率会大幅提升。例如，早期诊断的急性淋巴细胞白血病（acute lymphoblastic leukemia，ALL）患儿的治愈率可达 90% 以上，而晚期神经母细胞瘤的治愈率则可能低于 50%。

（2）多学科诊疗（multi-disciplinary team，MDT）制定个体化治疗方案：在儿童肿瘤中心，多学科专家会共同为患儿制订个体化治疗方案，以最大程度提高治愈率。

（3）治疗方案的选择：目前，儿童肿瘤的治疗以手术、化疗、放疗、免疫治疗和靶向治疗为主。手术是实体瘤的主要治疗手段，是治疗实体瘤（如肾母细胞瘤、横纹肌肉瘤、神经母细胞瘤等）的重要方法。早期、局限性肿瘤通过完整切除，治愈率较高。例如，肾母细胞瘤如果完全切除并联合化疗，患儿治愈率可达 90%。但对于浸润性或转移性肿瘤，手术通常需要结合化疗或放疗进行综合治疗。化疗是血液系统肿瘤和实体瘤的重要治疗方式，对儿童白血病、淋巴瘤等血液系统恶性肿瘤至关重要，同时也是许多实体瘤术前或术后的主要治疗方式。尽管化疗可提高治愈率，但也可能带来骨髓抑制、恶心呕吐、免疫力下降等副作用，需要密切监测和对症处理。放疗常用于脑部肿瘤、横纹肌肉瘤、尤因肉瘤等，但由于患儿组织对放射敏感，因此必须权衡疗效和副作用。现代放疗技术（如质子治疗）可以更精准地作用于肿瘤区域，减少对正常组织的损伤。免疫治疗是近年来儿童肿瘤治疗的新方向，主要用于复发或难治性病例。例如，嵌合抗原受体 T 细胞免疫治疗（chimeric antigen receptor T cell immuno-therapy，CAR-T）在儿童白血病中的应用，显著提高了复发患者的生存率。靶向治疗可以更精准地攻击肿瘤细胞，同时减少对正常细胞的影响，提高耐药性病例的生存率。

（4）维持治疗：部分肿瘤（如急性淋巴细胞白血病）患儿，即使临床症状缓解，也需要进行 2~3 年的维持治疗，以降低复发风险。

健康术语

治愈率

指患者在接受治疗后长期无病生存，并达到正常预期寿命的可能性。

维持治疗

在疾病缓解后继续进行低强度治疗，以降低复发风险。

（王佳荣　王焕民）

三

儿童肿瘤的早期发现

19. 对于儿童肿瘤的**早期发现**和**筛查**有哪些意义

关键词

早期发现　肿瘤筛查　随访管理

儿童肿瘤虽然相对罕见，但往往进展迅速，且早期症状不典型，容易被忽视。与之相对应的是，当儿童肿瘤在早期被发现并及时治疗时，筛查与早期诊断有助于减少误诊、缩短治疗延迟，并为孩子争取更好的预后。本篇文章将详细探讨儿童肿瘤早期发现的重要性、常见筛查方法，以及家长应该如何警惕早期症状。

专家说

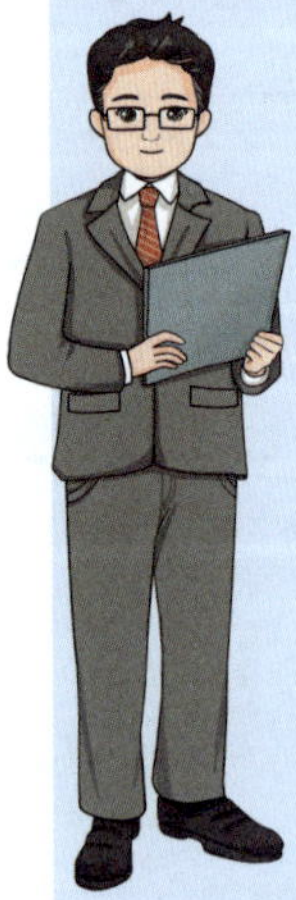

（1）早期发现可提高儿童肿瘤治愈率、减少治疗副作用和改善生存质量： 如果能够在早期诊断并进行规范化治疗，大部分儿童肿瘤的治愈率较高，可能超过 80%，甚至可达到 90% 左右。

（2）早期发现可减少治疗副作用： 晚期肿瘤通常需要更激进的治疗方式，如大剂量化疗、放疗或骨髓移植，可能导致严重的短期和长期副作用，相反，早期发现的儿童肿瘤可能仅需要手术或低剂量化疗，副作用较轻，有助于孩子的长期健康成长。

（3）肿瘤筛查可发现高危儿童： 部分儿童由于遗传易感性或家族史，患肿瘤的风险较高。对于这些高危儿童，定期筛查可以帮助医生及早干预，降低恶性肿瘤的发生率。

家长如何识别儿童肿瘤的早期症状

儿童肿瘤的早期症状往往隐匿，不同类型的肿瘤表现各异。家长需要警惕孩子以下长期持续存在、不明原因的异常表现。

（1）白血病：面色苍白、疲倦、反复感染，以及不明原因的瘀斑或流血（鼻出血、牙龈出血）。

（2）神经母细胞瘤：腹部肿块、眼球突出、瞳孔异常（白瞳征，俗称“猫眼征”）。

（3）肾母细胞瘤：腹部可触及包块、血尿、腹痛。

（4）骨肉瘤：不明原因的骨痛，尤其是夜间加重或逐渐加重的疼痛，局部肿块或跛行。

（5）脑瘤：持续性头痛、晨起呕吐、视力下降及行为异常。

（6）淋巴瘤：无痛性淋巴结肿大（颈部、腋窝、腹股沟）、反复发热、体重下降。

如果孩子出现上述症状，且持续时间较长（如2周以上未缓解），应尽快就医进行检查。

儿童肿瘤的医学筛查方法有哪些

对于高危儿童或出现可疑症状的儿童，医生可能会建议进行影像学检查，以及肿瘤标志物、基因检测等检查。

健康术语

早期发现

指在症状出现前或疾病初期，通过检查或筛查手段发现病变，提高治疗成功率。

肿瘤筛查

针对高危人群进行系统性的检查，以期在无症状阶段发现癌前病变或早期癌症。

遗传易感性

指个体由于特定基因变异，患某些疾病的风险高于普通人群。

（王佳荣　王焕民）

关键词

早期症状　就医指征　早期诊断

20. 肿瘤患儿早期的常见症状有哪些

儿童肿瘤虽然较为罕见，但常见肿瘤（如白血病、神经母细胞瘤、肾母细胞瘤等）往往患儿的病情进展迅速，且早期症状不典型，容易被误认为是普通感染或其他良性疾病。家长的警觉性在儿童肿瘤的早期发现中起着关键作用，当孩子出现不明原因的持续症状时，应尽早就医检查，以避免延误诊断和治疗。本篇文章将介绍儿童肿瘤的早期常见症状，帮助家长识别孩子的异常表现，以便及时采取应对措施。

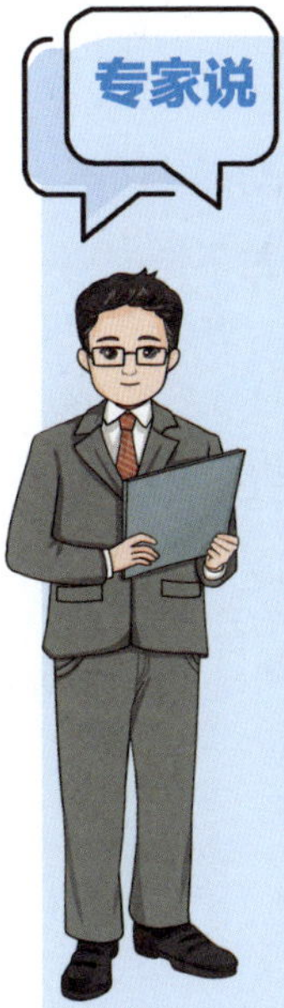

儿童肿瘤的早期症状及家长需要警惕的异常表现主要包括以下几种。

(1)不明原因的发热、贫血、出血倾向(白血病、淋巴瘤等):持续性或反复不明原因的发热(超过2周,无明确感染原因)。面色苍白、乏力,甚至活动耐受力下降。皮肤或黏膜不明原因的出血倾向,如鼻出血、牙龈出血、皮肤瘀斑或紫癜(尤其是无明显外伤)。颈部、腋下、腹股沟等部位出现淋巴结肿大,且逐渐增大、质地较硬、无明显压痛。

(2)进行性或局部固定的肿块(神经母细胞瘤、肾母细胞瘤、软组织肉瘤等)

腹部肿块:家长在给孩子洗澡或触摸时,如发现腹部有不规则、逐渐增大的硬性肿块,可能是神经母细胞瘤、肾母细胞瘤。

四肢或身体其他部位的包块:尤其是坚硬、固定不易推动、逐渐增大的包块,可能提示软组织肿瘤或骨肉瘤。

(3)不明原因的疼痛(骨肉瘤、尤因肉瘤等):长期骨痛,尤其是夜间加重,而非运动损伤导致的疼痛。关节或四肢不明原因的肿胀或疼痛,并伴有活动受限或跛行。

(4)视力异常、眼部变化(视网膜母细胞瘤、颅内肿瘤等):瞳孔反光异常(白瞳征),即在光线照射下瞳孔呈现白色,而非正常的红色反射(可能提示视网膜母细胞瘤)。孩子眼球突出、复视或斜视,可能与眼眶肿瘤或颅内肿瘤相关。不明原因的视力下降,且进行性加重。

（5）头痛、呕吐、步态异常（脑瘤）：晨起头痛、恶心呕吐，活动后有所缓解，可能提示颅内压增高。走路不稳、平衡能力下降、频繁跌倒，可能与小脑病变有关。性格改变、注意力下降或反应迟钝，可能与颅内占位性病变有关。

（6）消化道症状（胃肠道肿瘤、肝母细胞瘤等）：持续腹痛，伴腹部包块或腹胀。不明原因的体重下降或消瘦。反复呕吐、排便习惯改变（如长期腹泻或便秘）。

（王佳荣　王焕民）

21. 为什么肿瘤患儿的早期诊断容易被忽视

关键词：非特异性症状　隐匿性生长　误诊

肿瘤是儿童健康的重要威胁之一，但由于其早期症状不典型、发病率较低及家长和医生的认知不足，对于患儿的早期诊断往往被忽视。专家指出，儿童肿瘤的隐匿性和多样性使得早期发现尤为困难，提高公众认知、加强筛查和定期体检是改善这一现状的关键。

专家说

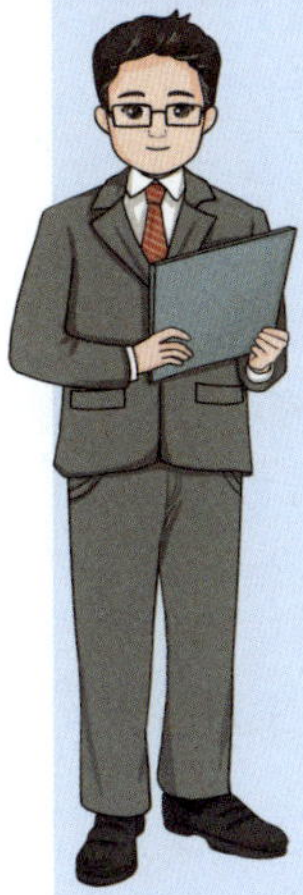

儿童肿瘤发病率逐年上升，但其早期症状常被误认为普通疾病。专家指出，认知偏差与症状隐匿性导致超 60% 的患儿确诊时已进入中晚期。应该如何破解“隐形杀手”的伪装呢？以下关键信息值得您的关注。

（1）症状与常见病高度重叠（非特异性症状）： 儿童肿瘤患儿早期多表现为发热、腹痛、食欲减退等，与感冒、肠胃炎等常见病相似。例如，神经母细胞瘤患儿可能出现腿痛，易被误诊为“生长痛”；白血病发热常被当作普通感染进行治疗。

（2）肿瘤生长模式特殊（隐匿性生长）： 儿童代谢旺盛，肿瘤增殖速度快，但因儿童的器官代偿能力强（代偿强），即使肿瘤压迫周围组织，身体仍能暂时维持功能，掩盖病情。如肾母细胞瘤可能在患儿腹部形成巨大包块后才被发现。

（3）家长与基层医疗认知盲区（筛查意识薄弱）： 在我国儿童定期体检中，肿瘤筛查项目缺失率较高，家长对“儿童也会患癌”认知不足。部分基层医生缺乏警惕性，面对患儿出现的持续症状未及时开具超声、血生化等针对性检查。

（4）儿童主诉表达能力有限： 婴幼儿无法准确描述自身不适，学龄前儿童则可能因恐惧隐瞒症状。临床统计显示，约 30% 的脑瘤患儿因表述不清而延误诊断。

健康术语

非特异性症状

指患者缺乏指向性的临床表现，如乏力、消瘦等，无法直接关联到特定疾病，易导致漏诊。

代偿

器官通过增强剩余健康组织功能来弥补损伤，如肝脏仅需要 30% 正常细胞即可维持基础代谢，掩盖早期病变。

（史　奎　王焕民）

22. 儿童肿瘤**早期预防**和**筛查方法**有哪些

儿童肿瘤并非“防不胜防”，早期干预可显著降低风险。专家强调，从孩子出生到青春期需要分阶段精准筛查，结合遗传评估与影像学检查，约有 60% 的肿瘤可实现早诊、早治。以下科学预防策略为家庭提供明确指引。

专家说

儿童肿瘤作为严重威胁儿童健康的重要疾病之一，早期的有效预防和精准筛查对于显著提高治愈率和生

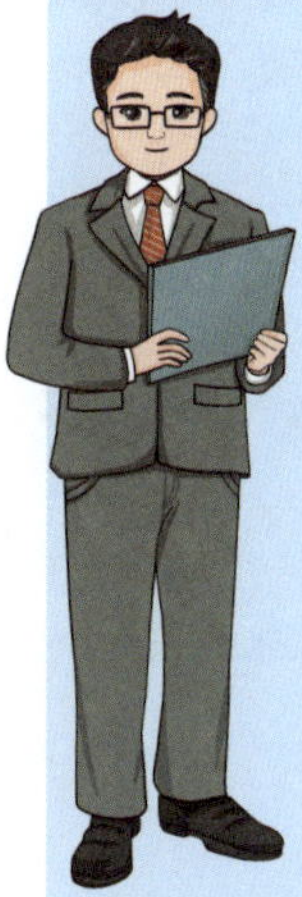

存率起着至关重要的作用。专家明确指出，儿童肿瘤的早期发现高度依赖于科学、合理的筛查方法及家长时刻保持的高度警惕性。

（1）年龄分层筛查建议

新生儿期（0~1 岁）：重点筛查先天性肿瘤（如视网膜母细胞瘤），通过眼底镜检查、腹部触诊及出生缺陷筛查（如脊柱超声检查）。

婴幼儿期（1~3 岁）：每年 1 次腹部超声检查排查肾母细胞瘤、神经母细胞瘤；高危家庭建议进行遗传性肿瘤综合征筛查（肿瘤易感基因检测）。

学龄期（6 岁以上）：每 2 年血液检测甲胎蛋白（AFP）、神经元特异性烯醇化酶（NSE）、AFP/NSE 筛查，监测肝母细胞瘤、神经母细胞瘤风险。

（2）三级预防体系

一级预防：避免孕期辐射 / 化学暴露，母乳喂养降低白血病风险。

二级预防：针对遗传高危儿童（如家族有利 - 弗劳梅尼综合征）开展定期专项检查。

三级预防：已确诊患儿通过分子分型制订个性化治疗方案。

（3）家庭日常监测：①持续发热（>2 周抗生素治疗无效）；②皮肤瘀斑、贫血（血红蛋白 <100g/L）；③眼球突出、视力骤降；④腹部出现不对称膨隆或可触及包块。

健康术语

三级预防体系

全称“疾病的三级预防体系”，疾病从发生到结局的任何一个阶段都可以采取措施达到预防疾病的目的，根据预防活动发生在疾病自然史的阶段，可将预防分为三级。

（史　奎　王焕民）

关键词

化学暴露源　电离辐射　生物性致癌物

23. 家庭环境中哪些因素可能增加儿童患肿瘤的风险

家庭环境作为儿童成长的关键场所，对其健康有着深远的影响。然而，一些不良的生活习惯及潜在的环境因素，极有可能增加儿童罹患肿瘤的风险。专家明确指出，家庭中存在的化学物质暴露、不健康的饮食习惯、遗传因素等，都与儿童肿瘤的发生、发展有着紧密的关联。本文将深入剖析家庭环境中各类可能提升儿童肿瘤风险的因素，并结合专家的专业建议，为家长们提供科学、有效的预防措施，助力家长为孩子打造一个更加健康、安全的生活空间。

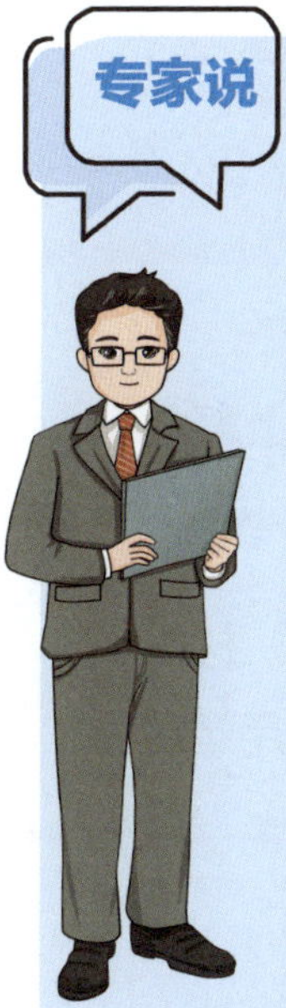

家庭环境本应是儿童健康的庇护所，但隐形风险可能藏匿于日常细节。研究显示，约 15% 的儿童肿瘤与生活环境直接相关。专家警示，规避六大“致癌雷区”可使儿童肿瘤发生率降低 40%。以下防护指南助您打造安全成长空间。

家庭环境中的六大风险因素及应对策略如下。

（1）装修污染（化学暴露源）

风险：甲醛、苯系物等 VOC 可破坏 DNA 修复机制，与白血病、淋巴瘤相关。劣质板材释放甲醛浓度可达 $0.3mg/m^3$（国标 $<0.08mg/m^3$）。

对策：选择 E0 级环保建材，装修后通风 6 个月以上，使用空气净化器［洁净空气输出比率（CADR）$>300m^3/h$］。

（2）电离辐射暴露

风险：CT 检查辐射剂量为 X 射线摄影的 10~100 倍，1 次腹部 CT（约 10mSv）使儿童终身致癌风险增加 0.1%。

对策：非必要不进行 CT 检查，优先选择超声检查 /MRI；避免将电离检测仪（如含镭钟表）放置于儿童房。

（3）厨房致癌物（生物性致癌物）

风险：霉变食物含黄曲霉毒素（1 类致癌物），毒性为氰化钾的 10 倍；高温油炸产生苯并芘（烤肉中含量可达 10.7μg/kg）。

对策：定期清理冰箱，花生、玉米等存储湿度低于 12%；烹饪时使用抽油烟机（风量≥ $18m^3/min$）。

（4）塑料制品滥用

风险：双酚 A（BPA）干扰内分泌系统，60℃以上释放量增加 5 倍；邻苯二甲酸酯影响细胞凋亡调控。

对策：禁用聚氯乙烯（polyvinyl chloride，PVC）材质餐具（识别三角标 3 或 7），改用玻璃 / 不锈钢制品；避免用塑料盒加热油腻食物。

（5）电磁场长期暴露

风险：睡前使用平板电脑（磁场强度 >4mG）可能通过表观遗传调控影响抑癌基因表达。

对策：儿童房与路由器距离保持 3m 以外，睡眠环境电磁场强度控制在 1mG 以内；限制电子设备使用每天不超过 1 小时。

（6）二手烟与三手烟

风险：烟雾中含 69 种致癌物，父母吸烟使儿童神经母细胞瘤风险增加 2 倍，三手烟残留物（如亚硝胺）在织物上存留 6 个月。

对策：建立户外吸烟区，吸烟后更换衣物；使用高效空气过滤器（high efficiency particulate air filter，HEPA）清除 $PM_{0.3}$ 颗粒。

健康术语

表观遗传调控

不改变DNA序列的基因表达调控方式，如DNA甲基化，环境毒素可导致抑癌基因沉默从而促癌。

（史　奎　王焕民）

关键词

早期发现　治疗效果　生存率

24. 儿童肿瘤的早期发现与治疗效果有哪些关系

儿童肿瘤虽然较成人癌症少见，但其恶性程度通常较高，且病情进展迅速。在许多情况下，儿童肿瘤的发生可能并不会立即引起患儿出现明显症状，导致家长和医生在早期容易忽视。然而，早期发现儿童肿瘤对于提高患儿生存率、优化治疗方案、降低治疗带来的身体损伤，以及减少长期并发症至关重要。

由于儿童的免疫系统尚未完全发育，一些肿瘤的进展速度较快，可能在短时间内由局部扩散至全身。因此，及早发现儿童肿瘤并进行有效干预，是决定患儿治疗成功与否的关键。

专家说

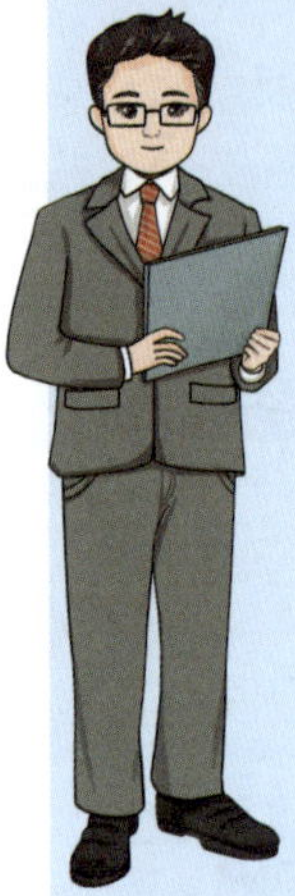

儿童肿瘤的治疗效果高度依赖于疾病发现的时间。早期发现对患儿治疗成效的影响主要包括以下几点。

（1）早发现可提高生存率：儿童肿瘤的5年生存率（即诊断后5年内存活的患者比例）通常与肿瘤分期密切相关。以神经母细胞瘤为例，Ⅰ期或Ⅱ期神经母细胞瘤（早期发现）5年生存率可达90%以上；Ⅳ期神经母细胞瘤（晚期）5年生存率可能降至40%以下。类似情况也适用于肾母细胞瘤、横纹肌肉瘤、急性白血病等，早期发现意味着更高的治愈率和更低的病死率。

（2）早期干预可减少肿瘤进展：许多儿童恶性肿瘤，如急性淋巴细胞白血病、横纹肌肉瘤、尤因肉瘤等，可能在几周或几个月内迅速扩散至骨髓、淋巴结、肝脏或肺部。早期发现意味着能够在癌细胞扩散之前进行干预，通过手术、化疗或放疗控制病情，防止肿瘤向远处器官转移，从而提高治疗的成功率。

（3）早诊断可选择更优的治疗方式：如果儿童肿瘤在早期被发现，医生可以采取微创治疗，即创伤较小、恢复较快的治疗方式，如腹腔镜或机器人手术切除早期腹膜后、纵隔、盆腔肿瘤；早期视网膜母细胞瘤患者可采用局部介入治疗，而避免眼球摘除术；低风险白血病可采用更温和的化疗方案，减少长期毒性影响。但如果疾病已经进入晚期，往往需要更激进的手段，如大剂量化疗、放疗甚至造血干细胞移植，这些治疗不仅增加副作用，还可能影响儿童的生长发育。

（4）早期发现降低复发风险：儿童肿瘤即使在治疗后，也有可能复发。复发的主要原因之一是癌细胞在初次治疗后仍然残留，随着时间的推移重新增殖。早期干预可以减少肿瘤负荷，降低癌细胞的存活概率；避免癌细胞进入血液或淋巴系统，从而减少远处转移的风险。

健康术语

生存率

指特定时间内存活的患者比例，早发现的癌症通常生存率更高。

肿瘤进展

指癌细胞随着时间的推移而增殖、浸润和扩散的过程。

（常晓峰　王焕民）

25. 儿童肿瘤早期发现后，家长该如何配合医学团队

儿童肿瘤虽然在总体人群中较为罕见，早期发现对于提高患儿治愈率至关重要，及时采取行动并正确配合医学团队的诊疗，是确保患

儿获得最佳治疗效果的关键，同时也可以为患儿争取更好的生活质量和预后。

专家说

家长如何配合医疗团队进行初步评估

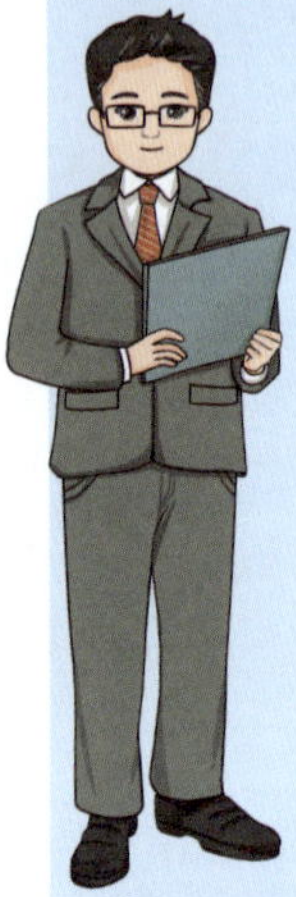

（1）识别早期症状，及时就诊：儿童肿瘤的早期症状可能较为隐匿，一旦出现疑似症状，如孩子出现持续性不明原因发热、腹部包块、淤青增多、骨痛及视力异常等，都可能是恶性肿瘤的信号。家长应立即带孩子前往正规医院就诊。

（2）配合医生完成病史采集和体检：初步评估的第一步是医生会对孩子的病史进行详细询问，之后，医生还会为孩子进行体格检查，如腹部触诊、淋巴结检查等，以初步判断是否存在肿瘤相关异常。

（3）接受必要的初步检查：为了进一步明确病情，医生通常会安排孩子进行相应的辅助检查。如果初步检查结果提示可能存在肿瘤，医生会建议做进一步详细评估或转诊至专科医院。

家长如何配合治疗方案的制定

（1）配合医生安排手术或治疗计划：对于可手术切除的肿瘤，医生可能会建议尽早进行手术切除，以减少肿瘤对患儿身体的影响。对于需要先进行化疗或放疗的患儿，家长需要严格按照治疗计划执行。

（2）关注治疗过程中的副作用管理：患儿在接受肿瘤治疗时可能会出现恶心、呕吐、脱发及免疫力下降等副作用。家长应在医生的指导下采取相应措施。

（3）**心理支持对患儿的重要性：**治疗过程中，患儿可能会因住院、注射、手术等产生恐惧和抗拒情绪。家长应给予足够的陪伴和安慰，鼓励患儿表达感受，并通过讲故事、玩游戏等方式转移注意力。必要时借助于心理医生。

（4）**康复管理：**患儿进行治疗后，仍需要定期随访，以监测病情变化，防止复发。此外，康复期的患儿可能在情感、学习和社交方面面临挑战，家长应积极鼓励患儿参与学校和社会活动，帮助他们逐步恢复正常生活。

健康术语

医学评估

医生通过病史询问、体格检查和初步检测评估孩子的健康状况，决定是否需要进一步确诊。

诊断检查

影像学检查、血液检测和病理活检等手段用于确定肿瘤类型和分期。

心理支持

帮助儿童及家庭应对疾病带来的心理压力，提高治疗依从性。

（常晓峰　王焕民）

第二章

血液系统恶性肿瘤

一

白血病

1. 家人都没有患**白血病**，为什么孩子会发病

关键词

白血病　遗传

白血病是儿童最常见的恶性肿瘤，男孩多于女孩。儿童白血病以急性淋巴细胞白血病为主，发生率高于成人，高发年龄在 2~5 岁；急性髓细胞白血病各年龄均可发病。目前，我国儿童急性淋巴细胞白血病的 5 年无病生存率高达 80%，与国际水平相当，大部分可达到治愈；儿童急性髓细胞白血病疗效与成人相当。

专家说

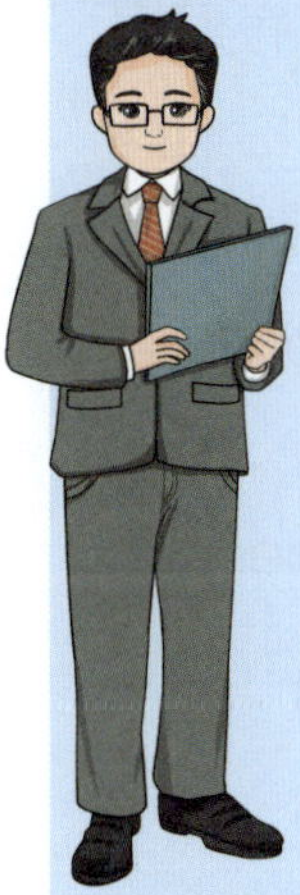

白血病不是遗传病，但具有遗传缺陷的人群更容易发生白血病。正常情况下，血细胞从造血干细胞开始发育，产生红细胞、白细胞、血小板，就像农民播下种子长成庄稼，而我们的骨髓就像土壤。当土壤、种子出现异常时，庄稼就会出现异常；而骨髓微环境异常、造血干细胞恶变，生成的血细胞也就会异常。当这些异常生成的血细胞不受控制地大量增殖时，就发生了白血病。白血病的病因复杂，目前白血病的确切发病原因及机制尚未完全明确。经研究表明，白血病是遗传因素和环境因素相互作用的结果，其中“二次打击”学说被广泛认可。“二次打击”学说认为，人体在胎儿期时，可能因为母亲病毒感染或服用药物等原因出现了第一次基因突变，这一次突变虽然不足以引起白血病，但是孩子出生后如果接触其他危险因素

（如感染、药物、不良环境等），会发生第二次基因突变，继而诱发白血病。这也可以解释为什么即使家族中没有白血病病史，孩子仍有可能患上白血病。

事实上，大多数患白血病的孩子并没有明显的家族病史。白血病的发生是一个多因素、多步骤的过程，可能涉及遗传易感性和环境触发因素的相互作用。如果孩子被诊断出白血病，医生会尽可能详细地探讨可能的病因，并提供最佳的治疗方案。

健康加油站

儿童白血病的常见分类

儿童白血病以急性白血病为主，占 90%~95%，慢性白血病仅占 3%~5%。白血病的分类和分型对于治疗和提示预后都有重要意义。急性白血病根据增生的白细胞种类的不同可分为急性淋巴细胞白血病和急性髓细胞白血病两大类。其中急性淋巴细胞白血病占小儿白血病的 70%~85%。临床上通过形态学（morphology）、免疫学（immunology）、细胞遗传学（cytogenetics）和分子生物学（molecular biology），即 MICM 分型方法对白血病进行分型诊断，指导治疗和提示预后。

（1）急性淋巴细胞白血病：主要根据免疫学分为 B 细胞和 T 细胞两类。B 系急性淋巴细胞白血病占小儿急性淋巴细胞白血病的 80%~90%，而 T 系急性淋巴细胞白血病占 10%~15%。

（2）急性髓细胞白血病主要根据形态学分为 8 型：①急性髓细胞性白血病微分化型（M_0）；②急性粒细胞白血病未分化型（M_1）；③急性粒细胞白血病未分化型部分分化型（M_2）；④急性早幼粒细胞白血病（M_3）；⑤急性粒 - 单核细胞白血病（M_4）；⑥急性单核细胞白血病（M_5）；⑦红白血病（M_6）；⑧急性巨核细胞白血病（M_7）。

临床上根据不同预后指标进行危险度分组，不同地区的具体分型标注略有差异，通常将急性淋巴细胞白血病和急性髓细胞白血病分为低危组、中危组和高危组，一般低危组患儿生存率最高，化疗强度也相对最低，中危组介于低危组和高危组之间，高危组患儿生存率最低，化疗强度也最大。

健康术语

白血病

是造血组织中某一血细胞系统过度增生，浸润到各组织和器官，从而引起一系列临床表现的恶性血液病，是我国最常见的小儿恶性肿瘤。

（欧雯欣　翟晓文）

肿瘤防治系列

2. 孩子患上**白血病**和家里**装修**有关系吗

关键词

白血病　病因　装修

引起白血病的原因有很多，其中一个主要原因就是装修带来的室内空气污染。世界卫生组织发布的《室内空气质量指南》指出，苯、甲醛和放射性元素氡等物质是室内空气的主要污染物，含量超标会对身体健康产生影响。其中，又以苯系物与甲醛的超标最为广泛。

专家说

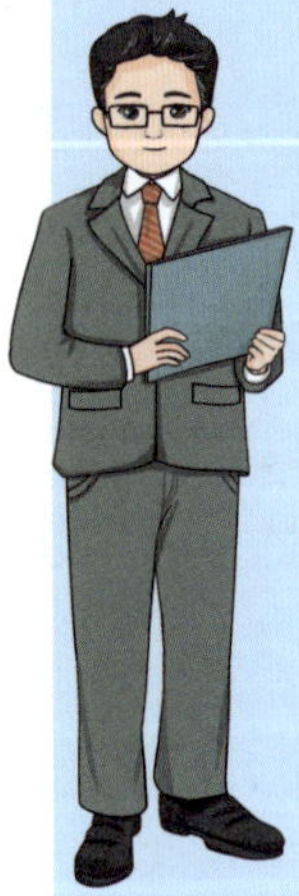

白血病是造血系统的一种恶性肿瘤，其特征为任一系列的白细胞及其幼稚细胞在骨髓或其他造血组织中呈肿瘤性异常增生。白血病的发病原因是多种综合因素造成的，环境污染是与人们生活密切相关的原因之一。在环境污染中，非环保的家居装修是其中的诱发因素。理论上，装修导致的白血病可能和装修材料所释放的化学物质相关。而甲醛、苯是装修中最为多见、有害性最高的两种物质。甲醛被世界卫生组织列为一级致癌物，长期接触甲醛会导致鼻咽癌等鼻腔癌症发病风险显著增加，但没有更加充分证据表明白血病的发生和甲醛之间存在关联性。但这些污染物确实可能与儿童白血病的发病风险增加有关。

目前，普遍认为白血病是在多种因素共同作用下形成的结果，包括环境因素、遗传因素及重复大剂量的电离辐射等。因此，虽然家庭装修可能会增加儿童患白血病的风险，但这只是一个小概率事件。家长在装修后应确保环境充分通风，以降低污染物浓度，减少健康风险。同时，还应关注其他可能的环境因素，如辐射、化学接触、地域等，以预防白血病的发生。

（欧雯欣　翟晓文）

关键词　白血病　风险因素

3. 导致白血病的**风险因素**有哪些

白血病的发病机制复杂，病因目前并不十分明确，被认为是内因和外因共同作用的结果。内因指患者自身存在的某种基因突变、染色体异常等，使得机体对肿瘤易感。外因指病毒感染、大剂量电离辐射、严重化学污染等外界因素，由于患者被暴露于上述外界因素中，造成基因损伤，引发白血病。

专家说

儿童白血病的发生是一个复杂的过程，可能与多种因素有关。以下列举了一些已知的潜在风险因素。

（1）遗传因素：白血病不属于遗传性疾病，白血病患儿虽然会有遗传学上的染色体改变，但这一改变

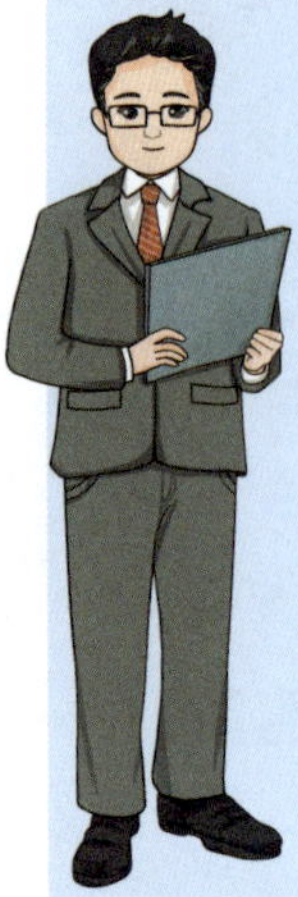

是在肿瘤细胞上出现的。少数患儿可能同时患有其他遗传性疾病，如唐氏综合征患儿的白血病发病率会显著增高。此外，同卵双胞胎中一个患急性白血病，另一个患白血病的概率比双卵双胎的发病率高。

（2）电离辐射：接触高剂量的电离辐射，如 X 射线或放射治疗，可能会增加白血病的患病风险，其作用与放射剂量大小及辐射部位有关。然而，常规的医疗检查，如 X 射线摄影和 CT，其辐射剂量通常不会导致癌症。

（3）化学物质暴露：长期接触某些化学物质，如苯、甲醛和其他有毒化学物质，可能会增加患白血病的风险。某些抗肿瘤药，如氮芥、环磷酰胺、丙卡巴肼及依托泊苷等，都可能导致白血病的发生。长期接触含苯的环境，会使患白血病的危险大增，超标室内装修材料释放出来的甲醛、苯等会对儿童的健康造成严重威胁。

（4）病毒感染：某些特定的病毒，如人类 T 细胞白血病病毒和 EB 病毒，与某些类型的白血病有关。孕妇在怀孕期间感染某些病毒可能会增加孩子患白血病的风险。

尽管白血病存在多种风险因素，但大多数白血病患儿的发病原因尚不完全清楚，可能是多种因素共同作用的结果。成人和儿童均可以通过健康的生活方式和避免接触有害物质来降低患病风险。

健康术语

EB 病毒

是一种疱疹病毒，全称“爱泼斯坦 - 巴尔病毒”，又称“人类疱疹病毒 4 型（human herpes virus 4，HHV-4）”。能长期潜伏在淋巴细胞内，以环状 DNA 形式游离在胞质中，并可整合入染色体内。主要通过呼吸道传播，人群中的流行率高。由其感染引起或与其感染有关的疾病有传染性单核细胞增多症、伯基特淋巴瘤、鼻咽癌等。

（欧雯欣　翟晓文）

关键词

白血病　预防　生活方式

4. 白血病能**预防**吗

白血病是对儿童危害最严重的恶性肿瘤，发病率和死亡率在儿童肿瘤中居首位。儿童白血病的病因众多，各类危险因素暴露均与儿童白血病的发病风险相关，因此科学预防至关重要。

专家说

白血病是一种病因复杂的疾病，与多种因素有关，包括遗传、环境、生活方式等。白血病可能发生在任何人身上，部分儿童可能在没有任何风险因素的情况下患上白血病；而部分儿童可能存在一种或多种风险因素，却不会患上白血病。尽管白血病的确切原因尚未完全明确，但可以通过一些措施来降低患病风险。

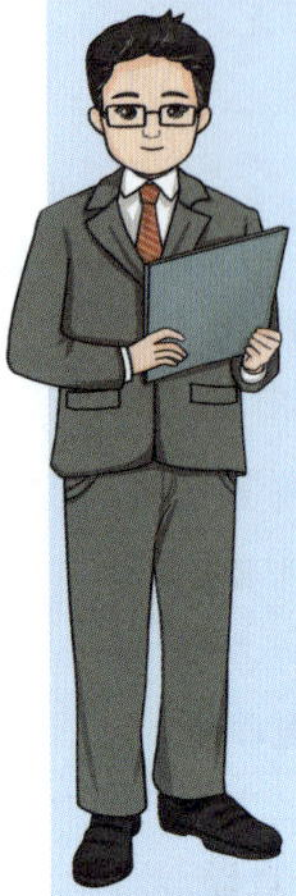

（1）**避免接触有毒化学物质：**减少接触已知的致癌物质（如苯、甲醛等），这些物质常见于某些家居装修材料、溶剂和烟草烟雾中。选择环保材料，保持室内通风，避免吸烟和二手烟。

（2）**调整生活习惯：**均衡饮食，摄入丰富的水果、蔬菜和高蛋白质食物，减少加工和高脂肪食品的摄入。保持规律的生活作息，定期进行体育锻炼，以增强体质。

（3）**远离电离辐射：**减少不必要的医疗辐射暴露（如 X 射线摄影）。对于必须接受放射治疗的人群，应采取严格的防护措施。

（4）**预防病毒感染：**保持良好的个人卫生，接种疫苗以预防可能导致白血病的病毒感染（如 EB 病毒）。一旦感染病毒，应及时就医治疗。

（5）**避免滥用药物：**在医生指导下合理使用药物，特别是那些可能影响骨髓功能的药物（如烷化剂等化疗药物）。不要未经医嘱自行服用药物。

（6）**定期体格检查：**有白血病家族史的儿童患病风险较高。对于这类儿童，应定期进行体格检查，以便早期发现并及时治疗潜在问题。

健康的生活方式是抵御许多疾病的第一道防线。虽然不能保证完全预防白血病，但上述措施可以显著降低发病风险，并有利于儿童健康。

（欧雯欣　翟晓文）

5. 当孩子出现哪些**症状**时需要**警惕**白血病

关键词

早期表现

症状

“早发现、早诊断、早治疗”对于提高白血病治愈率至关重要。家长需要了解该病的早期表现，保持敏锐的观察力，一旦发现孩子存在异常情况，及时就医。

专家说

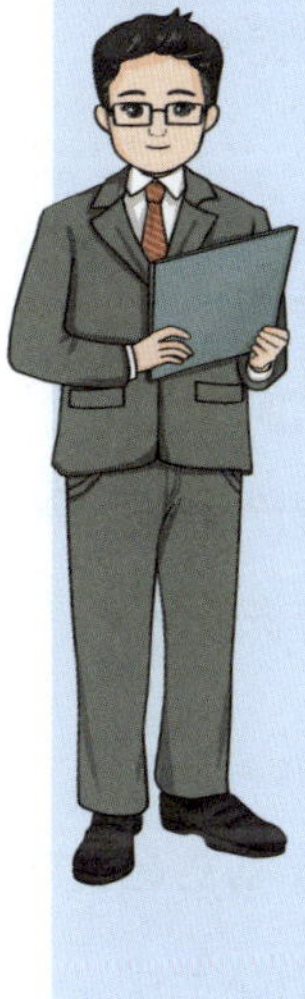

白血病是儿童常见的恶性肿瘤之一，尤其以急性淋巴细胞白血病最为常见。早期症状常不典型，容易被误认为普通疾病。因此，当孩子出现以下情况时，家长应提高警惕，及时就医检查。

（1）贫血：是白血病的早期典型症状之一，患者的病情严重程度不同，贫血轻重也不一样。当孩子贫血时可发现脸色发白、嘴唇黏膜部位发白和指甲发白，年龄稍大的孩子会出现全身无力和头晕。若发现孩子出现以上问题，不能只是认为单纯的营养不良。当患上白血病时会抑制红细胞生成，从而引起贫血症状。若孩子每次运动后出现呼吸变得急促、心悸，面部水肿及虚弱，需要警惕白血病。

（2）出血：是白血病常见的症状之一。由于患儿的造血系统受到严重破坏，血小板数目会明显减少，从而引起凝血功能异常，出血后不易止住。若出现孩子未发生磕碰皮肤却出现淤青或出血，需要警惕白血病，及早前往医院进行相关检查。

（3）反复感染和发热：白血病时体内白细胞数目升高，异常细胞替代了健康的白细胞导致体内白细胞数目减少，免疫力减弱，易受感染且病情反复发作。若孩子总是出现不明原因的发热或感冒，且用药后效果不佳，体温不退反升，家长需引起重视并及时就诊。

（4）关节和骨骼疼痛：白血病患儿的骨髓腔内出现大量异常细胞增殖，导致骨髓腔空间不足，引起骨皮质和邻近组织侵犯，因此患儿可出现不同程度的骨痛，常好发于四肢，疼痛剧烈且部位局限。年龄稍大的儿童可自述存在关节疼痛症状，但两岁以下的婴幼儿无法准确表达，因此可能表现为异常哭闹、睡姿和走路异常。

（5）不明原因的无痛性肿大包块：白血病细胞的恶性增生可浸润到除骨髓外的其他器官和组织，导致患儿出现异常肿大包块，如淋巴结肿大和肝脾肿大等。若孩子总是出现右上腹部肝区疼痛和左上腹部脾区疼痛，以及胸骨下端压痛感，家长应该仔细观察身体是否存在异常肿大包块，及时治疗。

如果孩子出现以上多个症状，尤其是贫血、出血、发热及骨痛等同时出现，应尽快前往医院进行血常规检查，进一步明确诊断。另外要做好预防工作，让孩子均衡营养，远离高污染环境，多带孩子参加户外活动增强体质，保证充足睡眠，定期体检。

（欧雯欣　翟晓文）

6. 孩子患上白血病能被**完全治愈**吗

关键词

白血病　预后

儿童白血病是可以治愈的。随着治疗策略和方法不断改进和创新，儿童白血病的缓解率不断提高，长期缓解 5 年以上即可被称为“治愈”。在儿童白血病治疗中，早期发现、早期诊断并得到及时规范的治疗至关重要。

专家说

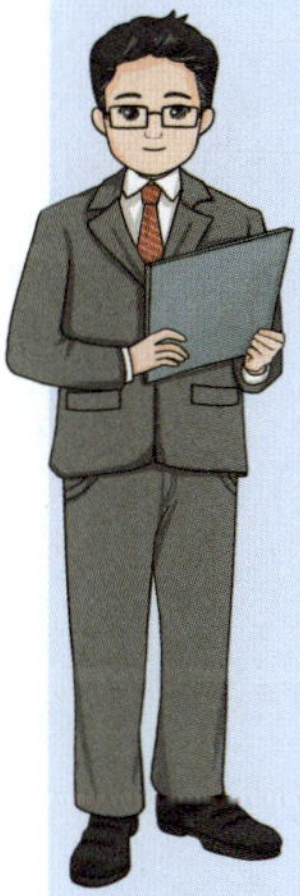

白血病的预后取决于白血病的类型、危险分层和个体差异等因素。总体来说，由于化疗、靶向治疗和骨髓移植等技术的不断改进，白血病已成为可治愈的疾病。目前，急性淋巴细胞白血病患儿的治愈率已达 80% 以上，低危组的治愈率可达 90% 以上。急性髓系白血病的化疗难度较大，并发症较多，但近年来疗效也有明显提升，总体治愈率可达 70% 左右。绝大部分慢性髓系白血病患儿在使用靶向药物治疗后也可长期维持正常生活，甚至接近治愈。我们相信在未来，随着科学技术的不断进步和医学研究的深入，儿童白血病的治疗将会更加精准和有效。因此，家长应保持信心，及时就诊，配合医生进行科学治疗。

（常恒辉　郑胡镛）

7. 白血病患儿的治疗时间要多久

关键词

白血病 治疗时间

白血病患儿的治疗过程比较复杂和漫长，目前治疗方法以化疗为主，有些患儿还需要进行放疗、造血干细胞移植及免疫治疗等。此外，所有的患儿都需要积极地支持对症治疗。治疗目标是最大限度地清除白血病细胞，恢复机体的正常造血功能，同时尽量减少治疗对孩子的身体和心理健康的负面影响。

专家说

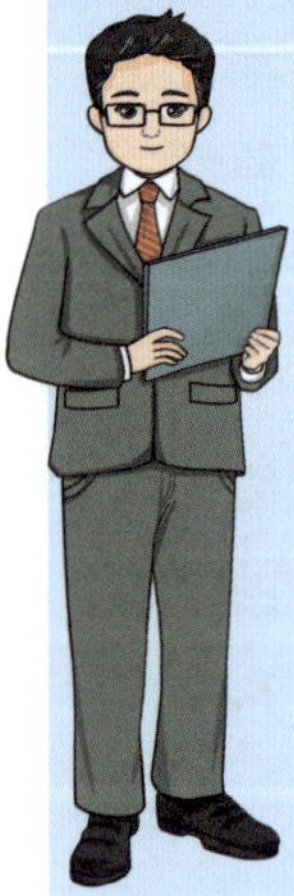

白血病的治疗遵循“早期强化疗、后期弱化疗、加强髓外白血病预防”的规范治疗原则。治疗早期及时评估治疗反应，调整下一步化疗强度，体现个性化治疗。白血病患儿的治疗时间因白血病类型、病情严重程度以及治疗效果等因素而有所不同。总体治疗阶段依次是诱导缓解治疗、早期强化治疗、巩固治疗、延迟强化治疗和维持治疗。诱导缓解治疗旨在尽快杀灭白血病细胞，达到完全缓解的状态，通常需要数周至数月的时间。缓解后治疗则旨在巩固化疗，防止复发。总之，急性淋巴细胞白血病患儿的总疗程为2~2.5年，急性髓系白血病的总疗程为1~1.5年。

（常恒辉　郑胡镛）

8. 白血病患儿在**治疗过程**中需要**注意**什么

儿童白血病的诊断和治疗已经形成了系统、规范的体系。随着对白血病基础研究的不断深入，各种治疗方案的制定及新型药物的研发将进一步优化白血病治疗体系，实现治愈白血病的目标。在白血病患儿的治疗期间，需要医生和家长的共同合作。

专家说

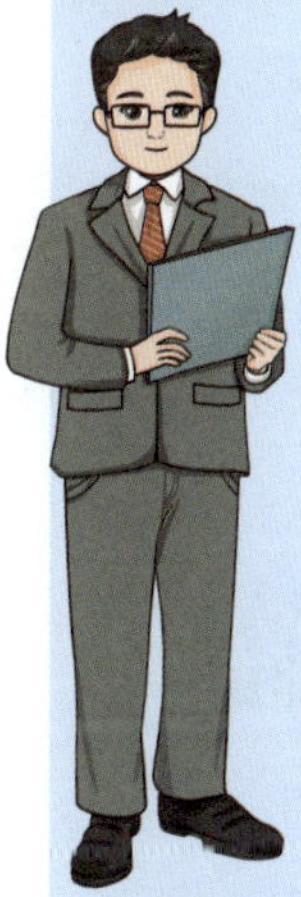

白血病患儿在治疗过程中需要注意以下几个方面。

（1）遵医嘱用药：患儿的治疗方案是在医生的全面评估后制定的，患儿及家属不得随意服药或停药，否则容易产生不良后果。

（2）预防感染：化疗期间，患儿的免疫力降低，容易感染。保持患儿所处环境的清洁干燥十分重要。患儿和家属都需要注意个人卫生，勤洗手、戴口罩等，以避免交叉感染。

（3）饮食护理：合理的饮食有助于提升患儿的免疫力和营养状况，对化疗效果有积极影响。家长做饭时应遵循的原则主要包括清洁卫生、容易消化、餐食营养丰富且均衡。当化疗疗程含有泼尼松、地塞米松等激素类药物或有门冬酰胺酶类药物时，建议低脂低糖饮食。低脂饮食提倡“素多荤少”的原则，不建议吃

关键词

白血病 治疗 注意事项

的食物包括肥肉、动物内脏、禽畜肉皮、鱼子、虾子及蟹黄等，不推荐烹饪方式包括油炸、红烧等。除了激素、门冬酰胺酶等特殊用药时期，推荐白血病患儿的日常饮食和正常同龄人的健康饮食一致。

（4）心理支持：家长要正确地引导患儿，以积极乐观的情绪来感染他们，只有让患儿保持开朗豁达的心态才能促进病情的康复。平时可以和病友相交流，树立能够战胜疾病的信心，积极地配合医生治疗。可以让患儿参加力所能及的活动如写日记、手工、病房学校活动等方式来舒缓心理上的压力。天气晴朗、气温适宜的时候，可以带患儿到户外适当运动，以增强其免疫力和自信心。

上述注意事项能够帮助白血病患儿在治疗过程中更好地应对疾病，提高治疗效果和生活质量。

（常恒辉　郑胡镛）

9. 孩子只服用**靶向药物**不进行**化疗**能治好吗

靶向治疗是近年来肿瘤学的重大突破。所谓“靶向”就是能够识别“敌人”（肿瘤细胞），不误伤“自己”（正常细胞），从而以最小的毒性换取最大的疗效。靶向治疗可最大程度减少复发、降低传统化疗毒性，为难治及复发的白血病患儿提供了希望。

专家说

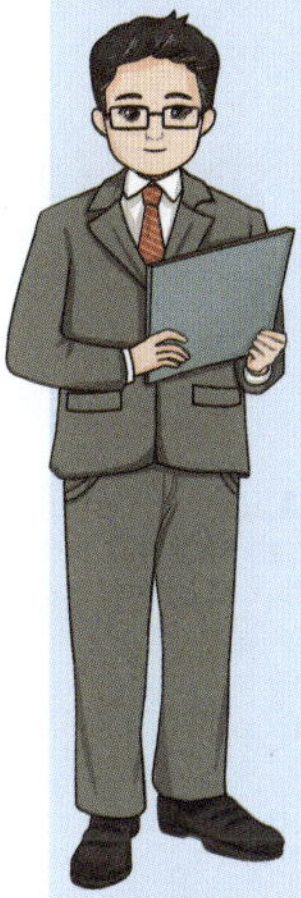

化疗是白血病的主要治疗方法，即采用化学药物，通过干扰白血病细胞的 DNA 合成和细胞分裂，抑制白血病细胞的生长和繁殖。大多数患儿可以通过化疗达到治愈，但“杀敌一千、自损八百”，对机体的正常组织也损害较大。靶向治疗指通过靶向肿瘤细胞上特殊的分子，有选择性地阻止肿瘤细胞生长，最大限度减少对正常细胞影响的治疗方法。因此靶向治疗具有特异性、不良反应较小的优点，可以作为化疗的补充或在某些情况下单独使用。例如，对于携带特定基因突变的急性髓系白血病患儿，靶向治疗可以提供强有力的治疗方法，甚至取代一些传统的化疗药物。随着对靶向药物的不断研究，一些靶向药物（如伊马替尼、达沙替尼等）已成为费城染色体阳性急性淋巴细胞白血病患儿的常规治疗药物。对于某些特定类型的白血病（如急性早幼粒细胞白血病和慢性髓细胞白血病），靶向药物已经成为主要的治疗手段，可达到去化疗治疗。因此，是否只使用靶向药物而不进行化疗，需要根据患儿的具体病情来决定。

健康术语

化学治疗

简称“化疗”，是使用有细胞杀伤或调节作用的化学合成药物或药物组合治疗疾病的方法，是目前肿瘤的主要治疗手段之一。

关键词

白血病　靶向治疗　化疗

靶向治疗

以肿瘤组织或细胞所具有的特异性（或相对特异性）分子为靶点，利用分子靶向药物特异性阻断该靶点的生物学功能，选择性从分子水平来逆转肿瘤细胞的恶性生物学行为，达到抑制肿瘤细胞生长甚至清除肿瘤目的的治疗方法。

（常恒辉　郑胡镛）

10. 治疗过程中，患儿家长需要**密切关注**哪些方面

白血病的治疗周期一般比较长，在精准有效诊疗的同时，科学、细致的护理也同样重要。因此，在治疗期间家长需要密切关注患儿的病情变化，学会识别感染早期征象，关注体温情况以及外周中心静脉导管（peripherally inserted central venous catheter，PICC）的观察与护理等，发现异常应及时报告医护人员。

专家说

治疗期间，家长需要密切关注以下几个方面。

（1）识别感染早期征象：①密切观察患儿体温变化，体温每天最少监测 3 次，如晨起、午饭 / 晚饭前、睡前；②定期遵医嘱监测血常规变化；③每天检查患儿皮肤黏膜，皮肤有无出血点、破损、红肿，有无牙

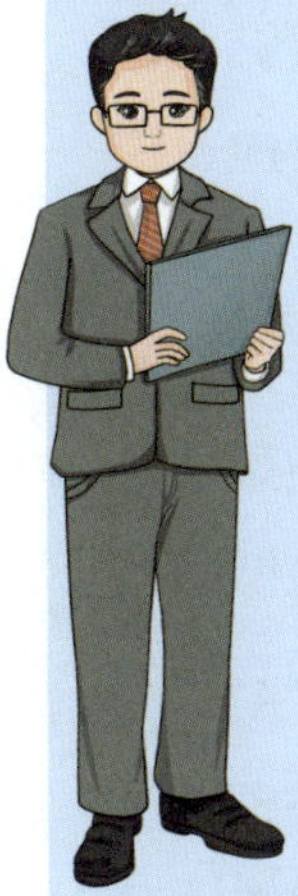

龈肿胀、咽红、咽痛，外阴、肛周黏膜是否出现异常，如果发现异常，应及时就医；④观察患儿精神状况，看患儿有无精神不振、嗜睡等情况，如果有异常及时就诊。

（2）维持患儿正常体温：①注意维持适宜的室温，保持室温在 26~27℃，湿度保持在 50%~60%，同时还要定时开窗通风；②保持床铺清洁、干燥，穿着轻柔、舒适的棉质衣物，患儿出汗后应立即更换，以防止着凉；③患儿出现发热，可以用一些其他的物理方法进行降温，比如冰袋冰贴、温水擦浴，或遵医嘱使用解热药。不能用酒精擦浴，因为酒精可以使患儿毛细血管扩张而造成出血点增加。同时家长还要注意监测患儿体温变化，当体温在 37.3℃及以上时，家长应半小时监测 1 次，直至降到正常体温。如果体温继续升高，应及时就医。

（3）了解急性疼痛及其处理方法：白血病患儿可能会出现骨骼、神经、头部疼痛症状，若患儿出现急性疼痛时，家长需要注意以下几点：①观察患儿疼痛症状及发生部位，注意观察患儿是否出现肌肉紧张、坐立不安等重要症状；②为患儿提供安静、舒适的环境，减少环境刺激，限制和减少噪声和灯光干扰；③将患儿置于舒适体位，可以用枕头和垫子来保持患儿关节和下肢的舒适，还可以给予患儿按摩来缓解疼痛；④教导患儿进行放松和深呼吸锻炼，可以让患儿用嘴吸气，然后用鼻子呼气，这样有助于患儿放松；⑤当患儿疼痛不能缓解时，及时寻求医护人员帮助，遵医嘱使用镇痛药。

（4）PICC 的观察：①对穿刺点进行局部观察，观察贴膜固定是否良好，是否出现翘边和松动；穿刺点是否出现渗血、渗液、红、肿、热、痛等不适；还要观察导管置入长度是否有改变，如果有异常要及时告知医护人员进行专业的处理；②置管侧肢体防护要点，观察患儿置管侧肢体是否有肿胀，注意观察患儿睡觉时有无压迫置管侧肢体。患儿避免提重物，还要避免做大幅度外展和甩臂的动作，教会患儿正规握拳和松拳的运动。避免患儿晨浴、泡浴、蒸桑拿，淋浴前要给患儿进行“三明治夹法”缠绕置管部位，即先在 PICC 外侧裹上一层保鲜膜，然后再裹上一层干毛巾，最后再裹一层保鲜膜。

健康术语

外周中心静脉导管（PICC）

经外周静脉穿刺留置于中心静脉的导管。主要从肘前部的静脉穿刺，置入较细导管，沿血管走行置入，最终末端位于上腔静脉下 1/3 处或上腔静脉和右心房连接处。主要适用于缺乏稳定外周静脉通道，需要反复输入刺激性药物（如化疗药）或高渗黏稠液体，以及需要使用压力泵或加压输液、反复输入血液制品、每日多次采血、需要长期输液治疗的患者。

（常恒辉　郑胡镛）

11. 患儿在治疗中**饮食**上有哪些需要注意

关键词

白血病　饮食

在白血病化疗过程中，患儿容易出现消瘦、肥胖等营养问题，这两种“身材”都可能使白血病患儿的治疗效果“打折扣”，使复发风险提高，成年后甚至会面临心血管疾病、糖尿病、肥胖等代谢性疾病发病率上升的问题。因此，营养管理对白血病患儿非常重要，家长对患儿的饮食需要十分关注。

专家说

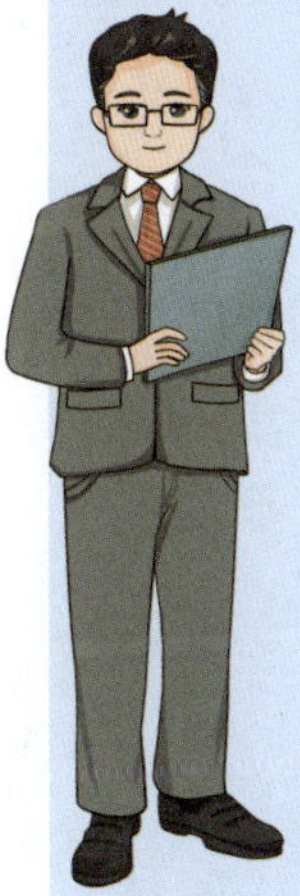

白血病的治疗由不同的治疗阶段组成。不同的治疗阶段患儿，其机体状态、营养需求不同。此外，某些食物和化疗药物有相互作用。因此，在不同的治疗阶段，饮食护理各有特点。

（1）治疗早期： 包括急性淋巴细胞白血病的诱导缓解治疗、强化治疗阶段和急性髓系白血病的诱导缓解治疗、巩固治疗期间。一方面患儿肿瘤负荷较高，肿瘤细胞浸润多个系统，机体功能受损；而且这个阶段的化疗强度比较高，化疗后会经历“骨髓抑制期”，同时化疗药物会破坏黏膜屏障，所以白血病患儿在这个阶段抵抗力较弱，受细菌感染的风险很高。这个阶段的饮食原则是“新鲜、卫生”。食材卫生、加工卫生、存放卫生，尽量减少细菌入口，以免发生严重的感染。加热煮熟食品是保持食物卫生最好办法，不能加热的食品如水果，可选择去皮食用的品种，或用 1：5 000 高锰酸钾或消毒作用确切的食品消毒剂进行浸泡。此外这个阶段患儿抵抗力弱，不被觉察到的微小破口也可能造成细菌入侵，导致严重感染，所以应该避免坚硬、有刺的食品，比如啃咬螃蟹可能造成口腔黏膜损伤；尽量使用没有毛刺和棱角的餐具。另一方面，这个阶段由于不同药物的作用或个体间的差异，患儿的食欲会有很大变化。大多数化疗药物由于其胃肠道副作用，患儿的食欲明显减退；而糖皮质激素可以使大部分患儿食欲亢进。食欲减退，进食不足会造成患儿营养不良，降低对化疗的耐受性、延迟组织修复，不利于抵御病原体感染。而食欲亢进可造成体重增长过快、加重脏器负担。因此，对于食欲减退的患儿应该尽可能给予可口、易消化、高能量的食物；对于食欲亢进的患儿需要节制饮食避免暴饮暴食，通过给予少量多餐、高纤维素饮食，或通过游戏等分散注意力，降低进食欲望。

（2）治疗中期：包括急性淋巴细胞白血病的间期治疗、维持治疗，以及急性髓系白血病的维持治疗阶段。这一阶段化疗强度较低，对血液系统、黏膜屏障的影响较小，发生感染的风险较低，而且患儿食欲影响较少。这个阶段一方面可以通过正常饮食可恢复患儿肠道正常菌群，有利于抗肿瘤免疫发挥作用；另一方面，虽然不必像前一阶段那样强调食品的消毒，但仍应尽可能避免不洁饮食。

（3）完成治疗后：停止化疗后患儿的各项免疫指标将很快恢复，食欲也明显恢复甚至会出现食欲亢进。这个阶段应强调正常的均衡饮食，避免不恰当地进补；强调体育锻炼促进免疫恢复，有利于防止疾病复发。

在整个化疗过程中，不少药物和食物会相互影响。

门冬酰胺酶是治疗急性淋巴细胞白血病的重要药物，高脂饮食可增加其胰腺炎和血栓的发生风险，但过分限制脂肪摄入有可能发生营养不良、低血糖。门冬酰胺酶治疗期间应该给予适当的低脂饮食而不是无脂饮食。对于婴幼儿，富含中链脂肪的奶粉比低脂奶粉更加合适。

不少食物含有抑制药物代谢酶以细胞色素 P450 3A4（cytochrome P450 3A4，CYP3A4）为例的抑制剂，这些食物会影响药物的代谢，增加药物的毒副作用，如长春新碱的神经毒性，维奈克拉的血液学毒性等。因此在使用这些需要 CYP3A4 代谢的药物时尽量避免食用西柚、黑桑葚、石榴、黑莓、生大蒜、辣椒、大豆及含黄酮较高的食物。

急性淋巴细胞白血病维持治疗期间，只要血常规控制理想，巯嘌呤的服用就与饮食无关，不必强调晚间服用。而且发生肝功能异常或发生低血糖作用时，大部分患儿可以通过将巯嘌呤改为晨间服用得以解决。

有研究表明，生酮饮食可增强 T 细胞对白血病细胞的杀伤作用，所以在进行嵌合抗原受体 T 细胞免疫治疗（chimeric antigen receptor T cell immuno-therapy，CAR-T）后的生酮饮食有助于减少复发风险。

健康术语

糖皮质激素

是机体内极为重要的一类调节分子，它对机体的发育、生长、代谢以及免疫功能等起着重要调节作用，是机体应激反应最重要的调节激素。糖皮质激素也是治疗急性淋巴细胞白血病常用药物之一。临床常见的糖皮质激素类药物有泼尼松、甲泼尼龙、泼尼松龙、氢化可的松、地塞米松等。

生酮饮食

是碳水化合物含量非常低、蛋白质含量适中、脂肪含量高的饮食方式，旨在诱导酮病或酮体的产生。

（胡文婷　沈树红）

12. 白血病患儿可以接种疫苗吗

预防接种是降低传染性疾病发病率、住院率和死亡率最简单、经济、有效的手段。对白血病患儿进行预防接种需要综合考虑疫苗种类、患者年龄、肿瘤类型、化疗强度及治疗方法，从而在合适的时间进行适当的预防接种。

专家说

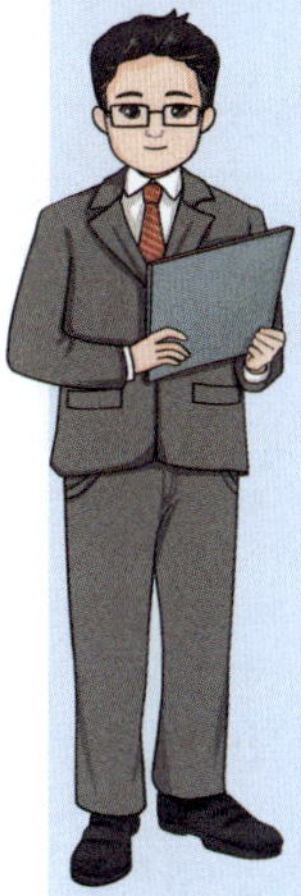

随着化疗方案的改进、支持治疗水平的提高、造血干细胞移植技术的进步及新药物的不断出现，白血病患儿的存活率和远期寿命得到显著提高。然而这些治疗不可避免地会损害到患儿的免疫功能，从而成为各种传染性疾病的易感人群，不但会危害患儿自身身体健康，还可能使其成为传染源，影响周围及社区人员健康。因此为这些患儿提供免疫保护十分重要。预防接种是最简单有效的预防传染病的措施，但需要重视该群体预防接种的安全性和有效性。

对于白血病患儿治疗期间，疾病本身及放疗、化疗均可导致自身免疫功能受损。此时接种疫苗可能导致对疫苗无反应或反应低下，个别情况下接种的减毒活疫苗还可能无法被免疫系统清除而引起疾病播散。因此在这个阶段绝对禁忌减毒活疫苗接种，而对于其他疫苗，除非发生疫情，一般也不建议接种。化疗结束后，白血病患儿的免疫功能可能在 6~12 个月逐渐恢复正常。因此在化疗结束 6 个月后经过免疫功能评估可接种灭活疫苗，化疗结束 12 个月后可考虑接种减毒活疫苗。对于化疗前已经按免疫规划接种疫苗的白血病患儿，在化疗结束后部分抗体滴度可能会显著降低甚至消失，需要进行抗体滴度评估后给予相应的单次追加免疫，以提高抗体阳性率。对于是否给予补种疫苗，应重新评估免疫记忆功能的受损情况，并咨询相应的血液肿瘤专家后制订规划。

（胡文婷　沈树红）

关键词

白血病　预防接种

13. 白血病容易**复发**吗

关键词

白血病　复发

所有恶性肿瘤都有复发风险，白血病也一样，不能有侥幸心理，只有重视复发，配合医生治疗才有可能将复发风险降到最低。同时，随着对白血病的深入研究，治疗手段逐年提高，儿童白血病的复发率也大幅度降低。

专家说

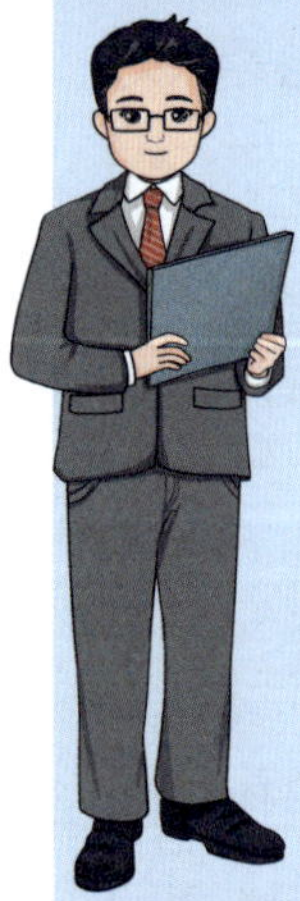

白血病复发指白血病经治疗缓解后，再次出现白血病状态的情况。发生在骨髓则为“骨髓复发”；骨髓正常而骨髓以外的地方出现白血病细胞浸润，则为“髓外复发”，常见于中枢神经系统和睾丸。目前，急性淋巴细胞白血病的复发率约为 10%，常发生在完成治疗后的 2 年内，尤其是停药后第一年内；急性髓系白血病的复发率约为 30%，常发生在完成治疗后的 1 年内。急性早幼粒细胞白血病是急性髓系白血病中的特殊类型，其复发率低于 5%。近年来，随着规范化治疗的推广，新疗法的发明和应用的加速，各种白血病的复发率均在以惊人的速度下降。

（胡文婷　沈树红）

14. 如何预防白血病复发

所有恶性肿瘤，包括白血病都有复发风险。随着医疗技术的发展，绝大多数患者可以获得白血病完全缓解及长期生存。所以现代的白血病治疗重点就是通过规范、精准的治疗，用最低的代价获得更好的疗效。各位患者及家长关心的白血病复发也是医务工作者努力攻克的目标，所有治疗方案的设计都是以减少复发为重要目的。

关键词

白血病 复发 预防

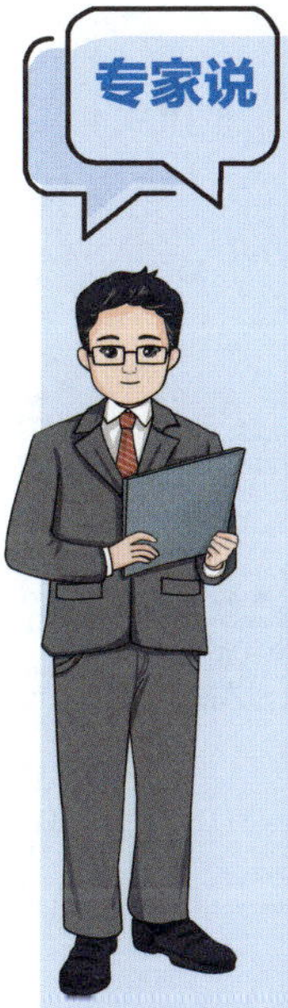

影响的复发率受多种因素影响，首先是白血病细胞对化疗的抗性。这种抗性大多和白血病细胞的特性有关，主要是导致发病的驱动性基因变异。例如，在酪氨酸激酶问世之前的费城染色体阳性白血病，对常规化疗抗性极强，所以这类白血病即便进行造血干细胞移植预后也很差，自从靶向药物用于临床治疗后疗效有了极大提高。微小残留病（minimal residual disease，MRD）评估是发现化疗抗性的有效手段。根据 MRD 评估，及时调整治疗方案有助于减少复发。影响复发的另外一个因素是患儿机体的免疫功能。无论化疗还是移植等方法都不可能把白血病细胞彻底清除，机体的抗肿瘤免疫可以在化疗期间和化疗后进一步清除白血病细胞或抑制白血病细胞生长。因此，患者和家属需要注意以下几点。

（1）坚持规范化治疗。因为每一个方案的设计均充分考虑了对复发的预防，所以遵守医生的建议进行规范化治疗是降低复发风险最重要的措施。

（2）任何一种有效的治疗都不可避免副作用，平衡疗效和毒副作用是医学家设计方案时首先需要考虑的。一味追求低复发率可能会造成治疗相关死亡率的增加，以及远期生活质量的下降。因此患者家长也应该全面考虑治疗的利和弊，遵照科学的化疗方案，不随意改变治疗计划。

（3）保持良好的生活习惯，尤其在停止化疗后，患者应该保持良好的作息时间，保证充足的睡眠，尽可能参加适当运动，健康饮食。

（胡文婷　沈树红）

15. 白血病患儿只有进行**造血干细胞移植**才能被治愈吗

白血病曾经被认为是不治之症，造血干细胞移植技术的出现给治愈白血病带来了新的希望，以至于一度被认为是白血病治愈的终极疗法。随着白血病治疗技术的不断发展，白血病疗效也已经大幅度提高，造血干细胞移植已经不再是唯一的手段，而且由于其不可避免的并发症和远期不良反应使其在白血病治疗中优先顺序已经越来越靠后。但是不少家长和非专业医生对此不甚了解。

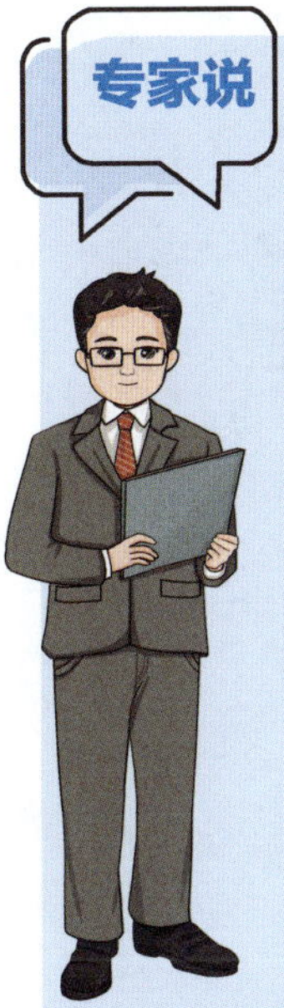

造血干细胞，即血液系统原始前体细胞，具有自我更新、高度增殖和多向分化潜能，其来源可以是预先保存的自身骨髓或外周血干细胞、同胞供体、无关供体、亲缘半相合供体和脐血。造血干细胞是生成所有血细胞的“种子”。因此，即便在患者造血系统遭受致死性打击以后，输注外源性的造血干细胞也能重建造血系统，这便是造血干细胞移植。因此，在有造血干细胞移植作为后盾时，针对白血病的化疗和放疗强度可以很大。此外，造血干细胞移植不仅仅为患者提供了重建造血的机会，同时也使患者获得了免疫重建。重建的免疫系统“复制”于供者，这个“外来”的免疫系统可以发挥持久的抗白血病作用。因此造血干细胞移植具有很明确的治疗白血病、防止白血病复发的作用。

但是任何治疗手段都有两面性。造血干细胞移植的移植前的预处理治疗可以杀伤体内残存的肿瘤细胞并通过外源性的造血干细胞重建造血，但预处理治疗造成的非血液系统损伤有不少是不可逆的，且无法被造血干细胞修复，因此可能造成一些后遗症，如放疗和大剂量环磷酰胺造成的生殖功能缺陷，放疗造成的神经系统损伤、继发肿瘤等；重建的免疫系统可以发挥持久的抗白血病作用，但也会造成不同程度的急慢性移植物抗宿主病（graft versus host disease，GVHD，俗称“排斥反应”），严重的“排斥反应”可造成严重的脏器功能损害，甚至死亡。为了减少严重排斥反应的发生，在移植后需要服用一段时间的免疫抑制剂，免疫重建也需要一定的时间，这期间可能发生各种感染，甚至致命的感染。

此外，造血干细胞移植也并不能防止白血病复发。不同类型的白血病患儿接受造血干细胞移植后疗效不尽相同。因此，在决定是否接受造血干细胞移植前应该充分评估其获益和风险。影响因素包括白血病的类型（包括免疫分型和基因分型）、患儿的状态（白血病缓解深度、脏器功能储备情况、年龄等）、供体类型及供受体的匹配程度等。

（胡文婷　沈树红）

二

淋巴瘤

16. 儿童淋巴瘤具有哪些临床特点

关键词

淋巴瘤　临床特点

淋巴瘤是一种起源于淋巴结或淋巴组织的恶性肿瘤，在儿童和青少年中，它的发病率排在第 3 位，仅次于白血病和脑瘤，约占所有儿童恶性肿瘤的 15%，发病率约为 1.63/10 万人年。

专家说

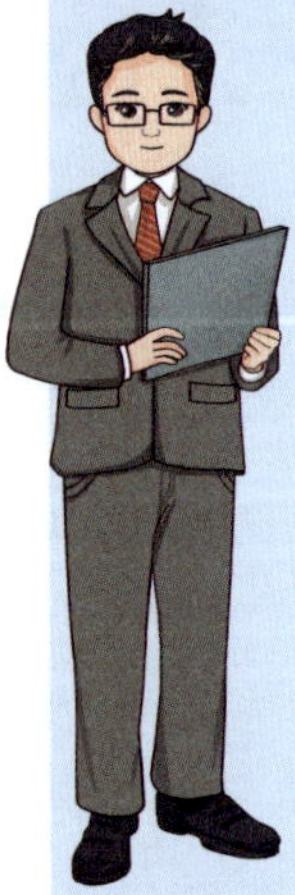

淋巴瘤是因为淋巴细胞发生了突变，变得比正常细胞更容易生长和存活，最终形成了肿瘤。这些肿瘤可能出现在淋巴结，也可能出现在身体其他部位的淋巴组织中，可能是局部的，也可能是扩散的。

儿童淋巴瘤具有以下临床特点。

（1）男孩更容易患病，男孩的患病率大约是女孩的 4 倍。

（2）恶性程度高，儿童淋巴瘤的病理类型与成人不同，大多数是高度恶性和侵袭性的，比如淋巴母细胞淋巴瘤占 40%~45%，伯基特淋巴瘤占 30%~35%，这些类型在成人中很少见。

（3）可发生在淋巴结外，淋巴瘤患儿可出现在淋巴结以外的部位，症状不典型，容易被误诊为感染性疾病。

（4）化疗效果好，淋巴瘤患儿对化疗非常敏感，总体 5 年无进展生存率在 80% 以上，治疗效果比成人好很多。

关于治疗手段方面，化疗是目前最常用的方法，通过多种药物联合使用来杀死肿瘤细胞或抑制其生长。其次还有放疗、靶向治疗、免疫治疗、造血干细胞移植。随着医疗技术的进步，淋巴瘤患儿的预后有了很大改善。霍奇金淋巴瘤患儿的 5 年生存率超过 90%，非霍奇金淋巴瘤患儿的 5 年生存率也达到 80% 左右。治疗后患儿需要定期复查，监测复发及远期副作用，比如心肺毒性、继发肿瘤等，随访时间一般为治疗结束后 5 年。

健康加油站

淋巴瘤的病理分类

临床按病理将儿童淋巴瘤分为两种类型，即非霍奇金淋巴瘤（non-Hodgkin lymphoma，NHL）和霍奇金淋巴瘤（Hodgkin lymphoma，HL）。霍奇金淋巴瘤占所有淋巴瘤的 17.5% 左右，分为两大类：经典型霍奇金淋巴瘤和结节样淋巴细胞为主型霍奇金淋巴瘤。其中经典型占 90%~95%，进一步分为 4 个亚型，即结节硬化型、富于淋巴细胞型、混合细胞型和淋巴细胞消减型，通常以淋巴结肿大为首发症状。非霍奇金淋巴瘤更常见，占所有淋巴瘤的 82.5%。儿童非霍奇金淋巴瘤主要有 4 种类型，即淋巴母细胞淋巴瘤、伯基特淋巴瘤、间变大细胞淋巴瘤和弥漫大 B 细胞淋巴瘤，非霍奇金淋巴瘤可以发生在淋巴结或淋巴结外的组织中。

（邱　琳　江　华）

17. 淋巴瘤发生的**风险因素**有哪些

关键词：淋巴瘤　病因　风险因素

淋巴瘤的发生和很多因素相关，其中免疫系统的状态特别关键。感染因素和环境因素也可能增加患病风险，而淋巴瘤的发病率会随着年龄增长而增加。此外，男孩比女孩更容易患淋巴瘤，这可能与性别差异和激素水平有关，因此了解淋巴瘤发生的风险因素对防治疾病十分重要。

专家说

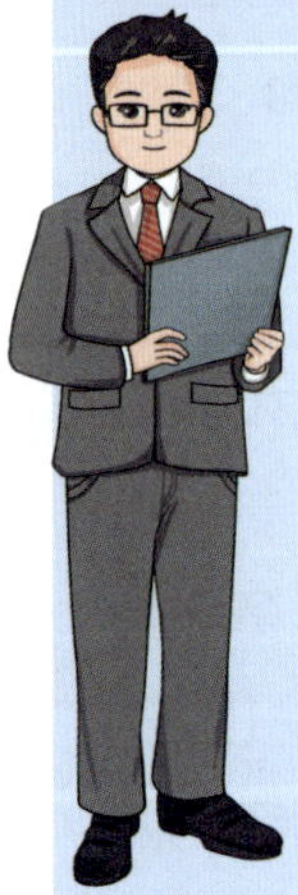

儿童淋巴瘤是一种常见的儿童血液系统恶性肿瘤，近年来发病率逐渐上升。然而淋巴瘤的发生并不是单一原因造成的，而是多种因素共同作用的结果。主要因素包括免疫系统异常、感染、遗传因素和环境暴露。

首先，免疫系统的作用是识别和清除异常细胞。如果免疫系统功能低下或紊乱，淋巴细胞容易失控增殖，从而增加淋巴瘤的风险。例如艾滋病患者的孩子由于免疫系统严重受损，患淋巴瘤的风险比普通儿童高几十倍。各种免疫抑制人群都可以发生淋巴瘤，如器官移植后需要长期使用免疫抑制药的患者，其发生淋巴瘤的概率会增加。

其次，感染也是一个重要因素。某些病毒会感染淋巴细胞，导致细胞基因突变，从而引发淋巴瘤。EB 病毒是一种常见的疱疹病毒，其与霍奇金淋巴瘤以及某些非霍奇金淋巴瘤（如伯基特淋巴瘤）的发生密切相关。因此，感染 EB 病毒会增加淋巴瘤发生的风险；某些细菌感染也可能与淋巴瘤发生相关，如幽门螺杆菌的感染与胃黏膜相关淋巴组织淋巴瘤有关。

虽然淋巴瘤不是典型的遗传病，但遗传因素在某些情况下也会增加患病风险。如果家族中有淋巴瘤或其他血液系统肿瘤的病史，那么儿童患淋巴瘤的风险可能会更高。

此外，环境暴露也是一个不可忽视的因素。长期接触某些化学物质，比如苯、农药、除草剂等，或者受到电离辐射，也可能增加儿童淋巴瘤的发生风险。虽然生活方式与淋巴瘤的关系还没有完全明确，但一些研究表明，不良的生活习惯（如儿童肥胖等），也可能增加淋巴瘤的患病风险。

然而，并非所有具有这些风险因素的儿童都会发展为淋巴瘤，许多存在风险因素的儿童并未得病，而且也有许多淋巴瘤患儿之前并无明显风险因素。因此，淋巴瘤的发生是一个复杂的过程，由多种因素共同作用所致。

（邱　琳　江　华）

18. 如何**预防**淋巴瘤

关键词

淋巴瘤　预防

淋巴瘤是一种对儿童健康威胁很大的疾病。研究发现，免疫系统异常、遗传因素和环境暴露等多种因素可能共同作用，导致疾病的发生。为了降低孩子的患病风险，家长可以通过科学的生活方式和环境管理，为孩子创造一个健康的成长环境，从而更好地保护他们的未来。

专家说

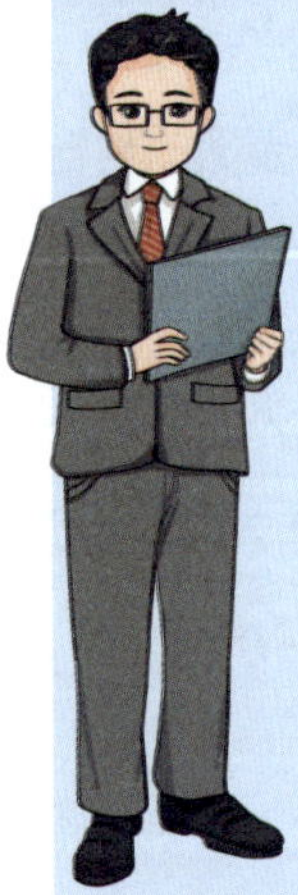

虽然目前还没有办法完全预防儿童患淋巴瘤，但通过一些方法可以有效降低患病风险，以下是一些实用的建议。

（1）提升孩子自身免疫功能：确保孩子摄入足够的营养，多吃蔬菜、水果和全谷物，以帮助免疫系统正常运作。鼓励孩子每天进行适度运动，比如跑步、游泳，增强心肺功能和免疫力。保证孩子有充足的睡眠，并提高睡眠质量。

（2）减少有害环境暴露：在进行X射线摄影、CT等涉及辐射的检查时，严格遵从医生建议，选择正规机构。减少接触农药、溶剂等有害化学品，选择环保家居用品，注意食品安全。避免孩子接触二手烟，远离烟草环境。

（3）感染预防：按时接种疫苗，筑造儿童免疫防线。培养良好的个人卫生习惯（如勤洗手），以降低感染风险。

（4）**定期健康检查**：定期带孩子进行体检，有助于早期发现潜在健康问题，及时干预。建立健康档案，合理安排体检频率，实现更科学的健康管理。

（5）**遗传风险评估**：如果有家族癌症史，建议进行遗传咨询，了解遗传风险并采取预防措施。

（6）**心理健康维护**：帮助孩子应对学习和生活中的压力，保持心理健康。可以通过放松活动或心理辅导来实现。

虽然无法完全预防儿童淋巴瘤的发生，但通过健康的生活方式、减少有害环境暴露及定期体检等，可以显著降低患病风险。如果发现孩子出现任何异常症状，应及时咨询专业医生。

（邱　琳　江　华）

19. 淋巴瘤患儿有哪些**临床表现**

淋巴瘤的临床表现多样，个体差异大，早期可能出现一些难以察觉的症状，导致延误诊治。了解淋巴瘤的早期信号有助于家长及时发现并就诊，提高疾病治疗效果。

专家说

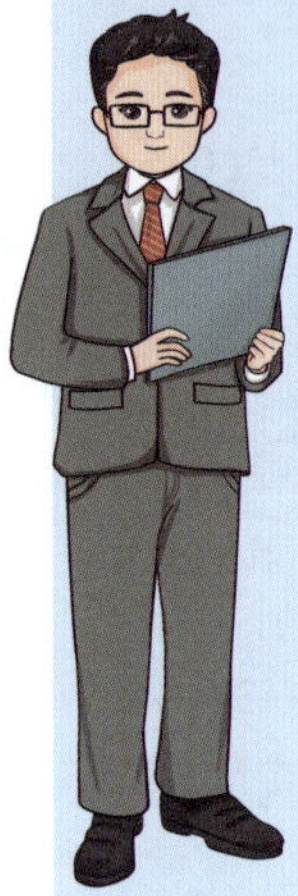

淋巴瘤患儿的临床表现因疾病类型及分期不同有很大差异，部分患儿可能无全身症状，常见临床表现如下。

（1）全身症状：①发热，可表现为间断、反复发热，发热时间间隔不定，间隔数日或数周不等。早期发热在霍奇金淋巴瘤中占 30%~50%，而非霍奇金淋巴瘤通常在病情较严重时出现发热。②其他症状，如食欲减退、恶心、盗汗和体重减轻也很常见。

（2）淋巴结受侵犯表现：进行性、无痛性淋巴结肿大是淋巴瘤患儿最常见的表现，通常累及颈部、锁骨下、腋窝及纵隔淋巴结肿大多见。随着疾病的进展，肿大的淋巴结可以融合成巨大肿块，与周围组织融为一体。儿童霍奇金淋巴瘤有 80%~85% 会侵犯淋巴结，其中近 79% 的患儿为颈部淋巴结肿大起病，9% 的患儿为淋巴结外受侵；非霍奇金淋巴瘤患儿淋巴结病变的发生率约为 70%。

（3）局部压迫症状：肿大的淋巴结可能会压迫邻近器官，引起相应的症状，压迫气管可出现轻重不等气道压迫症状，引起干咳、气促，伴有胸膜侵犯合并胸腔积液；压迫食管可引起吞咽困难；压迫上腔静脉可致静脉回流受阻，颈面部和上肢水肿；侵犯心包，导致恶性的心包积液和心包压塞；腹部淋巴结肿大可导致肠梗阻或肠套叠，出现恶心、呕吐、腹痛等不适症状。

（4）结外淋巴组织及脏器侵犯表现：结外淋巴组织及内脏器官侵犯多发生于疾病晚期，骨髓侵犯表现为不同程度贫血、血小板减少及白细胞计数的改变；肺原发侵犯表现如间质性肺炎，出现咳嗽、气促等症状；骨骼侵犯表现虫噬样骨破坏或骨缺损，表现局部骨骼疼痛、病理性骨折等症状；中枢神经系统转移，出现头痛、视物模糊及肢体无力等症状；其他如淋巴瘤侵犯皮肤，出现皮肤瘙痒及皮肤结节等表现。

需要注意的是，并非所有患儿都会出现上述症状，具体临床表现取决于淋巴瘤的类型和受累部位。一旦出现上述症状，且经一般抗炎或对症治疗无效，就应警惕淋巴瘤，及时至专科医院就诊。

（邱 琳 江 华）

20. 孩子**淋巴结肿大**就是患淋巴瘤吗

淋巴结肿大很常见，科学认识和对待淋巴结肿大至关重要。明确淋巴结肿大的原因是一个综合的过程，而完整病史、体格检查及详细的影像学检查可帮助医生确定肿大的原因，并有助于制定最佳的治疗方案。在面对孩子淋巴结肿大时，家长应避免过度恐慌或自行诊断，以免延误治疗或造成不必要的心理负担。家长需要通过科学的方法认识和对待淋巴结肿大，以便更好地维护孩子健康，确保及时发现并处理潜在的健康问题。

专家说

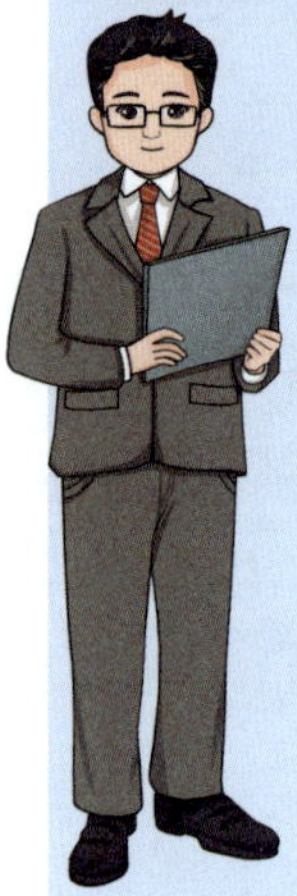

淋巴瘤是一种起源于淋巴系统的恶性肿瘤，其典型的表现为无痛性、进行性淋巴结肿大，而淋巴结肿大是一种常见的病理状态，可能由多种原因引起，而淋巴瘤只是一种可能的原因。很多存在不明原因淋巴结肿大的患者都担心是否患上了恶性肿瘤，但在开展的淋巴结活检中，恶性肿瘤患病率为 13%~27%，患病率相对较低。淋巴结肿大最常见的原因可能是细菌、病毒等病原微生物感染，感染引起的淋巴结肿大通常在感染控制后会自行消退，如果淋巴结持续无痛性增大，尤其是伴随发热、夜间出汗、体重明显下降时，需要高度警惕肿瘤性病变，如恶性淋巴瘤或某些实体肿瘤远处转移。此外，当人体免疫系统出现问题，如患有自身免疫相关疾病或过敏反应也会引起淋巴结肿大，比如患有系统性红斑狼疮、结节病等。由此可见，淋巴结肿大与淋巴瘤之间存在一定的联系，但并非必然等同于淋巴瘤。淋巴结肿大不一定意味着淋巴瘤，可能由多种原因引起，而淋巴瘤只是其中较为严重的一种可能性。

尽管淋巴结肿大是淋巴瘤的一个常见症状，但大多数淋巴结肿大的情况并非由淋巴瘤引起。淋巴结肿大可由多种疾病和药物引起，应及时就医进行全面评估和诊断。

（邱　琳　江　华）

21. 血常规检查显示“异型淋巴细胞”是患上淋巴瘤吗

关键词

异型淋巴细胞　血常规

异型淋巴细胞并不一定意味着患有淋巴瘤。异型淋巴细胞是在某些特定情况，如病毒感染、寄生虫感染、过敏反应等因素刺激导致淋巴细胞增生并出现形态变异的结果。异型淋巴细胞通常是身体对某些刺激因素的良性反应，而幼淋巴细胞或淋巴瘤细胞是一种恶性的克隆。如果血常规检查中发现异型淋巴细胞，需要结合临床症状和其他检查结果，由医生进行综合评估和诊断。

专家说

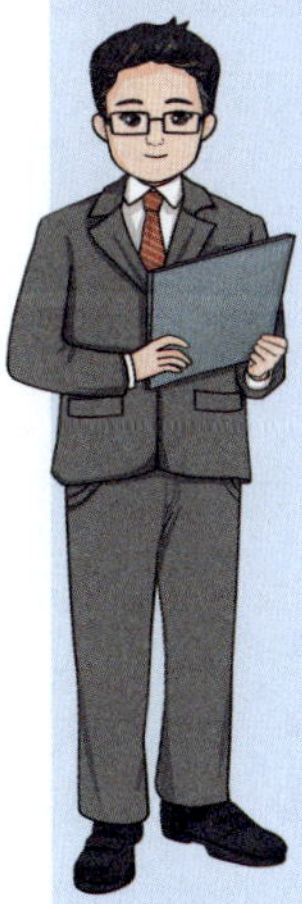

异型淋巴细胞，也称非典型淋巴细胞、刺激性淋巴细胞及传染性单核细胞等，它是因感染、刺激而引起的发生了形态学及功能改变的淋巴细胞。由于异型淋巴细胞与正常的淋巴细胞及其他白细胞在形态学上有着显著的差异，故一般可通过仪器检测出来或在显微镜下识别。但异型淋巴细胞形态多样，通过仪器检测有时也存在一定误差，此时就要依赖经验丰富的检验人员对外周血涂片进行手工分类来鉴别。正常人群血液中异型淋巴细胞十分少见，当发生病毒大量增殖或其他原因时，异型淋巴细胞比例会升高。异型淋巴细胞的正常参考值为0%~4%，血常规检查中仪器法及涂片法均将异型淋巴细胞比例高于4%判定为阳性，当异型淋巴细胞比例达 10%~20% 时，诊断价值最为理想。

临床通常将外周血异型淋巴细胞比例高于 10% 用于诊断传染性单核细胞增多症，但其实异型淋巴细胞增高也可能在肝炎病毒、流感病毒、原虫、细菌及螺旋体感染等感染性疾病及自身免疫性疾病、肿瘤等疾病中出现。当外周血检测出异型淋巴细胞时，临床上还需结合患儿是否有典型发热、咽峡炎、颈淋巴结肿大的症状、EB 病毒抗体及 EB-DNA 水平或其他病原学检查等综合判断来确诊。需要注意的是，即使是明确诊断为“传染性单核细胞增多症”，患儿也需要进行定期监测和复查血常规。若“异型淋巴细胞”持续存在，还需要再做外周血涂片观察血细胞形态尤其是加做白细胞手工分类，别把“幼淋巴细胞”当成“异型淋巴细胞”，造成对白血病、淋巴瘤这些恶性血液病诊断的延误。若血常规同时伴有血红蛋白或血小板的异常改变，就有必要进行骨髓穿刺了解骨髓造血状态及协助除外噬血细胞综合征、白血病、淋巴瘤等血液系统疾病。

因此，如果孩子的血常规提示出现异型淋巴细胞，虽然并非提示淋巴瘤，家长还是需要重视，及时带孩子找专业的医生进行诊治和随访。

健康术语

传染性单核细胞增多症

病毒感染引起的淋巴细胞增生性反应。大多数患者由 EB 病毒感染引起，为一种自限性疾病，常发生于青少年，男性多于女性。主要临床表现为发热、咽痛、颈部淋巴结肿大和轻度肝炎。发热、咽痛和淋巴结肿大较显著，称为

“三联征”。外周血中有不典型的变异淋巴细胞，血清中可检出嗜异性抗体和EB病毒抗体。扁桃体和颈部淋巴结是病理学检查中的常见样本。

（徐晓军）

关键词 淋巴瘤 治疗

22. 淋巴瘤患儿除**颈部肿块无其他症状**，还需要治疗吗

淋巴瘤的治疗手段主要有手术、放疗、化疗、免疫治疗及靶向治疗。淋巴瘤作为全身性疾病，是累及淋巴造血系统的肿瘤，可以随着淋巴和血液扩散。因此，淋巴瘤的综合治疗对患儿预后意义重大。

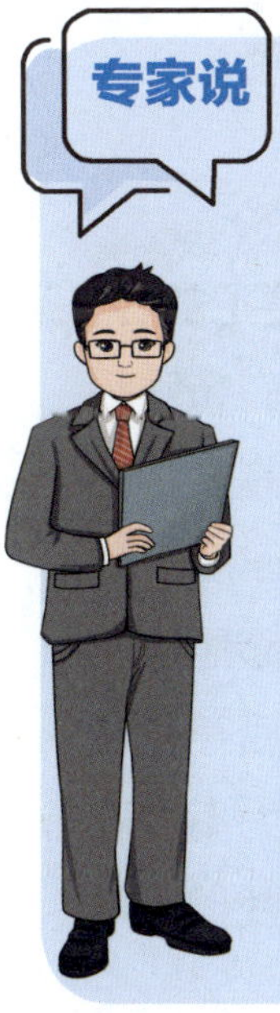

淋巴瘤是儿童恶性肿瘤中的重要疾病，其发病率位于所有儿童恶性肿瘤的第三位。由于淋巴瘤的恶性程度和侵袭性均较高，因此规范治疗十分重要。在确诊淋巴瘤后，即使患儿无典型临床表现也需要在明确疾病病理类型、临床分期和分子特征后接受合适的治疗。淋巴瘤的治疗主要采用联合化疗为主，部分患儿可能还需接受放疗。手术治疗主要用于诊断性活检及腹部肿物及其他部位巨大肿物的切除。在临床具体实施过程中，临床医生会依据患儿具体疾病类型、分期、患儿年龄、一般状况及治疗反应情况，选择最适宜的

治疗手段。因此，即使患儿无明显临床表现，也需要在医生评估后接受相应治疗。

（徐晓军）

23. 为什么淋巴瘤患儿需要进行**骨髓穿刺**

不同类型和分期的淋巴瘤其治疗方案和预后差异较大。由于各种类型淋巴瘤具有特征性和诊断性的形态学特点，且可侵犯不同的身体部位，因此临床上需要通过完善的体格检查、实验室检查、影像学检查和病理学检查结果等综合判断，并制订个体化的治疗方案。

专家说

淋巴瘤是恶性肿瘤，骨髓是淋巴瘤常见侵犯部位，但淋巴瘤在发生骨髓侵犯时，大部分患者可没有特殊临床表现，血常规也可以表现为正常，因此明确是否骨髓转移必须依靠骨髓穿刺。骨髓穿刺结果是淋巴瘤分期的重要依据，对患者治疗方案选择及预后判断起重要作用。部分患儿因年龄小无法准确表达或判断是否存在骨痛情况，CT 检查没有骨转移，因此家长就认为不需要做骨髓穿刺。首先，我们要知道骨髓并不同于我们日常

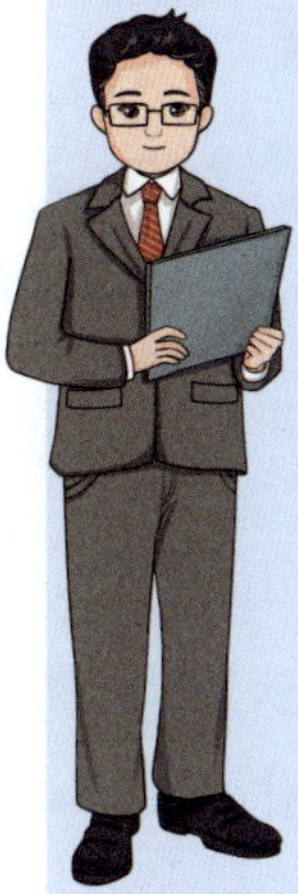

生活所说的骨。骨髓是区别于骨骼系统的造血器官，位于骨皮质内的腔隙中（骨髓腔），主要功能是产生人体所需要的血液成分（白细胞、红细胞、血小板等）。普通的 CT 检查并不能全面准确评估骨髓情况，而骨髓穿刺可通过抽取骨髓液直观、准确评估骨髓情况。

此外，许多家长可能对于骨髓穿刺存在一定误区。该操作一般会在局麻下进行，且常用穿刺部位一般无重大血管和神经通过，所以极少会对患儿造成严重损害。虽然部分患儿会有酸胀、酸痛的感觉，但这种感觉在穿刺结束后可自行缓解，不会影响以后生活中的感觉及正常活动。同时，相对于身体内每天再生的大量造血细胞，骨髓检查所抽取的骨髓液是很少量的。因此，骨髓穿刺对患儿的身体基本没有影响，穿刺后并不需要进补。

综上所述，骨髓穿刺对于淋巴瘤的诊断、分期、治疗及预后都有着重要的意义，淋巴瘤诊疗组专家可根据骨髓穿刺术报告进行全面分析与评估，从而为患儿制订规范的诊疗计划，因此淋巴瘤患儿需要进行骨髓穿刺检查。

健康术语

骨髓穿刺术

在无菌操作条件下，对胸骨、髂前上棘或髂后上棘等穿刺部位利用骨髓穿刺针具刺入骨髓腔内，采取骨髓液的诊断技术。抽取骨髓液用于细胞形态学、免疫学、遗传学、分子生物学、细菌学及原虫检查等目的。

（徐晓军）

24. 做了淋巴瘤活检还需要做 PET/CT 吗

关键词 淋巴瘤活检 PET/CT

病理学检查是淋巴瘤诊断的“金标准”，尤其是对于初诊患者，最主要是依靠对病灶的活检以获得组织病理学结果。但是在对淋巴瘤的分期、治疗方案制订和疗效评估过程中，血液检查、骨髓检查及影像学检查同样十分重要。

专家说

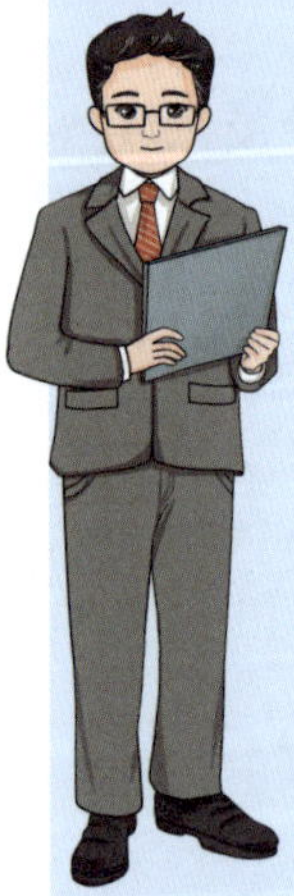

PET/CT 是目前最先进的核医学分子影像设备，中文名称为正电子发射计算机体层成像。它结合了正电子发射体层仪（positron emission tomography，PET）的功能显像和 CT 的精细结构显像两种高级显像技术的优点，能够提供身体内部器官和组织的详细图像，特别是对于肿瘤的检测、分期、疗效评估和复发监测等方面具有重要作用。通过使用放射性显像剂，PET/CT 能够探测到肿瘤细胞的高代谢活动，从而帮助医生发现和评估病变。

活检的前提是可在病变部位取得组织。但是对于某些特殊病灶，穿刺活检也受穿刺组织所处深度和部位、病理人员经验等影响，也有一定误诊概率，通过 PET/CT 指导穿刺可以大大提高疾病诊断的准确性。其次，PET/CT 在淋巴瘤的初始分期中显示出很高的诊断灵敏度及特异性，尤其对于 CT 上无或有轻微解剖异常的淋巴瘤累及（如正常大小淋巴结、胃肠道受累等）的检出，PET/CT 具有明显的优势。因此，即使已经进行了活检，PET/CT 仍然可以提供关于疾病分期的重要信息。在疗效评估方面，PET/CT 也发挥了重要作用。尤其在治疗中期和治疗结束后，PET/CT 可以较为准确检测淋巴瘤在体内的分布情况，评估疗效。对于结束治疗的患儿，PET/CT 可以鉴别残存肿块是否为纤维化或仍有存活的肿瘤组织。因此即使已经进行了淋巴瘤活检，如有条件进行 PET/CT 检查可以提供更全面的疾病信息来指导治疗，但该检查并非绝对准确，也存在假阳性和假阴性的情况。

（徐晓军）

关键词

淋巴瘤　手术治疗

25. 淋巴瘤患儿经**手术治疗**能被**治愈**吗

儿童淋巴瘤为高增殖性、恶性程度高的肿瘤，选择治疗方案时要综合多方面因素进行个体化治疗。其中手术不作为根治性方法，主要用作活检以明确诊断，或化疗的辅助治疗。

专家说

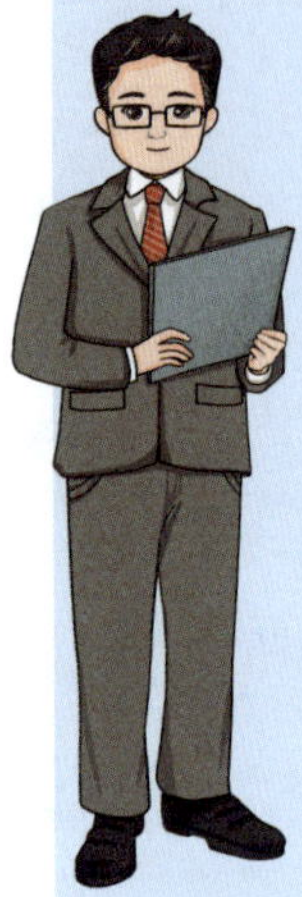

儿童淋巴瘤的治疗方法主要包括联合化疗、放射治疗、免疫靶向治疗及造血干细胞移植等。多数情况下，需要根据淋巴瘤的病理类型、免疫分型、临床分期及患者的一般情况等制定综合治疗方案。某些类型的淋巴瘤，如伯基特淋巴瘤，对化疗非常敏感，即使不进行手术切除，通过化疗也能达到很高的治愈率。而对于其他类型的淋巴瘤，手术切除可能只是治疗的一部分，还需要接受化疗或放疗以消灭可能残留的肿瘤细胞。

目前，手术治疗仅使用于以下淋巴瘤患儿：①为明确诊断而做的活检，或对于孤立的小肿块直接进行切除；②肿块巨大，严重影响到其他器官生理功能，或者是有造成肠道出血穿孔风险者，可考虑首先进行手术治疗；③在化疗过程中，肿块不再缩小，可以手术切除，以明确残存的肿块是有活性的肿瘤还是瘢痕组织等。

综上所述，淋巴瘤患儿的治疗需要根据具体情况制订个性化方案，手术切除可能只是治疗的一部分，通常还需要与其他治疗手段结合使用，以达到最佳治疗效果。

（徐晓军）

26. 淋巴瘤患儿的**治愈率**是多少

关键词

淋巴瘤　治愈率

很多家长一听到孩子患上淋巴瘤就觉得是“绝症”，其实完全不是这样的。虽然儿童淋巴瘤的恶性程度极高，发展也很快，但只要经过及时、规范的系统治疗，淋巴瘤患儿的长期生存率可达 80% 以上，部分早期诊断和治疗的患儿更可达 95% 以上。因此，儿童淋巴瘤已经成为几乎可以治愈的恶性肿瘤。

专家说

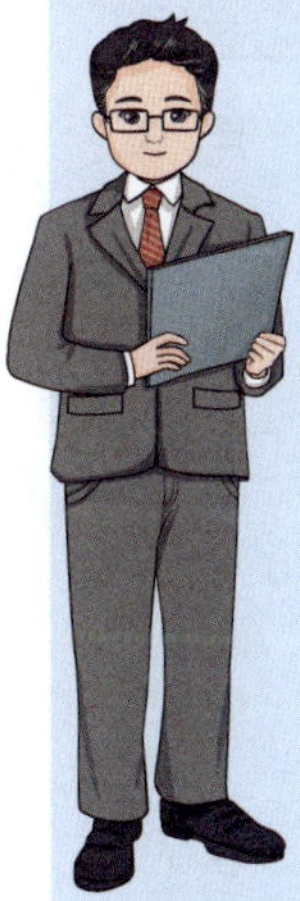

淋巴瘤虽然恶性程度高，但治愈率也很高。化疗是治疗淋巴瘤的主要“武器”，医生会根据肿瘤类型、严重程度选择最适合的化疗方案。目前的化学治疗方案可使：85%~90% 伯基特淋巴瘤、80% 以上淋巴母细胞 / 间变大细胞淋巴瘤，以及 90% 以上霍奇金淋巴瘤患儿可获得 5 年无复发生存及 5 年内生存不复发。但是每种淋巴瘤的治愈率和诊断时的严重程度，即疾病分期等因素有关，一般来说早期淋巴瘤的疗效好于晚期。约 10% 难治或复发的患儿需要加强治疗，应用“组合拳”，如联合造血干细胞移植（更换健康细胞）、靶向药物（精准打击癌细胞）及免疫治疗（调动自身免疫力）。部分霍奇金淋巴瘤患儿还要辅助放疗，考虑到可能影响患儿发育，医生会严格控制剂量和范围。

因此，淋巴瘤患儿的治愈率相对较高，关键看两点，即早发现和规范治疗。家长千万不要因为害怕副作用耽误患儿的最佳治疗时机，接受治疗后也要遵医嘱定期进行复查。

健康加油站

儿童淋巴瘤的临床分期

儿童淋巴瘤治疗前需要通过详细的影像学、骨髓和腰椎穿刺等检查进行临床分期。和成人淋巴瘤一样可分为Ⅰ～Ⅳ期，分期越高，疾病累及范围越广泛。但儿童霍奇金淋巴瘤和非霍奇金淋巴瘤的分期方法有所不同。

（1）霍奇金淋巴瘤临床分期：儿童霍奇金淋巴瘤的分期方法与成人基本相同，主要根据受累淋巴结区域或淋巴结外组织的分布数量，如下表。另外，用A、B描述患儿是否具有全身症状，A为无症状，B为有全身症状；全身症状的定义为初次分期检查前6个月内体重减轻超过10%，和/或1个月内不明原因、持续或反复发热高于38℃，和/或持续1个月的夜间盗汗。

霍奇金淋巴瘤临床分期

分期	定义
Ⅰ期	浸润单一淋巴结区或淋巴样结构，如脾脏、甲状腺、韦氏环等或其他淋巴结外器官/部位（$Ⅰ_E$）
Ⅱ期	在横膈一侧，浸润两个或更多淋巴结区，或外加局限侵犯1个淋巴结外器官/部位（$Ⅱ_E$）
Ⅲ期	受侵犯的淋巴结区在横膈的两侧（Ⅲ），或外加局限侵犯1个淋巴结外器官/部位（$Ⅲ_E$）或脾（$Ⅲ_S$）或二者均有受累（$Ⅲ_{SE}$）
Ⅳ期	弥漫性或播散性浸润1个或更多的淋巴结外器官，同时伴或不伴有淋巴结受累

注：累及的部位可采用下列记录符号以下标表示。E，淋巴结外；X，巨大肿块；M，骨髓；S，脾；H，肝；O，骨骼；D，皮肤；P，胸膜；L，肺。

（2）儿童非霍奇金淋巴瘤临床分期：因儿童非霍奇金淋巴瘤绝大多数侵袭程度高于成人，故分期方法与成人有较大差异，具体方法见下表。

儿童非霍奇金淋巴瘤临床分期

分期	定义
Ⅰ期	除外纵隔及腹部起源的单个肿块（淋巴结外）或单个解剖区（淋巴结）受累
Ⅱ期	横膈同侧病变，≥单个淋巴结或淋巴结外肿块伴有区域淋巴结浸润；胃肠道原发（通常为回盲部）病变，伴或不伴系膜淋巴结浸润，手术已完全切除
Ⅲ期	横膈两侧有病变；所有原发于胸腔的病变；所有未能手术切除的广泛腹腔病变；所有脊椎旁或硬膜外肿瘤
Ⅳ期	有中枢浸润或骨髓浸润

（富　洋　王宏胜）

27. 进行**放射治疗**会影响患儿的**生长发育**吗

关键词：淋巴瘤　放射治疗　副作用

放射治疗（简称“放疗”）确实可能对患儿的生长发育产生影响，影响的程度与放疗的剂量、照射的部位和范围、患儿的年龄等因素有关。因此，在对患儿进行放疗时，医生会严格控制剂量，并尽可能减少对生长发育区域的照射，以降低对生长发育的影响。

专家说

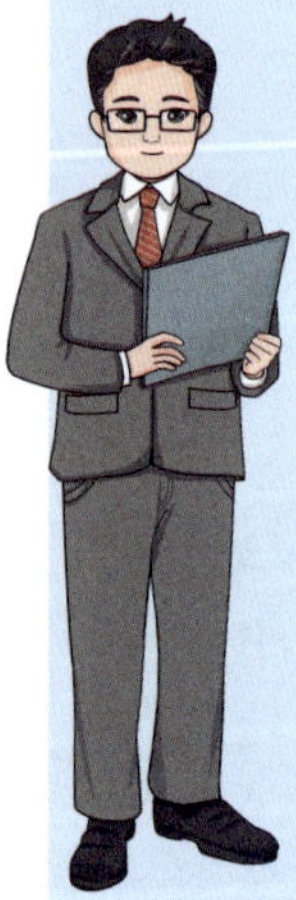

放疗通过放射线局部照射损伤肿瘤细胞，达到控制肿瘤的目的。虽然在照射野范围内正常细胞和肿瘤细胞都会受到辐射影响，但是正常细胞能够更好地修复，而肿瘤细胞缺少这种机制，故根据不同组织器官的安全承受剂量对病灶进行照射。

放疗是部分淋巴瘤（高危霍奇金淋巴瘤、NK/T 细胞淋巴瘤、原发纵隔大 B 细胞淋巴瘤等）患儿综合治疗的重要手段之一，疗效显著。一方面放疗对于消除术后局部残留瘤灶具有重要意义，另一方面对于一些发生在特殊部位，手术风险极大或创伤极大而无法手术的瘤灶应用放疗，可以达到有效的局部控制目的。然而，放疗也存在一定的副作用，其中家长较为关心的就是对患儿生长发育的影响。儿童期是生长发育的关键阶段，如果放疗涉及生长发育关键区域（如脑部、骨骼等），可能会影响到患儿的正常生长发育，同时放疗可能会对患儿的内分泌系统造成影响，导致激素分泌异常，进一步影响生长发育。但是相比于成人患者来说，大多数患儿对放疗的敏感度和耐受程度更高，要求的根治放疗剂量也更低，所以患儿在整个放疗过程中出现的副作用相对较少且程度较轻。同时，医生会基于放疗所致风险和获益权衡判断照射强度和范围。因此，家长需要正确看待放疗。

健康术语

放射治疗

是利用各种放射线（包括α射线、β射线、γ射线、X射线及高能粒子射线等）的生物学效应破坏细胞、抑制其生长及造成细胞死亡的治疗方法。

（张　潇　王宏胜）

28. 哪些情况下患儿需要进行造血干细胞移植

尽管各类创新疗法层出不穷，但造血干细胞移植在淋巴瘤患儿的治疗中仍然扮演着至关重要的角色，尤其适用于那些对一线化疗敏感但具有高复发风险的患者，以及那些一线治疗失败后需要挽救治疗的患儿，造血干细胞移植是一种可选择的根治手段。

关键词

自体移植　异体移植

专家说

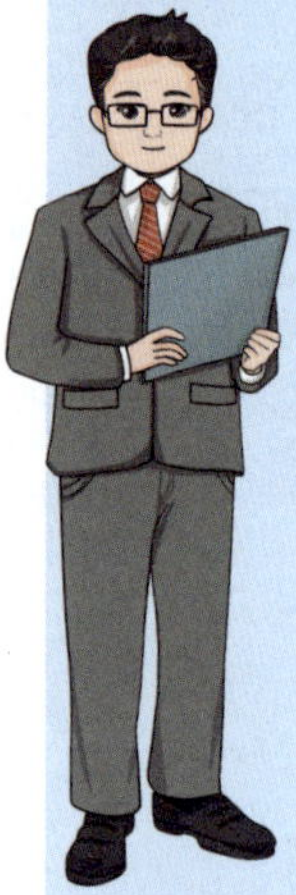

儿童淋巴瘤与成人淋巴瘤在预后方面存在显著差异。大多数淋巴瘤患儿经过常规化疗预后良好，但仍有一小部分患儿难以通过常规化疗达到缓解或复发风险高。虽然现在有各种新疗法，如免疫治疗和靶向治疗，但对部分孩子来说，造血干细胞移植仍需要造血干细胞移植进行挽救。这种疗法主要应用于两类患儿：化疗有效但容易复发患儿，可提前用移植“巩固”治疗效果；化疗无法控制肿瘤患儿，需要通过移植作为“根治武器”。

造血干细胞移植主要分为自体移植和异体移植两大类。在淋巴瘤的治疗中，两种移植方式的选择不仅涉及患儿自身的风险、长期治疗效果，而且与淋巴瘤的类型相关，医生会根据病情为患儿“量体裁衣”。对于 B 细胞淋巴瘤化疗效果差 / 复发而没有先天免疫缺陷的患儿，推荐用自己的干细胞做“自体移植”；而对于存在先天性免疫缺陷的患儿和反复治疗无效的难治患儿，推荐用他人干细胞做“异体移植”。

要特别注意的是，普通淋巴母细胞瘤患儿不用急着移植，化疗效果就很好，有移植适应证的患儿，移植前先通过治疗把肿瘤细胞尽可能清除，以减少移植后复发。随着医学的进步，造血干细胞移植已是很成熟的治疗技术，是否移植、何时移植要通过医生进行综合评估，患儿在接受移植治疗后也仍需要坚持复查，警惕复发苗头。

健康术语

造血干细胞移植（hematopoietic stem cell transplantation，HSCT）

通过预处理，去除异常的骨髓造血组织，然后植入健康的造血干细胞，重建造血与免疫系统，是一种可能根治血液系统恶性肿瘤和遗传性疾病等的综合性治疗方法。

（富　洋　王宏胜）

健康云课堂

造血干细胞移植后，患儿的免疫力多久能够恢复

29. 家长如何**护理**淋巴瘤患儿

淋巴瘤患儿治疗周期长、并发症多，家长为患儿做好日常护理，可帮助患儿减轻症状、提高生活质量，对患儿的治疗预后和生长发育十分重要。在治疗期间和出院后，家长应如何积极配合医生，为患儿提供最佳的支持。

专家说

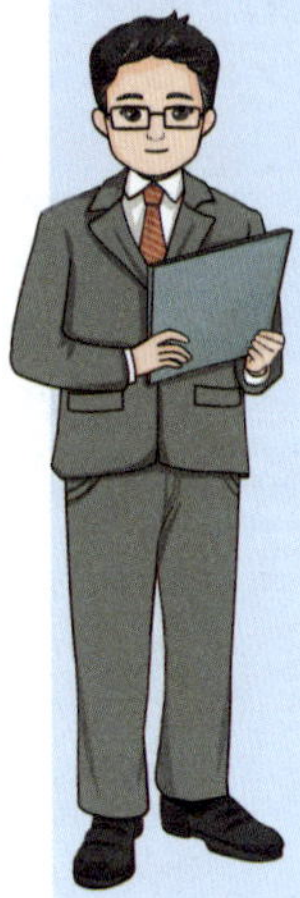

对于患儿家长而言，首先应接受孩子患病事实，积极面对，保持平和心态，不要将焦虑情绪传染给孩子。同时鼓励孩子与同龄人线上互动、社交，可通过绘画、游戏等疏导孩子的压力。日常生活中，应保证患儿的运动量适当，勿进行剧烈活动，避免磕碰受伤。治疗期间按时服用药物，如有漏服少服，需要记录并注明原因。

淋巴瘤化疗患儿饮食管理较为复杂。化疗期间孩子大多胃口不佳，可采用少食多餐方式保证孩子营养供应。以高蛋白、易消化食物为主，避免油腻、辛辣食物。化疗期间患儿应多补充水分，出现呕吐频繁时可少量饮用电解质水。口腔溃疡时可使用吸管进食温凉流食。泼尼松等激素治疗时可能引发血糖升高、食欲亢进，需要限制甜食、控制食量，避免血压血糖升高及体重快速增长。某些化疗药物可引起便秘，需要增加高纤维食物（如燕麦、绿叶蔬菜等）预防便秘。门冬酰胺酶化疗时可能会影响胰腺的功能，影响蛋白合成、干扰脂质代谢，诱发血糖升高，需要低脂低糖饮食加以预防，但低脂饮食并不是无脂饮食，而是减少脂肪的摄入量，适当的脂肪摄入有助于其他营养素的吸收。食物需要彻底加热，避免食用外卖、生冷食品。

淋巴瘤患儿化疗后免疫力低下，特别是骨髓抑制期间，感染、贫血、出血风险升高。应做好个人卫生，每日温水擦浴，餐后漱口，保持肛周清洁预防肛周感染。患儿在化疗期间黏膜易受损，可以用石蜡涂抹鼻腔保持湿润。家长需要保持患儿居住环境清洁，经常开窗通风，避免接触宠物、植物，尽量避免接触探视人员，避免带患儿去人群密集场所。同时，还要注意避免接触近期接种减毒活疫苗（如麻腮风疫苗）的人群。

要定期带患儿进行随访检查（如血常规、肝肾功能等），若患儿出现呕吐、过敏等反应，及时与医生沟通调整方案。患儿出现发热、严重疲乏、面色苍白、鼻出血、皮肤瘀斑等症状时，可能提示发生较严重并发症，应立即就医，并进行相关检查，以避免延误病情。治疗结束后仍需要定期进行复查，并关注如心脏功能、生长发育等远期副作用。

健康术语

骨髓抑制

指骨髓受到照射后出现急性早期损伤并随治疗剂量加大而加重的现象。

（张　潇　王宏胜）

30. 结束治疗后出现淋巴结肿大是复发吗

随着医疗技术水平的不断提升和治疗手段的多样化，儿童淋巴瘤的整体预后已得到显著改善，长期生存率已经超过 80%，但放化疗并不能完全杀死所有肿瘤细胞，而且肿瘤细胞也会对化疗药物产生耐药，一旦患者放松警惕，肿瘤细胞就容易“死灰复燃”。因此识别淋巴瘤复发的征兆对有效预防疾病复发十分重要。

专家说

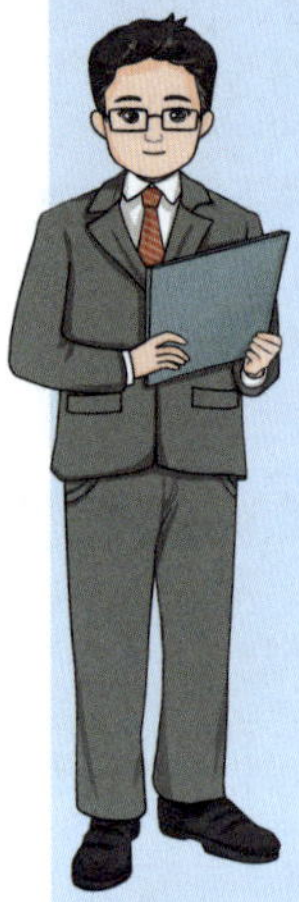

大部分霍奇金淋巴瘤患儿和发展快的侵袭性非霍奇金淋巴瘤患儿，在疾病缓解后复发率较低。霍奇金淋巴瘤和侵袭性非霍奇金淋巴瘤复发患儿，疾病复发时间大部分发生在治疗后两年内。一般来说，缓解时间越长，疾病复发的概率也越小。淋巴结肿大是患淋巴瘤的重要表现，很多淋巴瘤患儿复发时，首先出现的表现也为淋巴结增大。但淋巴结肿大的原因众多，包括感染、炎症、免疫系统紊乱等，要判断淋巴瘤患儿是否复发，需要综合考虑临床症状、体征和实验室检查结果。

家长应了解淋巴瘤患儿复发的五大预警信号。

（1）淋巴结突然肿大，尤其是脖子、腋窝、大腿根鼓包。

（2）持续发热，吃药也不缓解，没有感冒症状。

（3）夜间盗汗，睡觉时衣服床单湿透。

（4）不明原因的消瘦，3 个月体重减轻 10% 以上。

（5）易疲乏，玩一会儿就累，和生病前状态相似。

患儿出现上述情况，需要及时到医院复诊，进行血常规、影像学、骨髓等检查，甚至在某些情况下，还需要进行淋巴结穿刺或活检来判断是否为淋巴瘤复发。

关键词

淋巴瘤　复发　预警信号

健康术语

淋巴结

是哺乳类特有的周围淋巴器官，是滤过淋巴、淋巴细胞定居和适应性免疫应答产生的场所。在体内沿淋巴系统分布的大小不一的圆形或椭圆形的灰红色小体，一侧隆突，而另一侧凹陷，凹陷的中央处为淋巴结门，外层有纤维组织包膜，内部分皮质及髓质。

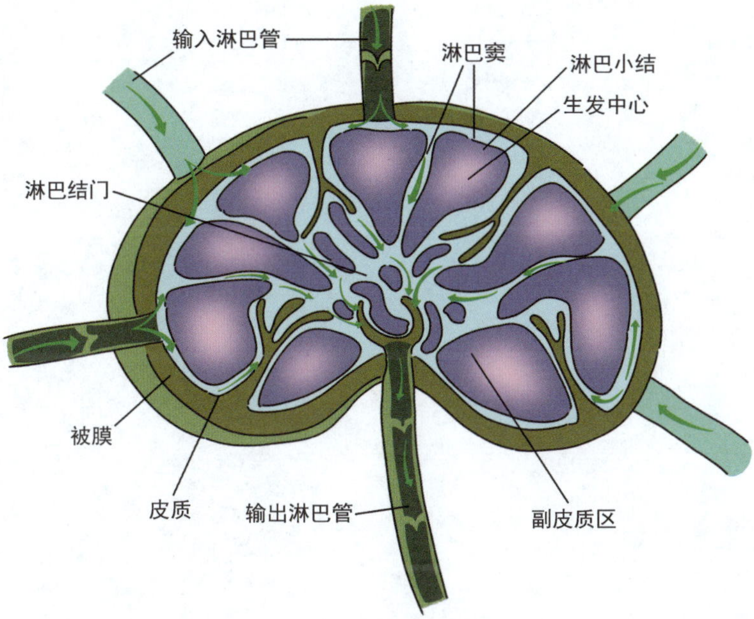

淋巴结

（富　洋　王宏胜）

第三章

中枢神经系统肿瘤

一 儿童脑肿瘤

1. 儿童**脑肿瘤**有哪些

关键词：脑肿瘤 类型

儿童脑肿瘤是儿童期最常见的实体肿瘤之一，一般认为儿童脑肿瘤的发病率是（3~5）/10 万人年，也就是每 10 万人中可能有 3~5 个儿童会患有脑肿瘤。儿童脑肿瘤不能简单地认为是发生在儿童的成人脑肿瘤，两者的病理类型、发病率及分子机制都有明显区别。

专家说

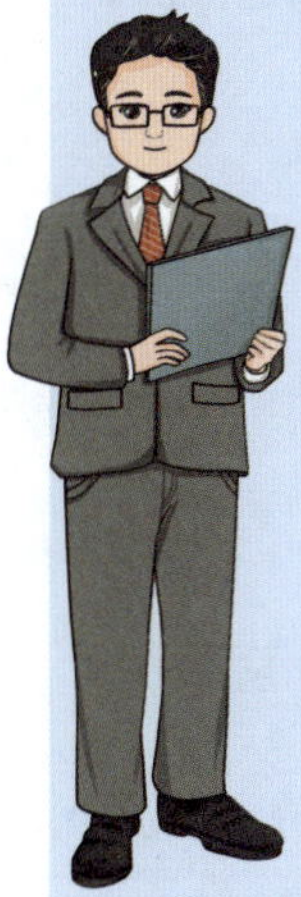

2021 年世界卫生组织（WHO）对中枢神经系统肿瘤的分类进行了更新，更加强调分子特征在诊断和治疗中的重要性。根据该分类，现将常见的儿童脑肿瘤列举如下。

（1）胶质瘤、胶质神经元和神经元肿瘤：是儿童脑肿瘤中最常见的类型，起源于脑内的胶质细胞。根据分子特征和病理特点，可分为以下几种。

儿童型弥漫性低级别胶质瘤：属于低度恶性的浸润生长的胶质瘤，一般预后较好，包括弥漫性星形细胞瘤，伴 MYB 或 MYBL1 改变、青少年多形性低级别神经上皮肿瘤、弥漫性低级别胶质瘤，伴 MAPK 信号通路改变等。

儿童型弥漫性高级别胶质瘤：属于高度恶性的浸润生长的胶质瘤，一般预后很差，包括弥漫性中线胶质瘤，伴 H3K27 改变、弥漫性半球胶质瘤，H3G34 突变型、弥漫性儿童型高级别胶质瘤，H3 及 IDH 野生型、婴儿型半球胶质瘤。

局限性星形细胞胶质瘤：局限生长的胶质瘤，多数预后较好，包括毛细胞型星形细胞瘤、多形性黄色星形细胞瘤、室管膜下巨细胞型星形细胞瘤等。

胶质神经元和神经元肿瘤：主要起源于神经元细胞，种类多样，预后不一，其中一些绝大多数儿童期发病，常见的包括节细胞胶质瘤、婴儿促纤维增生型节细胞胶质瘤 / 婴儿促纤维增生型星形细胞瘤、胚胎发育不良型神经上皮肿瘤等。

（2）室管膜肿瘤：室管膜肿瘤同样好发于儿童，因起源于室管膜细胞而得名，根据位置及分子特点，分类如下。

幕上室管膜瘤：发生于大脑半球，根据分子分型分为 ZFTA 融合阳性幕上室管膜瘤、YAP1 融合阳性幕上室管膜瘤。

颅后窝室管膜瘤：发生于小脑，根据 DNA 甲基化谱差异分为 PFA 和 PFB 两种分子亚型。

脊髓室管膜瘤：发生于脊髓。

其他室管膜肿瘤：形态学与室管膜瘤不同，但同属于室管膜肿瘤，包括黏液乳头型室管膜瘤、室管膜下瘤等。

（3）胚胎性肿瘤：这类肿瘤起源于胚胎发育过程中的残留细胞，常见类型包括以下几种。

髓母细胞瘤：好发于小脑，是儿童最常见的恶性脑肿瘤之一，根据分子特征分为 WNT 激活型、SHH 激活型（*TP53* 野生型或突变型）、非 WNT/ 非 SHH 型等。

其他胚胎性肿瘤：同样儿童高发，包括非典型畸胎样 / 横纹肌样瘤（atypical teratoid/rhabdoid tumor，AT/RT）、有多层菊形团的胚胎性肿瘤（embryonal tumor with multilayered rosettes，ETMR）等。

（4）生殖细胞肿瘤：常见于松果体区和鞍区，包括畸胎瘤、生殖细胞瘤、胚胎性癌、卵黄囊瘤、绒毛膜癌及混合性生殖细胞肿瘤等。

（5）脉络丛肿瘤：多数位于脑室内，常合并严重的脑积水，包括脉络丛乳头状瘤、不典型性脉络丛乳头状瘤及脉络丛癌。

（6）颅咽管瘤：好发于鞍区，儿童最常见的为造釉细胞型颅咽管瘤。

（7）其他肿瘤：包括脑膜瘤、垂体瘤、神经鞘瘤等，成人多见而儿童罕见。

健康加油站

如何判断儿童脑肿瘤的类型

有经验的医生可以通过术前影像学检查，包括CT、MRI及一些实验室检查，比如肿瘤标志物等，初步判断肿瘤的类型，但精确的诊断仍需要病理等检查，随着对肿瘤认识的加深和科学技术的发展，免疫组化、荧光染色、二代测序及分子检测等技术手段有助于更精确地判断肿瘤的类型，从而指导治疗。

（王　佳　葛　明）

2. 脑肿瘤患儿主要有哪些**症状**

关键词

脑肿瘤　临床症状　检查

儿童在 15 岁时罹患脑肿瘤的累积风险为 1/1 700，从出生到 25 岁的累积风险为 1/980。颅内不同部位的肿瘤引发的临床症状不尽相同，常见的症状如婴幼儿头围增大、头痛、呕吐及走路不稳等。发现相关症状就医时需要警惕是否存在脑肿瘤，并且要完善相关影像检查进行筛查。

专家说

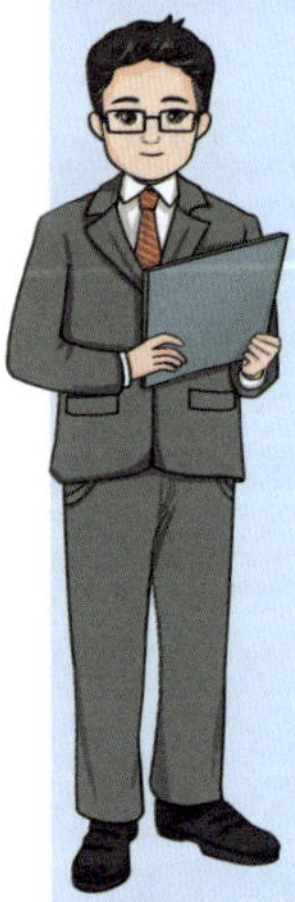

儿童脑肿瘤根据不同部位及不同年龄段可能存在不同的症状。

（1）幕上中线部位肿瘤主要包括鞍区及松果体区肿瘤：2 周岁以下的患儿表现为呕吐、体重增长缓慢甚至减轻而身高正常、头围增大、眼球震颤。2 周岁以上的患儿表现为头痛、身高低于同龄儿平均水平、肥胖、性早熟或发育延迟、多饮多尿、眼球运动异常、视野缺损和情绪改变，松果体区病变可出现特征性的帕里诺综合征。

（2）幕上大脑半球肿瘤：2 周岁以下的患儿可出现囟门隆起及张力增高、头围增大、发育迟缓、意识水平下降、局灶性神经功能障碍（偏瘫 / 失明 / 癫痫等）。2 周岁以上的患儿症状有头痛、呕吐、情绪改变、体重下降，以及与大脑功能区域相关的局灶性神经功能障碍或癫痫。

（3）**小脑肿瘤：**患儿常表现为头痛、呕吐和共济失调的经典三联征，有时患儿也可出现斜颈。若症状出现时间较短且快速加重（如患儿意识水平逐渐下降）可能提示肿瘤类型偏恶性且发展迅速。

（4）**脑干肿瘤：**按脑干部位分为中脑、脑桥、延髓，症状不尽相同。中脑肿瘤可引起头痛、呕吐、眼球运动障碍及肢体运动障碍。脑桥肿瘤可引起下颌运动障碍、眼球外展麻痹性斜视、面瘫或面肌痉挛及听力下降。延髓肿瘤可引起吞咽困难、呼吸暂停、反复呼吸道感染等。

健康加油站

怀疑脑肿瘤需要做哪些检查

一旦怀疑脑肿瘤，因为 CT 检查时长较短，于医院初诊时当天即可完成等优点，故建议首先完善头部 CT 筛查颅内有无明确占位性病变。头部 CT 的劣势在于无法充分显示脑组织、重要血管神经与脑肿瘤的关系，因此 CT 明确存在脑肿瘤后建议完善头部磁共振成像（MRI）为后续治疗提供更翔实的参考。此外，幕上中线部位的肿瘤常影响内分泌功能或来源于生殖细胞，需要完善甲状腺功能化验、皮质醇、促肾上腺皮质激素、胰岛素样生长因子、生长激素、性激素等内分泌化验，考虑生殖细胞来源肿瘤需要完善绒毛膜促性腺激素（hCG）、甲胎蛋白（AFP）等肿瘤标志物的血清与脑脊液化验。

健康术语

帕里诺综合征

由中脑上丘部的眼球垂直同向运动的皮质下中枢损害所致的双眼向上、向下垂直运动瘫痪的综合征。最常见者为双眼向上运动瘫痪，见于松果体瘤等中脑上端病变。

（张霓嘉　葛　明）

3. 为什么建议脑肿瘤患儿到儿童专科医院就诊

儿童不是缩小版的成人，他们的生长发育有其独特的自然规律，并且肿瘤来源、构成都与成人差别很大。

专家说

儿童患脑肿瘤后，症状表现较成人更为复杂，如婴幼儿可能出现头围增大、囟门隆起，大龄儿童则多表现为头痛、呕吐、视力下降等。因此，儿童脑肿瘤是一类更为复杂的疾病，其治疗需要综合考虑患儿的生理、心理以及肿瘤的特性，选择儿童专科医院进行治疗有着诸多优势。

（1）专业医疗团队与丰富经验： 儿童专科医院拥有专业的神经外科团队，专注于儿童神经系统疾病，

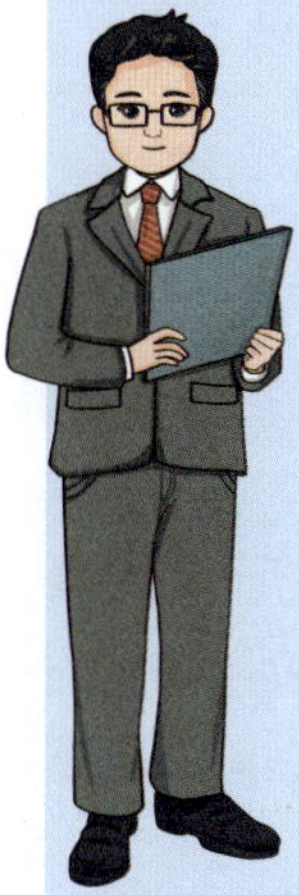

积累了丰富经验。他们能结合儿童生长发育特点准确识别儿童脑肿瘤早期症状，为患儿提供精准诊断和治疗方案。

（2）儿童友好的检查与治疗环境：儿童专科医院更注重儿童心理需求，检查设备更适合儿童，检查过程更温和，能最大程度地减少患儿的恐惧和不适；儿童专科医院环境布置也会更温馨，能帮助患儿缓解紧张情绪，更好地配合治疗。

（3）综合治疗与多学科诊疗：儿童脑肿瘤治疗需要多学科诊疗，对于恶性程度较高的脑肿瘤患儿，手术切除后还需要进一步化疗和放疗来提高治疗效果，需要肿瘤内科、放射科跟进；对于有神经系统后遗症的患儿，需要康复科介入，为患儿制订康复训练计划，帮助他们尽快恢复身体功能。这种综合治疗模式能够最大限度地提高患儿的生存率和生活质量。

（4）长期随访与心理支持：脑肿瘤的治疗是一个长期过程，患儿需要长期随访和康复。儿童专科医院提供长期随访服务，监测病情变化，及时处理复发或并发症。医院还为患儿和家长提供心理支持，定期举办家长讲座，介绍脑肿瘤知识和治疗进展，解答疑问。安排专业心理医生疏导患儿，帮助他们建立信心，融入社会。

选择儿童专科医院治疗，脑肿瘤患儿更能获得专业医疗服务和温馨治疗环境。从诊断到康复，每个环节都会考虑儿童的生理和心理特点，提供全方位医疗保障。如果怀疑孩子患脑肿瘤，建议及时前往儿童专科医院，让专业团队为孩子的健康保驾护航。

（彭小娇　葛　明）

4. 脑肿瘤患儿一定要进行**开颅手术**吗

关键词

脑肿瘤 治疗 开颅手术

儿童脑肿瘤是儿童癌症中较为常见的类型之一，约占所有儿童肿瘤的 20%。当家长听到孩子可能患有脑肿瘤时，往往会因联想到“开颅手术”而感到恐惧。实际上，是否需要开颅手术取决于肿瘤的性质、位置、大小以及患儿的整体情况。

专家说

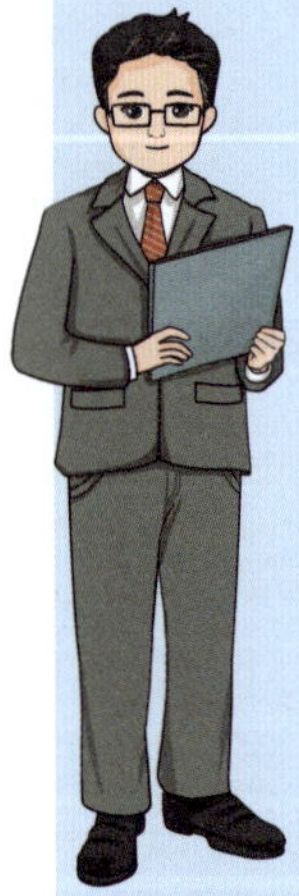

现代医学的发展为患儿提供了多种治疗手段，开颅手术并非唯一选择。

脑肿瘤的多样性决定治疗方式

脑肿瘤种类繁多，儿童常见的类型包括髓母细胞瘤、星形细胞瘤、颅咽管瘤等。根据肿瘤的良恶性、生长位置和侵袭性，治疗策略差异较大。例如良性肿瘤（包括部分低级别胶质瘤），若体积较小、无临床症状且位于非功能区，可能仅需要定期观察。恶性肿瘤（如髓母细胞瘤）通常需要手术结合放化疗综合治疗，关键因素包括以下几点。

（1）肿瘤位置：若位于脑干、视神经附近或功能区，手术风险极高。

（2）患儿年龄：婴幼儿体重小，有效循环血量低，开颅手术出血量较多时，可能导致低血容量性休克，继发死亡。

（3）肿瘤对周围组织的压迫：若肿瘤引发严重脑积水或脑疝，需要紧急进行外科处理。

开颅手术的适应证与风险

开颅手术仍是许多脑肿瘤的首选治疗方法，尤其是当肿瘤具备以下特点时。

（1）可切除性：根据影像判断肿瘤的位置、体积、血供情况，以及肿瘤与脑干及功能区的关系，判断手术可完整切除。

（2）快速生长或肿瘤卒中：引起颅内压升高或神经压迫症状，如头痛、呕吐、视力下降。

（3）病理诊断需求：需要通过切除肿瘤组织明确类型，指导后续治疗。

然而，开颅手术存在一定风险，比如神经功能损伤，可能影响语言、运动或认知功能；感染或出血，可能导致术后伤口愈合不良，严重者可致死；儿童发育受影响，特定位置的肿瘤切除术后，可能导致相关激素分泌紊乱，继而造成儿童发育落后甚至停滞。

开颅手术的替代治疗方案

（1）立体定向活检与微创手术：对于深部肿瘤（如丘脑或脑干肿瘤），可通过直径仅几毫米的骨孔，利用立体定向技术取组织活检或通过神经内镜切除肿瘤，创伤小、恢复快。

（2）放射治疗：①质子治疗是通过高能质子束对肿瘤细胞进行精准杀伤，尤其适合儿童，能减少对生长发育中组织的损伤，降低远期副作用；②伽马刀是通过聚焦放射线摧毁肿瘤，适用于小型、边界清晰的病灶。

（3）化疗与靶向治疗：某些肿瘤对化疗敏感（如生殖细胞瘤），或存在特定基因突变（如 *BRAF* 突变），可通过药物控制肿瘤生长，甚至避免手术。

（4）姑息治疗与观察：对于无症状的良性小肿瘤（如无功能垂体瘤），或患儿身体条件无法耐受手术时，可定期影像学随访。

儿童脑肿瘤的治疗绝非“一刀切”，开颅手术只是众多手段中的一种。随着医学进步，越来越多的孩子可以通过微创手术、放疗或药物获得良好疗效。家长应与医生充分沟通，结合肿瘤特点与孩子个体情况，选择最合适的治疗方案，同时关注心理支持与康复管理，帮助孩子重返健康生活。

健康加油站

脑肿瘤患儿手术后需要做康复治疗吗

对于绝大部分患儿，尤其是术后出现功能障碍（哪怕很轻微）的患儿而言，进行专业的康复评估和制定个体化的康复计划是极其重要且有益的。康复不是可有可无的附加项，而是患儿在整个治疗过程中不可或缺的关键环节，它直接关系到患者最终的功能恢复水平和生活质量。

（蔡英杰　葛　明）

5. 脑肿瘤患儿**术后**都需要进行**放化疗**吗

关键词

脑肿瘤 放疗 化疗

儿童脑肿瘤的治疗是一个综合性的过程，手术、放疗和化疗是常用的治疗手段。然而，并非所有儿童脑肿瘤患者在术后都需要接受放化疗。是否需要放化疗取决于肿瘤的类型、分级、切除程度及患儿的年龄等因素。

专家说

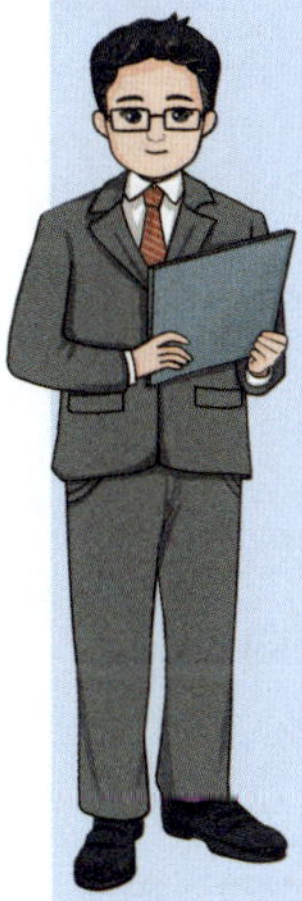

儿童脑肿瘤术后是否需要放化疗，主要取决于以下几个因素。

（1）肿瘤的分级

低级别肿瘤（如毛细胞型星形细胞瘤、脉络丛乳头状瘤）：如果肿瘤完全切除，术后通常不需要放化疗，定期随访即可。如果肿瘤部分切除，可能需要放疗或化疗，具体方案由医生根据患儿情况制订。

高级别肿瘤（如髓母细胞瘤、弥漫中线胶质瘤）：即使肿瘤完全切除，术后通常也需要放疗和化疗，以降低复发风险。

（2）肿瘤切除程度

完全切除：对于某些低级别肿瘤，完全切除后可能不需要放化疗。

部分切除：如果肿瘤未能完全切除，通常需要术后放疗或化疗，以控制残留肿瘤的生长。

（3）患儿年龄

3 岁以下患儿：由于放疗可能对幼儿的大脑发育造成长期影响，医生通常会优先选择化疗，延迟或避免放疗。

3 岁及以上患儿：根据肿瘤类型和分级，可能会考虑放疗联合化疗。

（4）特殊的病理性质分子特征：某些特殊肿瘤的病理性质和分子特征会影响治疗方案的选择，如绒毛膜癌在放射线下可能崩解，造成肿瘤播散，因此不适宜放疗；特定的分子特征如 MGMT 启动子甲基化阳性，可能对烷基化剂为基础的化疗药物（如替莫唑胺）更敏感。

健康加油站

术后放化疗的常规方案

（1）放疗：通常采用局部放疗，针对肿瘤区域进行精准照射。对于某些高度恶性的肿瘤（如髓母细胞瘤），可能需要进行全脑全脊髓放疗。

（2）化疗：常用药物包括顺铂、长春新碱、环磷酰胺等，具体方案根据肿瘤类型和患儿情况制订。

对于婴幼儿患者，可能会采用高强度化疗联合自体干细胞移植。

（王　佳　葛　明）

6. 儿童脑肿瘤与癫痫有哪些关系

关键词

脑肿瘤　癫痫　药物治疗

脑肿瘤是最常见的儿童实体肿瘤，癫痫发作是脑肿瘤患儿常见的症状之一。与癫痫发作相关的存在一些风险因素，包括肿瘤部位、肿瘤组织学特征等。诊断脑肿瘤后，部分患儿需要服用抗癫痫药物以预防或治疗癫痫。

专家说

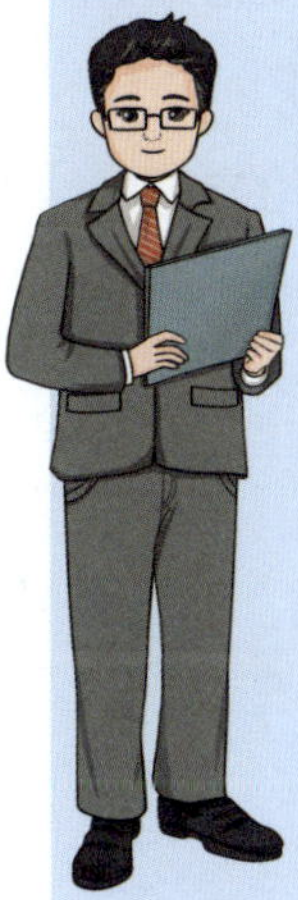

癫痫是由脑内异常电活动引起的一组症状，癫痫发作的类型多种多样，可以分为局灶性发作和全身性发作。局灶性发作是指源于大脑某一特定区域的癫痫发作，而全身性发作则是指大脑两侧同时受到影响的发作。癫痫为儿童脑肿瘤第二常见的临床症状，出现频率仅次于头痛呕吐等颅内高压症状，累及 25%~35% 的脑肿瘤患儿。与癫痫发作相关的高风险因素包括幕上肿瘤、低级别脑肿瘤、肿瘤侵犯大脑灰质。某些特定类型的脑肿瘤更易引发癫痫，这些肿瘤称为长期癫痫相关肿瘤，主要包括胚胎发育不良性神经上皮肿瘤、神经节胶质瘤和少突胶质瘤。幕下肿瘤诱发癫痫的可能性较小，但幕下肿瘤引起癫痫发作往往与占位效应、脑积水或肿瘤转移关系密切。

综上所述，并非所有儿童脑肿瘤都会引发癫痫，而癫痫发作病因多种多样，也并非皆由脑肿瘤引起。一旦出现癫痫发作，建议首先完善头部 CT 筛查有无颅内占位性病变，寻找病因决定下一步治疗方案。对于出现癫痫的脑肿瘤患儿，除了医学治疗外，还需要提供心理支持、干预等综合措施，以帮助这些患儿更好地改善生活质量。

健康加油站

脑肿瘤相关癫痫的治疗方法有哪些

幕上肿瘤一经诊断，除手术治疗外，建议口服抗癫痫药治疗或预防癫痫，常用的药物包括左乙拉西坦、丙戊酸、拉莫三嗪等。起始治疗一般口服单种药物，其中左乙拉西坦以良好耐受性、药物相互作用少、不影响肝功能等特点常作为脑肿瘤相关癫痫治疗的首选药物。对于术前不存在癫痫发作症状的患儿，术后需口服抗癫痫药 3~6 个月；而术前存在癫痫发作的患儿，术后需口服抗癫痫药至少 1 年。

（张霓嘉　葛　明）

7. 脑肿瘤患儿**术前、术后护理**需要注意什么

关键词

儿童脑肿瘤　术前护理　术后护理

在脑肿瘤患儿的治疗过程中，术前和术后的护理至关重要，能够帮助患儿更好地应对手术，促进术后恢复，减少并发症的发生。

专家说

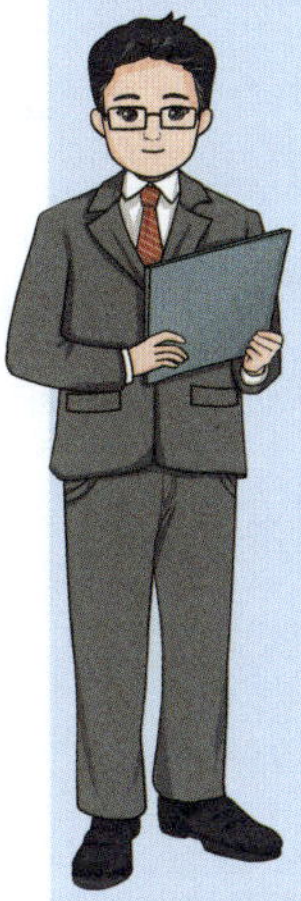

脑肿瘤患儿术前和术后护理的注意事项主要包括以下几点。

（1）术前护理

心理安抚与情绪支持：术前，患儿因恐惧和陌生感常产生焦虑。医护人员和家长应通过简单语言解释手术目的和过程，缓解紧张情绪，避免心理问题。

全面的身体评估：术前需要全面评估患儿健康状况，包括一般情况、实验室检查和影像学检查，为手术方案提供依据。

术前准备：①饮食管理，术前补充营养，增强体质；术前 6 小时禁食水，防止麻醉中呕吐和误吸；②皮肤准备，术前每日清洁头发，术前 1 天检查头部皮肤，术前 2 小时剃光头发并消毒（最新观念认为可保留头发，暴露切口部皮肤即可）；③预防意外损伤，评估患儿自理能力和癫痫发作风险，采取预防措施，防止跌倒和撞伤。

（2）术后护理

生命体征监测：术后密切观察患儿体温、血压、脉搏和呼吸，警惕颅内压增高，及时处理异常表现。

体位管理：患儿全麻未醒时去枕平卧，可以头偏向一侧，防误吸；患儿清醒后，可根据医嘱抬高头部 15°~30°，以减轻脑水肿。

伤口护理：术后注意伤口护理，防止伤口感染和裂开；家长和医护人员要密切观察伤口状态，防止患儿抓挠。

饮食管理：患儿术后第一天神志清楚且无吞咽困难时，可给予流质饮食，少食多餐，应选择高热量、高蛋白、清淡易消化的食物。

预防并发症：①脑室或瘤腔引流管护理，告知患儿及家属引流管的重要性，防止管路滑脱；②预防肺部感染，注意喂养方式，防止患儿呛咳导致吸入性肺炎；③预防双下肢静脉血栓，术后应补充血容量，使用抗血栓弹力袜，并进行肢体功能锻炼。

功能康复：术后应重视患儿的功能康复，包括肢体功能锻炼和语言康复。对有肢体瘫痪的患儿，应进行被动运动，防止肌肉萎缩。

健康加油站

脑室引流管的作用有哪些

儿童肿瘤多位于中线部位易引起脑积水，术后留置脑室引流管可暂时缓解脑积水，并引流血性或污染的脑脊液，有时还可起到监测颅内压的作用。

（彭小娇　葛　明）

8. 儿童脑肿瘤会引发**脑积水**吗

脑肿瘤是儿童时期常见的恶性肿瘤之一，其发病率仅次于白血病，位居儿童恶性肿瘤的第二位。有些儿童脑肿瘤确实可能引发患儿脑积水，病情危急时可能需要先针对脑积水进行治疗，待患儿病情平稳后再治疗脑肿瘤。

关键词

儿童 脑肿瘤 脑积水

专家说

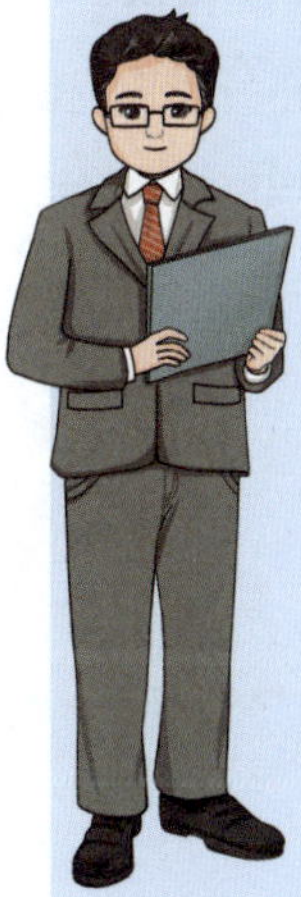

脑肿瘤如何引发脑积水

脑积水是脑脊液循环或吸收受阻，导致其在脑室内异常积聚，引发颅内压升高。儿童脑肿瘤可能通过以下两种方式导致脑积水。

（1）梗阻性脑积水（常见）：肿瘤直接压迫或阻塞脑脊液循环通路（如中脑导水管、第四脑室出口等）。例如颅后窝肿瘤（如髓母细胞瘤、室管膜瘤）易压迫第四脑室，阻断脑脊液流向脊髓；松果体区肿瘤可能堵塞中脑导水管。

（2）脑脊液吸收障碍（较少见）：肿瘤引起脑膜炎或出血，导致蛛网膜颗粒（吸收脑脊液的结构）功能受损。

哪些脑肿瘤类型更易引发脑积水

（1）髓母细胞瘤（小脑部位）：压迫第四脑室，梗阻风险高。

（2）室管膜瘤（脑室系统内）：直接阻塞脑脊液流动。

（3）颅咽管瘤（垂体附近）：可能压迫第三脑室。

（4）脑干或松果体区肿瘤：易影响中脑导水管或第三脑室。

（5）脉络丛乳头状瘤（脑室系统内）：导致脑脊液分泌过多，脑脊液循环无法完全吸收，进而形成脑积水。

脑积水的典型症状

除原发肿瘤症状（如头痛、呕吐、偏瘫等）外，脑积水可能加重以下表现，持续性剧烈头痛、喷射性呕吐、视盘水肿（视物模糊、复视）、意识改变（嗜睡、易激惹）、头围增大（婴幼儿因颅缝未闭可能出现“巨头”）及异常行为（婴幼儿因无法表达可能出现拍头等动作）。

脑积水的诊断与治疗

（1）诊断：① MRI/CT 扫描，明确肿瘤位置及脑室扩张程度；②眼底检查，观察视盘水肿。

（2）治疗：①脑室外引流，紧急降低颅内压；②脑室 - 腹腔分流术，长期分流脑脊液；③第三脑室底造瘘术，通过内镜打通脑脊液循环新通路（避免异物植入）。

综上所述，儿童脑肿瘤（尤其是位于窝后颅或脑室附近肿瘤）常引发梗阻性脑积水，表现为头痛、呕吐加重等。早期通过影像学确诊并解除梗阻（手术或分流）是改善预后的关键。家长若发现孩子出现相关症状，需要立即就医以避免严重后果。

（蔡英杰　葛　明）

关键词

脑肿瘤　全切　部分切除

9. 儿童脑肿瘤必须进行手术**全切**吗

在儿童脑肿瘤的治疗方法中，手术是重要的第一步，但并非所有肿瘤都必须完全切除。是否需要全切取决于肿瘤的类型、位置、大小以及患儿的整体健康状况。本文将为您详细解读这一问题，帮助家长更好地理解手术治疗的选择。

专家说

儿童脑肿瘤的手术治疗目标是尽可能安全地切除肿瘤，同时保护患儿的神经功能。是否需要全切，主要取决于以下因素。

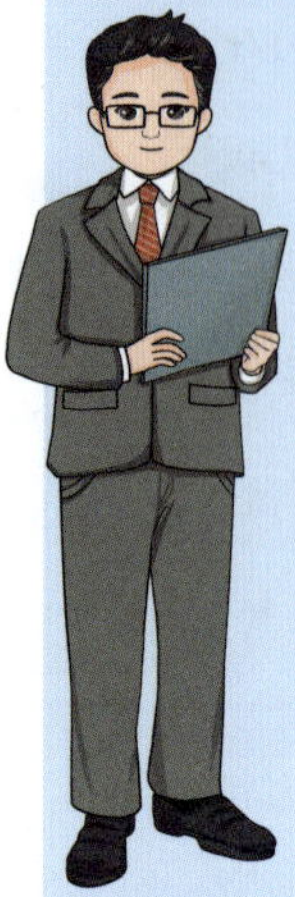

（1）肿瘤类型和分级

低级别肿瘤（如毛细胞型星形细胞瘤）：如果肿瘤位于可切除区域，全切是首选方案，通常可以取得良好的预后。如果肿瘤位于重要功能区（如脑干、丘脑），全切则可能带来较高的神经功能损伤风险，此时可选择部分切除，并结合放疗或化疗。

高级别肿瘤（如胶质母细胞瘤、髓母细胞瘤）：即使全切，肿瘤也可能复发，因此术后通常还需要结合放疗和化疗。如果肿瘤侵犯范围广，全切难度大，医生可能会选择部分切除以减轻症状，并为后续治疗创造条件。

（2）肿瘤位置

非功能区肿瘤：如果肿瘤位于大脑的非功能区，全切通常是可行的。

功能区肿瘤：如果肿瘤位于重要功能区（如运动区、语言区、脑干及视交叉等），全切可能导致严重的神经功能损伤（如偏瘫、失语、自主呼吸功能障碍失明），此时医生会权衡利弊，选择部分切除或活检。

（3）肿瘤大小和范围

局限性肿瘤：如果肿瘤边界清晰且范围局限，全切的可能性较大。

弥漫性肿瘤：如果肿瘤边界不清或弥漫性生长（如弥漫性中线胶质瘤），全切难度大，通常选择部分切除或活检。

（4）患儿年龄和健康状况

婴幼儿：由于患儿大脑发育尚未成熟，手术风险较高，医生可能会更倾向于保守治疗。

年长儿童：如果患儿健康状况良好，医生可能会更积极地尝试全切。

健康加油站

儿童脑肿瘤的手术方式有哪些

（1）开颅手术：传统的手术方式，适用于大多数脑肿瘤。

（2）微创手术：通过神经内镜或导航技术进行手术，创伤小、恢复快，适用于特定位置的肿瘤。

（3）活检手术：对于无法切除的肿瘤，可通过活检明确病理诊断，为后续治疗提供依据。

儿童脑肿瘤的术后管理包括哪些内容

（1）影像学检查：术后需要进行头部 MIR 检查，评估肿瘤切除程度。

（2）功能康复：如果手术影响了患儿的神经功能，需要进行康复训练（如物理治疗、语言治疗）。

（3）后续治疗：根据肿瘤类型和切除程度，患儿可能还需要进行放疗、化疗或靶向治疗。

（王　佳　葛　明）

关键词 脑肿瘤　体细胞突变　肿瘤易感综合征

10. 儿童脑肿瘤会**遗传**吗

绝大多数儿童脑肿瘤具有散发性，但通常不具备遗传性。而小部分患儿罹患肿瘤易感综合征，其中部分综合征以脑肿瘤为表型表现。此类综合征具有遗传倾向，需要完善基因检测及家系检查。

专家说

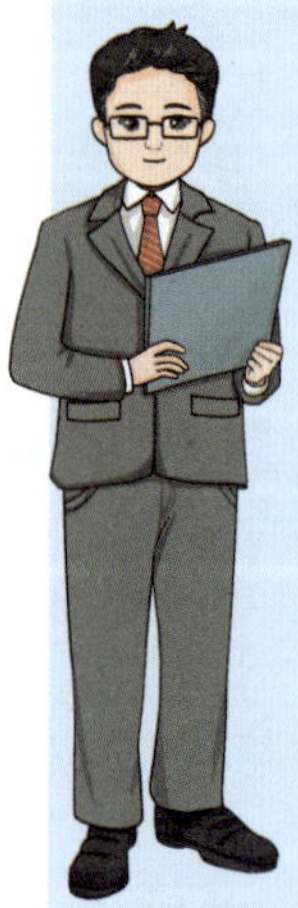

体细胞突变是发生在正常机体细胞中的突变，比如发生在皮肤或器官中的突变，此类突变不会传给后代。大部分儿童脑肿瘤是散发性的体细胞突变引发，通常没有明显的家族遗传倾向。肿瘤易感综合征发病常与特异性基因突变有关，如利 - 弗劳梅尼综合征、特科特综合征、神经纤维瘤病Ⅰ型及神经纤维瘤病Ⅱ型等，具有发病年龄早、家族发病风险高等特点。此外，环境因素（如某些感染等）也可能与遗传倾向相互作用，增加脑肿瘤发生的可能性。对于存在家族史或疑似遗传倾向的家庭，建议进行遗传咨询，以便获得更具体的指导和支持。

健康加油站

与脑肿瘤相关的肿瘤易感综合征

脑肿瘤类型	可能存在的肿瘤易感综合征	涉及基因或信号通路	遗传模式	临床症状	患者及亲属可能罹患其他肿瘤
髓母细胞瘤SHH型和纤维增生型	Gorlin 综合征	SHH 通路、基因 *SUFU*	常染色体显性遗传	硬脑膜和镰状钙化、眼睛畸形、大头畸形、先天性面部畸形、唇腭裂、额部突起、面部粗糙、眼距过远、牙源性角化囊肿	脑膜瘤、少突胶质细胞瘤、颅咽管瘤、基底细胞癌、心脏和卵巢纤维瘤
髓母细胞瘤WNT 型	Turcot 综合征 2 型	WNT 通路、基因 *APC*	常染色体显性遗传	硬视网膜色素沉着	肝母细胞瘤、结肠癌、其他胃肠道癌
非典型畸胎样/横纹肌样肿瘤（AT/RT）	横纹肌样肿瘤易感性综合征	基因 *SMARCA4*、*SMARCB1*	常染色体显性遗传	肿瘤通常在患儿 2 岁前出现	神经鞘瘤、恶性周围神经鞘瘤、神经母细胞瘤、脑膜瘤
高级别胶质瘤	Turcot 综合征 1 型或 Lynch 综合征	DNA 错配修复基因 *MLH1*、*MSH2*、*MSH6*、*PMS2*	常染色体显性遗传	胃肠道癌家族史	结直肠癌、子宫内膜癌、卵巢/胃/小肠/肝胆道/上尿路和皮肤肿瘤

续表

脑肿瘤类型	可能存在的肿瘤易感综合征	涉及基因或信号通路	遗传模式	临床症状	患者及亲属可能罹患其他肿瘤
高级别胶质瘤	错配修复缺陷综合征	DNA 错配修复基因 *MLH1*、*MSH2*、*MSH6*、*PMS2*	常染色体隐性遗传	胼胝体发育不全、免疫球蛋白水平降低，Lynch 综合征家族史	恶性胶质瘤、幕上原始神经外胚层肿瘤或非霍奇金淋巴瘤或其他类型的恶性肿瘤
髓母细胞瘤 SHH 型	Li-Fraumeni 综合征	基因 *TP53*、*p53*	常染色体显性遗传	无特异症状，多发肿瘤病史，恶性肿瘤家族史	肉瘤、乳腺癌、肾上腺癌、脉络丛癌、血液系统恶性肿瘤等
高级别胶质瘤					
双侧前庭神经鞘瘤、脑膜瘤、脊髓室管膜瘤	2 型神经纤维瘤病	基因 *NF2*	常染色体显性遗传	早发性白内障	视神经鞘脑膜瘤、视网膜错构瘤、皮肤神经鞘瘤
视路胶质瘤	1 型神经纤维瘤病	Ras 通路、基因 *NF1*	常染色体显性遗传	牛奶咖啡斑、腋窝 / 腹股沟斑点、视网膜错构瘤（Lisch 结节）、周围神经鞘瘤、丛状神经纤维瘤、蝶骨翼发育不良	其他部位星形细胞瘤、周围恶性神经鞘瘤
室管膜下巨细胞星形细胞瘤	结节性硬化	mTOR 通路，基因 *TSC1*、*TSC2*	常染色体显性遗传	皮层 / 皮层下结节，室管膜下结节	心脏横纹肌瘤、肾血管脂肪瘤

续表

脑肿瘤类型	可能存在的肿瘤易感综合征	涉及基因或信号通路	遗传模式	临床症状	患者及亲属可能罹患其他肿瘤
多发血管母细胞瘤	von Hippel-Lindau 综合征	基因 *pVHL*	常染色体显性遗传	无特异症状	中耳内淋巴囊肿瘤、透明细胞肾细胞癌、肾血管瘤、胰腺浆液性囊腺瘤、嗜铬细胞瘤
催乳素型垂体腺瘤	多发性内分泌瘤 1 型	基因 *MEN1*	常染色体显性遗传	无特异症状	甲状旁腺 / 垂体前叶 / 胃肠胰腺组织的神经内分泌组织的肿瘤，其他内分泌和非内分泌肿瘤，如胸腺 / 支气管 / 胃类癌
小脑发育不良神经节细胞瘤	Cowden 综合征	基因 *PTEN*	常染色体显性遗传	巨颅	多发乳头状瘤病变、多发错构瘤易致滤泡性甲状腺癌、乳腺癌和子宫内膜癌

（张霓嘉　葛　明）

11. 儿童脑肿瘤的治疗效果怎么样

关键词：儿童脑肿瘤　治疗效果　多学科诊疗

儿童脑肿瘤是儿童时期最常见的实体肿瘤，其治疗效果受到多种因素的影响，包括肿瘤的类型、位置、大小以及患儿的年龄和身体状况等。以下为您详细介绍儿童脑肿瘤的治疗效果及相关进展。

专家说

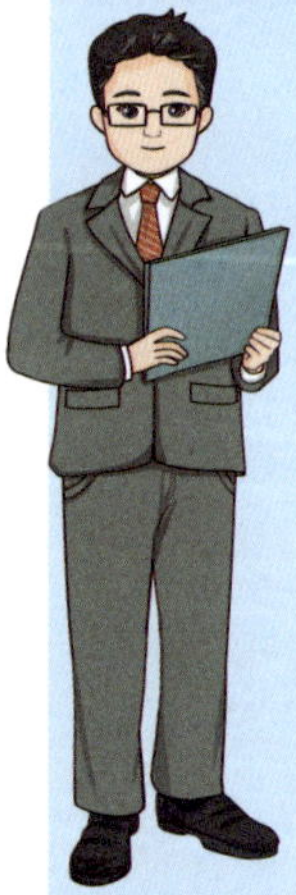

不同类型的脑肿瘤治疗效果

（1）低级别胶质瘤：低级别胶质瘤是儿童最常见的脑肿瘤类型，手术是这类肿瘤的主要治疗方法，目标是最大限度地安全切除肿瘤。对于低级别胶质瘤，手术切除后，患儿 5 年无进展生存期可达 69%，5 年总生存率可达 95%。如果手术无法完全切除肿瘤，后续的放疗和化疗也能取得较好的效果。

（2）高级别胶质瘤：高级别胶质瘤的治疗难度较大，预后相对较差。例如，弥漫性内生型脑桥胶质瘤是儿童脑干胶质瘤中最常见且预后最差的类型。尽管如此，多学科诊疗的综合治疗仍能为部分患儿带来希望。例如，靶向治疗和免疫治疗等新疗法正在不断探索中。

治疗手段的进展与优势

（1）手术治疗：手术是治疗儿童脑肿瘤的重要手段，目标是最大限度地切除肿瘤，同时保护周围正常脑组织。随着神经导航、术中电生理监测等技术的发展，手术的安全性和精确性得到了显著提高。

（2）放射治疗：放射治疗是儿童脑肿瘤的重要辅助治疗手段。传统的放疗技术可能会对患儿的正常脑组织造成损伤，但随着质子治疗等新技术的出现，这一问题得到了显著改善。质子治疗能够将高剂量的辐射集中在肿瘤靶区，减少对周围正常组织的损伤，降低二次癌症的风险。

（3）化疗与靶向治疗：化疗是治疗恶性脑肿瘤的重要手段，通过使用化学药物来杀死肿瘤细胞。近年来，靶向治疗和免疫治疗等新疗法也在不断探索中，针对某些特定基因突变的靶向药物，能够更精准地攻击肿瘤细胞，减少对正常细胞的损伤。

（彭小娇　葛　明）

12. 孩子性早熟，为什么要进行颅脑影像学检查

关键词：性早熟　颅脑影像学检查

性早熟是指在正常青春期启动年龄之前（女孩 8 岁前，男孩 9 岁前）出现第二性征发育的现象。其发生可能与多种因素相关，因此完善颅脑影像检查能够进一步明确孩子发生性早熟的原因。

专家说

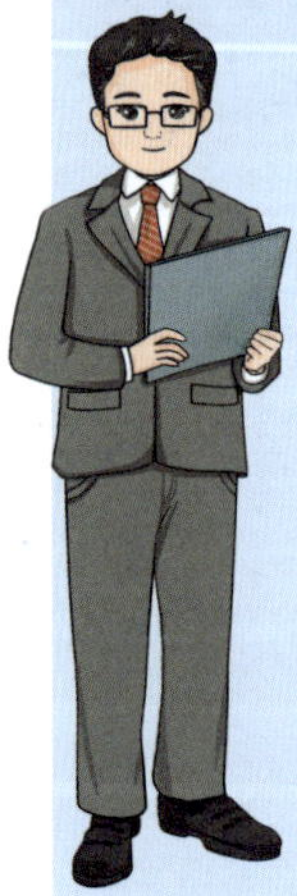

性早熟可分为中枢性性早熟（真性）和外周性性早熟（假性）两大类。而中枢性性早熟中，中枢神经系统异常导致的性早熟占 10%~20%。中枢神经系统异常包括以下几种类型。

（1）**肿瘤：**下丘脑错构瘤、胶质瘤、生殖细胞肿瘤等压迫或刺激下丘脑。

（2）**先天畸形：**脑积水、鞍上池囊肿等。

（3）**损伤或炎症：**颅脑外伤、脑炎、脑膜炎、放疗后遗症等。

（4）**其他疾病：**神经纤维瘤病Ⅰ型、结节性硬化症等。

为明确孩子是否存在中枢神经系统异常，以及辨别其中枢神经系统异常的种类，需要完善颅脑影像学检查。

（1）头部 CT

优点：对于颅脑外伤、脑积水等，能够做到快速诊断，尽早制订治疗方案；对于含有钙化成分的颅内生殖细胞肿瘤，在鉴别诊断方面能够提供指导。

缺点：存在一定辐射。成人头部 CT 平扫辐射剂量通常在 2mSv 左右。

儿童头部 CT 检查的辐射量是成人的 1/5~1/3。虽然 CT 检查会产生一定的辐射，但单次检查的辐射剂量通常在安全范围内。根据国际放射防护委员会的建议，普通人群年平均剂量不应超过 1mSv，而我国现行标准规定，普通人群接受的年均有效辐射剂量不应高于 5mSv。因此，在必要的情况下进行 CT 检查，其健康益处通常远大于辐射风险。

（2）头部 MRI

优点：无辐射，患儿家长接受度高；可排查下丘脑 - 垂体区域的病变，如错构瘤、胶质瘤、生殖细胞瘤及脑积水等，脑组织成像更清晰，有利于判断病变与正常脑组织的结构关系。必要时可行薄层增强扫描，对微小病变（如垂体微腺瘤）敏感，需要结合增强对比剂以提高分辨率。

缺点：磁共振成像扫描时间较长，对于低龄儿童来说无法配合，而镇静药的作用差异化较大，无法完全满足检查需求；且部分医疗机构预约头部磁共振成像检查时间较长，无法快速明确病因。

综上所述，孩子发生性早熟可能是中枢神经系统异常所致，而颅脑影像检查能够明确颅脑异常的类型，对于性早熟的诊断和治疗起到关键性作用。

健康术语

希沃特（Sv）

是衡量电离辐射剂量的国际单位制导出单位，用于评估辐射对人体组织的生物效应（即辐射风险）。

（蔡英杰　葛　明）

关键词：脑肿瘤　激素治疗　鞍区肿瘤

13. 为什么有些脑肿瘤患儿需要口服激素

在儿童脑肿瘤的治疗中，激素（如地塞米松）是一种常用的辅助药物。尽管激素不能直接用于肿瘤治疗，但它在缓解症状、改善生活质量、为其他治疗创造条件方面均起着重要作用。此外，对于鞍区肿瘤术后的患儿，激素替代治疗也是必不可少的。本文将为您详细讲述为什么有些脑肿瘤患儿需要口服激素。

专家说

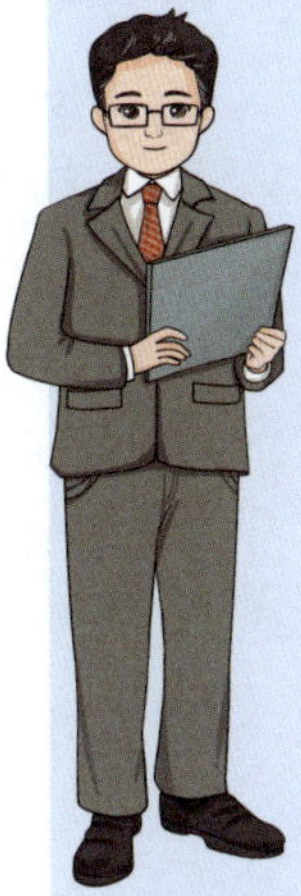

激素治疗在脑肿瘤管理中的应用主要基于以下几个原因。

（1）减轻肿瘤周围水肿

脑水肿的形成：脑肿瘤会破坏患儿血脑屏障，导致血管内的液体渗入脑组织，形成水肿。水肿会增加患儿颅内压，引起头痛、呕吐、意识障碍等症状。

激素的作用：地塞米松等激素可以稳定血脑屏障，减少液体渗出，从而减轻水肿和颅内压，缓解患儿的症状。

（2）缓解神经功能损伤

肿瘤压迫：脑肿瘤可能压迫周围的神经组织，导致患儿肢体无力、语言障碍、视力下降等症状。

激素的作用：通过减轻水肿，激素可以间接缓解肿瘤对神经组织的压迫，改善神经功能。

（3）为手术或放疗创造条件

术前准备：对于颅内压较高的患儿，术前使用激素可以减轻水肿，降低手术风险。

放疗辅助：放疗可能导致肿瘤周围组织水肿加重，使用激素可以预防或减轻这种副作用。

（4）鞍区肿瘤术后激素替代

鞍区肿瘤的特点：鞍区肿瘤（如颅咽管瘤、垂体瘤）可能影响患儿垂体功能，导致激素分泌不足。

术后激素缺乏：手术可能进一步损伤垂体或下丘脑，导致患儿肾上腺皮质激素、甲状腺激素、生长激素等缺乏。

激素替代治疗：术后需要根据患儿的激素水平，补充相应的激素（如氢化可的松、左甲状腺素、生长激素等），以维持正常的生理功能。

（5）改善患儿生活质量

症状控制：激素可以快速缓解头痛、呕吐等症状，提高患儿的生活质量。

短期使用：激素通常在短期内使用，以尽量减少长期副作用。

健康加油站

神经外科术后常用的激素药物及其注意事项

（1）常用激素药物：①地塞米松是最常用的激素药物，抗炎和减轻水肿的效果显著；②氢化可的松主要用于肾上腺皮质激素替代治疗；③左甲状腺素主要用于甲状腺功能减退的替代治疗；④生长激素主要用于生长激素缺乏的替代治疗。

（2）激素治疗的注意事项：①剂量调整，激素的剂量需要根据患儿的体重、病情严重程度以及治疗反应进行调整；②副作用管理，长期使用激素可能导致食欲增加、体重增长、免疫力下降等副作用，需要在医生指导下使用；③逐渐减量，停止激素治疗时，需要逐渐减量，以避免肾上腺皮质功能不全。

（王　佳　葛　明）

关键词

基因检测　遗传

14. 脑肿瘤患儿需要进行**基因检测**吗

随着分子生物学研究的深入，儿童脑肿瘤的传统组织病理学分型已无法更好地划分患儿的预后及指导患儿的后续治疗。基因检测在儿童脑肿瘤的诊断、预后评估和个体化治疗中具有重要作用，其应用也越来越广。

专家说

基因检测通常在儿童脑肿瘤手术治疗后明确脑肿瘤的组织学病理后进行，关键用途大致有以下几点。

（1）评估肿瘤遗传易感性：如果家庭中有脑肿瘤或其他癌症病例，基因检测可以用于评估遗传风险，并为后代提供监测和预防建议。

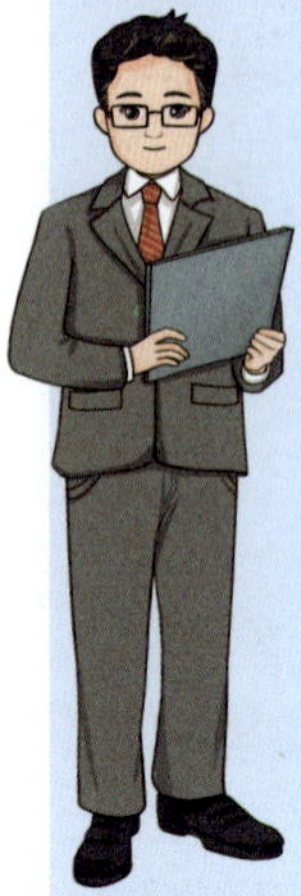

（2）肿瘤分类与分子特征分析：某些染色体水平、基因水平突变或表观遗传学改变可被作为脑肿瘤的生物标志物，有助于判断肿瘤的侵袭性，通过此方式对肿瘤进行分型，并根据相关结果制订治疗方案。

（3）评估预后：基因检测能够提供关于肿瘤预后的重要信息，如某些基因的突变可能与较差的预后相关，不同的基因特征也可能影响患儿对治疗的反应，从而推测某类患者可能对特定疗法产生良好反应，帮助医生制订更适合的治疗方案。

（4）个体化治疗：基因检测结果可以帮助选择靶向药物或免疫疗法，对于携带特定突变的脑肿瘤患儿特别有效。其次，基因检测还可以帮助识别可以参与新疗法临床试验的患儿，为其提供更多的治疗选择。

虽然基因检测结果在儿童脑肿瘤治疗中逐渐成为手术后治疗重要的参考依据，但并非所有儿童脑肿瘤都必须完善基因检测。对于手术已全部切除的良性肿瘤（WHO 分级 1 级或部分 2 级）患儿，并不一定需要进行基因检测，应寻找儿童神经外科医生咨询。对于手术无法全部切除的良性肿瘤（如视神经胶质瘤）或恶性程度较高的肿瘤（WHO 分级 3~4 级）患儿，建议完善基因检测，咨询儿童神经外科、放疗科及儿童肿瘤内科医生，综合评估制订个性化治疗方案。

健康加油站

儿童脑肿瘤靶向治疗有哪些

（1）**达拉非尼、维莫非尼**：针对 *BRAF V600E* 突变的低级别或高级别胶质瘤。

（2）**司美替尼、曲美替尼、比美替尼**：针对 *BRAF-KIAA* 融合或 *NF Ⅰ* 突变的低级别胶质瘤。

（3）**西罗莫司、依维莫司**：针对 *TSC1* 或 *TSC2* 突变的室管膜下巨细胞型星形细胞瘤。

（4）**恩曲替尼、拉罗替尼**：针对 *NTRK* 或 *ROS1* 融合的高级别胶质瘤等。

（张霓嘉　葛　明）

15. 脑肿瘤患儿术后需要**复查**吗

术后复查是脑肿瘤患儿治疗过程中不可或缺的重要环节。通过定期复查，可以及时发现肿瘤是否复发或出现新的问题，从而尽早干预，提高患儿的生存质量和生存期。

关键词 儿童脑肿瘤 术后复查

专家说

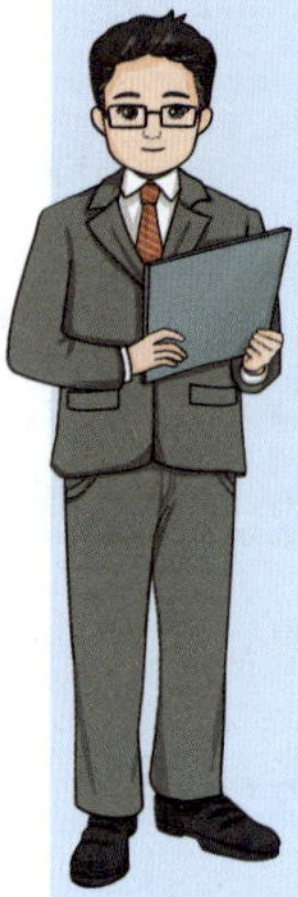

（1）术后复查的重要性

评估治疗效果：术后复查可以帮助医生评估手术、放疗和化疗的效果。例如，术后 24~72 小时进行影像学检查（MRI 或 CT），医生可以观察肿瘤切除的程度，如有残留，尽早制订进一步治疗计划。

监测并发症：如迟发出血、脑水肿、感染或癫痫发作等。及时发现并处理这些并发症，有助于减少对患儿的进一步伤害。

及时发现复发：脑肿瘤患儿术后复发是常见问题，尤其是恶性肿瘤。定期复查可以及时发现肿瘤复发，从而尽早采取治疗措施，及时调整治疗方案。

（2）术后复查的时间安排

术后早期复查：术后 24 小时内查头颅 CT，以发现脑出血、脑水肿等并发症，1 周内查 MRI 可评估肿瘤切除的程度，并作为后续治疗效果评估的基线。

术后中期复查：术后 1~3 个月进行 MRI 复查，可更精准地评估肿瘤切除情况，及早发现肿瘤的复发及进展。

术后长期复查：恶性肿瘤患儿则应术后每 3 个月复查 1 次 MRI，以监测肿瘤是否复发及进展情况。良性肿瘤患儿建议术后 1 年进行 MRI 复查，之后每年复查 1 次。

（3）复查项目

影像学检查：MRI/CT 用于评估肿瘤切除程度、观察肿瘤复发或残留。对于放置了脑室引流管的患儿，应定期检查引流管的功能。

实验室检查：包括血常规、血生化、血电解质，用于监测血液指标，评估整体状况；肿瘤标志物（如 AFP、hCG）用于监测生殖细胞肿瘤的复发。

神经系统检查：评估意识、语言、肢体活动等神经功能恢复情况。

（4）复查的注意事项

选择合适的医院：复查时应尽量选择原手术医院或留存有术前影像资料的医院，以便进行详细的对比。

携带完整的病历资料：复查时需要携带手术前后影像资料、出院小结等，以便医生全面了解既往治疗情况。

注意复查时间：应根据医嘱按时复查，避免延误。如果患儿出现头痛、呕吐、癫痫等异常症状，应尽快复查。

（彭小娇　葛　明）

16. 儿童脑肿瘤可以**预防**吗

儿童脑肿瘤的预防目前尚无法完全实现，因为其确切病因复杂且多与遗传、环境等因素相互作用有关。然而，采取相关综合措施可以尽早发现或降低风险，从而改善预后。

专家说

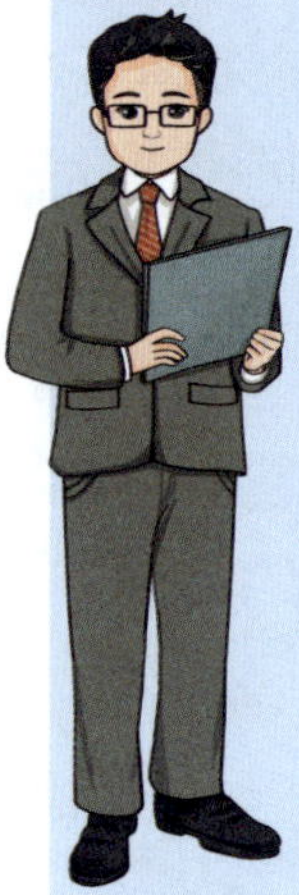

（1）关注遗传因素与家族史

遗传咨询与基因检测：若家族中有人患有神经纤维瘤病（NF Ⅰ/NF Ⅱ）、结节性硬化症（tuberous sclerosis，TSC）、利 - 弗劳梅尼综合征（*TP53* 突变）等遗传性肿瘤综合征，建议带孩子进行基因检测和遗传咨询。高风险家庭可通过产前诊断或胚胎植入前遗传学筛查（preimplantation genetic screening，PGS）以降低后代患病风险。

定期监测：携带已知致病基因突变的孩子，需要定期进行头颅 MRI 等影像学检查，以便早期发现肿瘤。

（2）减少环境风险暴露

避免电离辐射：医疗辐射，尽量减少头部 CT（辐射剂量较高）检查，必要时选择无辐射的 MRI 或超声检查替代。日常防护，避免非必要的 X 射线摄影检查，检查时用铅衣保护非目标区域（如甲状腺、性腺）。

限制化学物质接触：孕期及儿童期避免接触农药、有机溶剂（如苯、甲醛）及某些塑料制品［含双酚 A（BPA）］。

选择儿童用品时注意成分安全，避免使用含邻苯二甲酸盐的玩具或护肤品。

（3）倡导健康生活方式

均衡营养：多摄入富含抗氧化剂的食物（如深色蔬菜、水果、坚果)，减少加工食品和高糖饮食，可能有助于降低细胞损伤风险。

增强免疫力：保证充足睡眠、适度运动，减少感染风险（某些病毒感染可能与肿瘤发生相关，但证据尚不明确）。

（4）重视孕期保健

避免致畸物质：需要严格戒烟戒酒，远离重金属（铅、汞）、工业污染物及二手烟；谨慎使用药物，避免服用可能影响胎儿神经发育的药物（如某些抗癫痫药需要在医生指导下使用）。

补充叶酸与维生素：孕前及孕期补充叶酸（每日 400~800μg）可降低胎儿神经管缺陷风险，间接支持神经系统健康。

（5）早期发现与症状警惕

识别预警信号：常见症状包括持续头痛（晨起加重）、喷射性呕吐、视力下降或复视、行走不稳、癫痫发作及头围异常增大（婴儿期）；行为变化包括性格改变、注意力不集中、发育倒退。

定期儿童体检：通过儿科医生对孩子进行神经系统检查、头围测量和发育评估，早期发现异常。对高风险儿童（如罹患相关遗传代谢病患儿、性早熟患儿等），应按计划进行影像学筛查。

综上所述，尽管儿童脑肿瘤无法完全预防，但通过规避已知风险、健康生活方式和早期监测，可显著降低发病风险或提高治愈率。若孩子出现可疑症状，应立即就医，早期诊断和治疗是改善预后的关键。对于有遗传倾向的家庭，进行专业遗传咨询和定期筛查尤为重要。

健康术语

叶酸

又称蝶酰谷氨酸（pteroyl-glutamic acid，PGA），水溶性维生素B族的一种。是由蝶啶、对氨基苯甲酸及L-谷氨酸残基结合而成，因在绿叶中含量丰富而得名。其作用包括促进细胞生长和分裂、预防胎儿神经管缺陷、预防贫血及促进大脑发育和认知功能等。

（蔡英杰　葛　明）

二

儿童椎管内肿瘤

17. 儿童常见的**椎管内肿瘤**有哪些

关键词

椎管内肿瘤 类型

椎管内肿瘤是指发生在脊髓、脊神经根、硬脊膜等椎管内结构的肿瘤。虽然椎管内肿瘤在儿童中相对罕见，但早期发现和治疗对保护脊髓功能至关重要。本文将为您介绍椎管内肿瘤的基本概念以及儿童常见的椎管内肿瘤类型，包括易侵入椎管内的肿瘤（如神经母细胞瘤）。

专家说

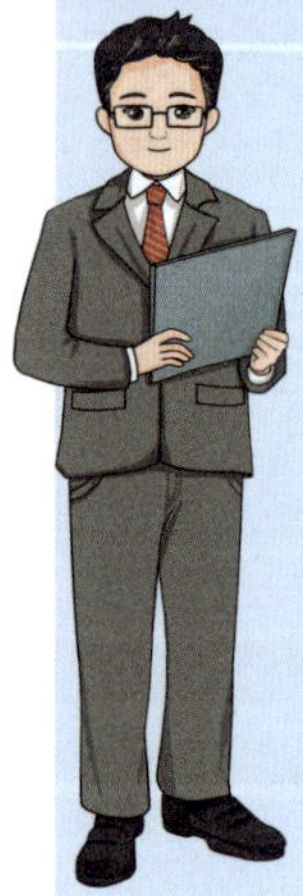

椎管内肿瘤可能压迫脊髓或神经根，导致患儿出现疼痛、感觉异常、运动障碍等症状。根据肿瘤的位置和病理特点，儿童常见的椎管内肿瘤主要包括以下几类。

（1）神经上皮组织肿瘤

室管膜瘤：是最常见的儿童椎管内肿瘤，多发生于脊髓中央管周围。症状包括背部疼痛、肢体无力、感觉异常等。

星形细胞瘤：多发生于脊髓内，低级别星形细胞瘤（如毛细胞型星形细胞瘤）较为常见。症状与肿瘤位置相关，可能引起运动障碍、感觉异常等。

（2）**畸胎瘤**：是一种含有多种组织成分的肿瘤，可为良性或恶性。多发生于骶尾部，可能引起排便、排尿困难。

（3）**神经母细胞瘤**：是一种高度恶性的胚胎性肿瘤，常见于肾上腺和交感神经节，但可通过椎间孔侵入椎管内，形成“哑铃形”肿瘤。症状包括背部疼痛、肢体无力、感觉异常等。

（4）**神经鞘瘤和神经纤维瘤**

神经鞘瘤：起源于神经鞘的良性肿瘤，多发生于脊神经根。症状包括神经根痛、感觉异常等。

神经纤维瘤：与神经纤维瘤病相关的良性肿瘤，可能多发。

（5）**脂肪瘤**：多发生于脊髓圆锥或终丝，可能引起脊髓栓系综合征。

（6）**转移性肿瘤**：儿童较少见，可能由其他部位的恶性肿瘤转移至椎管内。

健康加油站

椎管内肿瘤患儿的常见症状及诊断方法有哪些

（1）**椎管内肿瘤的常见症状**：①疼痛，背部或四肢疼痛，可能随体位变化加重；②感觉异常，肢体麻木、刺痛或感觉减退；③运动障碍，肢体无力、行走困难，严重者可能出现瘫痪；④排便、排尿障碍，便秘、尿失禁或排尿困难。

（2）椎管内肿瘤的诊断方法：磁共振成像（MRI）是诊断椎管内肿瘤的首选方法，可清晰显示肿瘤的位置、大小及与周围组织的关系。CT 适用于评估椎骨受累情况。病理检查是通过手术或活检获取肿瘤组织，明确病理诊断。

（王 佳 葛 明）

18. 椎管内肿瘤患儿的症状有哪些

椎管内肿瘤在儿童中较少见，仅占中枢神经系统肿瘤的 10% 以下。一旦出现可能会引发脊髓或神经根受压、骨质破坏等，进而导致严重症状。椎管内肿瘤大多数情况下生长缓慢，且临床症状呈非特异性，易出现延迟就医等情况。早期发现可疑椎管内肿瘤相关症状尤为重要。

专家说

椎管内肿瘤的临床表现与肿瘤所在脊髓节段，病变与脊髓的关系（脊髓内、硬膜内脊髓外、椎管内硬膜外），以及肿瘤的性质有关。儿童椎管内肿瘤常见症状包括以下几种。

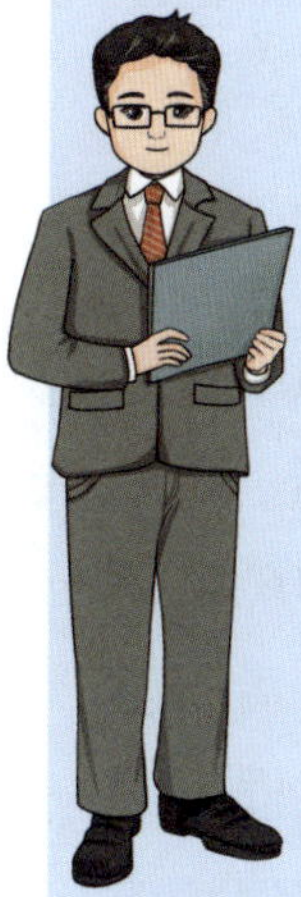

（1）**背部疼痛：**疼痛为早期最常见的症状，早期通常为单侧间歇性疼痛，后期为持续性、对称性疼痛。有时疼痛可能向下放射到腿部、臀部或其他区域。神经根痛常为脊髓外占位性病变的首发症状。

（2）**运动障碍与感觉障碍：**运动障碍包括肌肉无力、协调性下降、腱反射异常；感觉改变包括麻木、刺痛或痛温觉丧失。脊髓外肿瘤从一侧挤压脊髓移位，严重时引发脊髓半切综合征，表现为肿瘤平面以下同侧瘫痪和深感觉消失，对侧痛温觉缺失。

（3）**自主神经功能障碍：**表现为尿失禁或排尿困难的膀胱功能障碍，便秘或大便控制能力下降的直肠功能障碍。

（4）**脊柱畸形：**部分肿瘤可能引发脊柱形态变化引发脊柱侧弯等脊柱畸形。

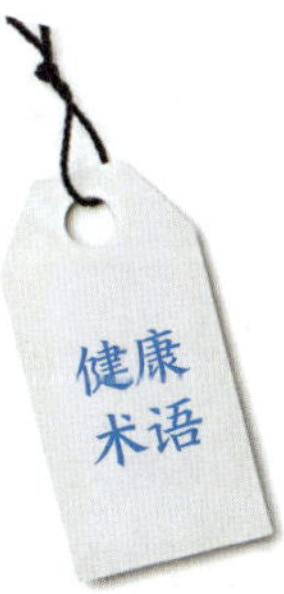

脊髓半切综合征

又称布朗-塞卡综合征。外部的压迫和脊髓内部的病变等原因导致病损平面以下同侧肢体上运动神经元瘫，深感觉消失，精细触觉障碍，血管舒缩功能障碍，对侧肢体痛温觉消失，双侧触觉保留的临床综合征。

分离性感觉障碍

在同一部位只有某种感觉障碍而其他感觉仍保存的一种现象，常见的分离性感觉障碍为痛温觉和触觉的分离。

健康加油站

儿童椎管内肿瘤的解剖位置与临床表现差异

硬膜下脊髓外肿瘤与椎管内硬膜外肿瘤通常先出现神经根受压症状，表现神经根分布区的疼痛、感觉异常和缺失，肌肉无力甚至肌萎缩等。二便功能障碍出现相对较晚。严重时肿瘤压迫或阻塞脊髓血管时可出现脊髓横断合征。而脊髓内肿瘤通常节段性损害区域较短，可出现节段性分离性感觉障碍，二便症状较髓外肿瘤出现早。

（张霓嘉　葛　明）

关键词

并发症　神经损伤　感染

19. 儿童椎管内肿瘤手术的**并发症**有哪些

手术是治疗儿童椎管内肿瘤的重要手段，但患儿可能会出现一些并发症。了解这些并发症有助于家长和医护人员更好地为患儿做好术前准备和术后护理，减少并发症的发生，提高患儿的术后生活质量。

专家说

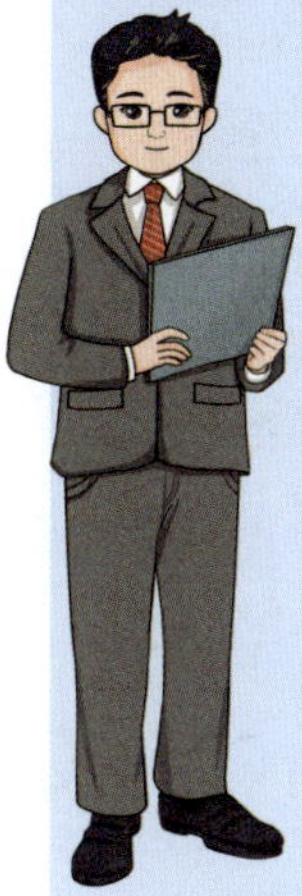

儿童椎管内肿瘤手术的并发症主要包括以下几种。

（1）**神经功能损伤：** 原发于脊髓内的肿瘤，或髓外肿瘤与脊髓粘连紧密，手术过程中的牵拉、电热刺激等，均可损伤患儿脊髓或神经根，导致患儿术后出现神经功能障碍，如肢体瘫痪、感觉障碍或异常疼痛、大小便功能障碍等。术中电生理监测的应用可将上述损伤降至最低，为手术保驾护航。

（2）**术后出血：** 术后椎管内出血可能导致患儿椎管内血肿，压迫脊髓，引起下肢肌力减退甚至截瘫。这种情况下可能需要紧急手术清除血肿。

（3）**术后感染：** 术后切口感染是常见的并发症之一，可能导致患儿伤口愈合不良，甚至需要二次手术清创；严重时可能导致感染蔓延至椎管内，继发中枢神经系统感染，引发化脓性脊髓膜炎或脑膜炎。

（4）**脑脊液漏：** 手术过程中若患儿硬脊膜破损，可能导致脑脊液漏，不仅会增加感染的风险，还可能导致颅内压降低，引发头痛、恶心等症状。患儿术后 6 小时后应保持俯卧位并抬高床位，可尽量降低上述风险，以减轻低颅压症状。

（5）**脊柱稳定性受损：** 多节段椎板切除术或脊柱不对称放射治疗可能破坏患儿脊柱的稳定性，导致脊柱畸形，如脊柱侧弯、脊柱后凸或脊柱前凸等畸形，需要骨科进行干预，远期可能需要进行脊柱内固定和融合手术。

（6）**肿瘤复发：**尽管手术可能成功切除肿瘤，但仍有复发的风险。定期复查对于早期发现复发至关重要。

（7）**其他并发症：**术后因长期卧床，患儿易出现坠积性肺炎等呼吸系统症状，尤其在颈髓手术的患儿中更为常见；手术和术后恢复过程可能对患儿的心理造成影响，导致焦虑或抑郁。

儿童椎管内肿瘤手术存在一定的风险和并发症，需要家长积极配合医生，做好术前准备和术后护理，定期复查，及时发现并处理可能出现的问题。同时，要关注患儿的心理健康，帮助他们更好地适应术后生活。

（彭小娇　葛　明）

20. 椎管内肿瘤患儿术后需要进行**放化疗**吗

椎管内肿瘤患儿手术后是否需要放化疗，取决于肿瘤类型、病理分级、手术切除程度、年龄及是否存在转移风险等因素。需根据个体情况进行分析，并非一概而论。

专家说

(1) 不需要放化疗的情况

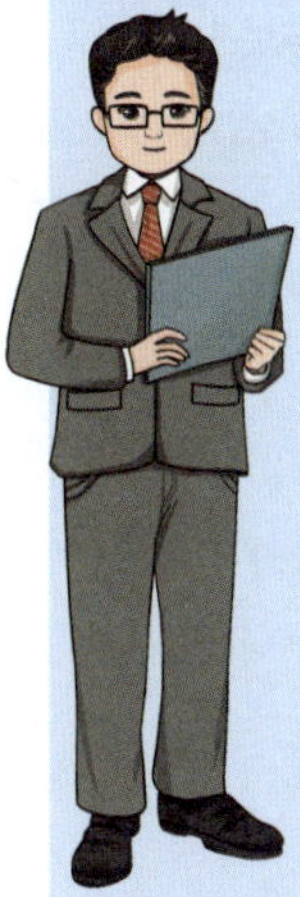

良性肿瘤全切：神经鞘瘤、脊膜瘤、成熟畸胎瘤及表皮样囊肿等良性肿瘤患儿，若手术完全切除且无残留，通常不需要放化疗，定期影像随访即可。

低级别胶质瘤（如毛细胞型星形细胞瘤）：若肿瘤全切（尤其位于脊髓或马尾区），患儿术后复发风险低，一般不需要辅助治疗。

(2) 需要放化疗的情况

恶性肿瘤或高级别肿瘤：高级别星形细胞瘤（WHO 分级 3~4 级）患儿术后需要联合放疗（局部脊髓照射）± 化疗（如替莫唑胺）。原始神经外胚层肿瘤（PNET）患儿需要全脑、全脊髓放疗联合高强度化疗（如依托泊苷 + 顺铂）。未成熟畸胎瘤 / 恶性生殖细胞肿瘤患儿以化疗（顺铂、依托泊苷、博来霉素）为主，放疗需谨慎使用。

肿瘤残留或复发风险高：室管膜瘤：若病理为 WHO 分级 2~3 级或手术未全切，需要局部放疗（年龄 >3 岁）或化疗（年龄 <3 岁）。黏液乳头型室管膜瘤虽为 WHO 分级 1 级，但若切除不完全或复发，可能需要放疗。

转移性肿瘤：神经母细胞瘤转移至椎管的患儿，需要全身化疗（如环磷酰胺、顺铂）联合手术 / 放疗控制局部病灶。白血病 / 淋巴瘤浸润的患儿以化疗为主，放疗仅用于紧急减压（如脊髓压迫）。

关键词

椎管内肿瘤　放疗　化疗

（3）椎管内肿瘤患儿放疗的特殊考量

年龄限制：小于 3 岁的患儿应尽量避免放疗（因对脊髓和骨骼发育影响大），优先选择化疗控制肿瘤，延迟放疗至 3 岁后。3 岁及以上的患儿需要严格限制放疗范围与剂量，采用调强适形放射治疗（intensity-modulated radiation therapy，IMRT）或质子治疗以减少副作用。

放疗副作用：短期患儿会出现骨髓抑制、皮肤反应、疲劳；长期患儿会出现脊柱侧弯、身高发育受限等。

（4）化疗的应用策略

敏感肿瘤类型：生殖细胞肿瘤患儿，化疗可显著缩小肿瘤（如顺铂 + 依托泊苷）；高级别胶质瘤患儿，使用替莫唑胺可能延长患儿生存期。

化疗方案选择：需要根据病理分子特征调整，如室管膜瘤可能对 V-Rel 网状内皮增生病毒癌基因同源物 A（v-rel reticuloendotheliosis viral oncogene homolog A，RELA）融合基因选择靶向治疗（临床试验阶段）。

（5）个体化决策流程

术后评估：病理确诊，明确肿瘤类型与分级（如分子分型）。MRI 评估切除程度，全切或次全切。

多学科诊疗：神经外科、肿瘤科、放疗科及遗传科等专家共同制订方案。需要权衡治疗获益与长期副作用（尤其对生长发育的影响）。

综上所述，对于良性或低风险肿瘤患儿，应避免过度治疗。对于恶性或高风险肿瘤患儿，应积极联合放化疗，但需要个体化平衡疗效与患儿发育需求。若患儿年龄小于 3 岁，应优先考虑化疗。建议家长与儿童神经肿瘤专科团队充分沟通，制订精准治疗方案。

健康术语

RELA 融合

指基因融合事件中涉及 RELA 的异常情况，RELA（也称 p65）是 NF-κB 信号通路中的关键转录因子，参与调节炎症、细胞代谢和免疫反应等生物学过程。RELA 融合在多种肿瘤中被发现，尤其是幕上室管膜瘤，其最常见的融合形式为 C11orf95-RELA 或 ZFTA-RELA。

（蔡英杰　葛　明）

21. 椎管内肿瘤患儿术前、术后护理的注意事项有哪些

儿童椎管内肿瘤的治疗通常需要手术干预，而术前和术后的护理对于手术成功和患儿的康复至关重要。本文将为您详细介绍儿

童椎管内肿瘤术前、术后的护理注意事项，帮助家长更好地照顾患儿。

关键词

康复　体位管理　床上排便

专家说

术前护理注意事项

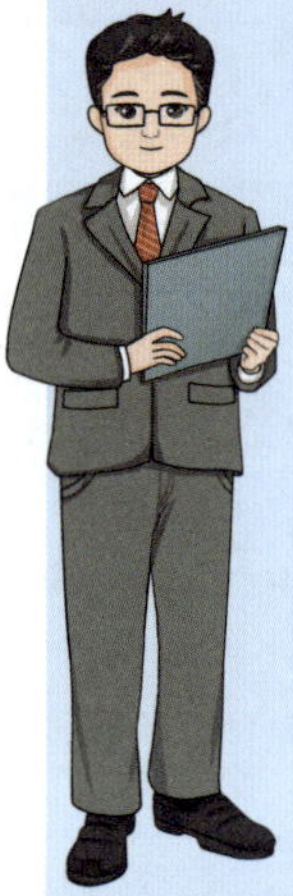

（1）心理支持：向患儿解释手术的必要性、手术过程和可能存在的风险，以减轻他们的焦虑和恐惧。可通过游戏、绘本等方式帮助患儿理解手术，增强其配合度。

（2）病情监测：密切观察患儿的神经功能，如肢体活动、感觉、排便和排尿情况等，及时发现病情变化。记录疼痛的部位、程度和持续时间，必要时按医嘱使用镇痛药。

（3）术前准备：①完成术前检查，包括血常规、凝血功能、心电图、胸部 X 线摄影（俗称胸片）及脊柱 MRI 等；②术前禁食、禁水，通常术前 6 小时禁食固体食物，术前 2 小时禁水；③清洁皮肤，特别是手术区域，预防感染。

（4）床上排便训练：由于患儿术后需要长时间卧床，术前应锻炼患儿在床上使用便盆或尿壶排便、排尿。通过模拟练习，帮助患儿适应床上排便，减少术后因不习惯导致的便秘或尿潴留。

术后护理注意事项

（1）生命体征监测：术后密切监测患儿的体温、心率、呼吸及血压等生命体征，及时发现异常。观察患儿伤口有无渗血、渗液，保持伤口清洁、干燥。

（2）体位管理：术后前 6 小时为防止患儿在麻醉后出现呼吸抑制等情况，需要保持平卧位。6 小时后由于手术切口位于背部，建议患儿采用俯卧位，以减少切口张力，促进愈合，并降低脑脊液漏的风险。定时帮助患儿翻身，避免长时间压迫同一部位，预防压疮。

（3）神经功能观察：评估患儿的肢体活动、感觉、肌力等神经功能，与术前进行比较。注意有无新出现的神经功能障碍（如肢体无力、感觉异常等）。

（4）疼痛管理：术后疼痛是常见症状，可根据医生建议使用镇痛药。还可以通过分散注意力（如听音乐、看动画片）等方式缓解患儿的疼痛感。

（5）排便排尿护理：患儿术后可能出现暂时性排便、排尿功能障碍，需要定期导尿或使用通便药物。观察患儿尿液的颜色、量和性质，预防尿路感染。

（6）康复训练：根据患儿的神经功能恢复情况，制订个性化的康复计划，包括物理治疗、作业治疗等。鼓励患儿进行主动运动，促进神经功能恢复。

（7）饮食与营养：患儿术后早期应以流质或半流质饮食为主，逐步过渡到普通饮食。保证患儿营养均衡，多吃富含蛋白质、维生素的食物，促进伤口愈合。

健康加油站

椎管内肿瘤患儿术后常见并发症及预防措施

感染，保持伤口清洁，遵医嘱使用抗生素。脑脊液漏，观察伤口有无清亮液体渗出，及时报告医生。神经功能恶化，密切观察神经功能变化，及时处理。椎管内肿瘤患儿需长期随访，定期复查脊柱 MRI，评估肿瘤是否复发。监测患儿的生长发育和神经功能恢复情况，必要时进行康复治疗。

（王　佳　葛　明）

关键词
椎管内肿瘤　脊柱畸形

22. 患椎管内肿瘤会影响患儿**脊柱发育**吗

椎管内肿瘤是儿童中枢神经系统中相对少见的肿瘤，其中仅部分肿瘤可能影响脊柱形态导致脊柱畸形。儿童在生长发育过程中脊柱快速成长，椎管内肿瘤可能对脊柱发育存在一定消极影响。

专家说

儿童脊柱的发育是一个复杂过程，通常在青春期前后完成。在生长过程中，包括椎管内肿瘤的任何异常因素，都可能对脊柱的正常发育产生重大影响，进

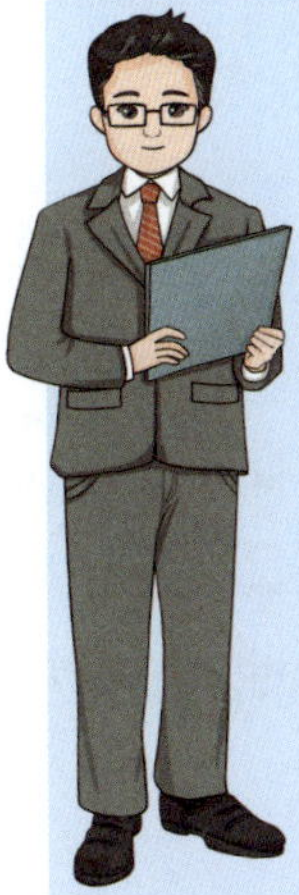

而引发脊柱畸形。

（1）椎管内肿瘤对脊柱生长的影响：椎管内肿瘤可能直接影响患儿脊椎的生长和排列，肿瘤生长的部位、大小以及性质都可能导致脊柱的结构发生改变。例如，椎管内肿瘤可能对患儿椎体造成压迫或破坏，导致椎体变形、塌陷，影响脊柱的整体稳定性和功能，进而引发脊柱畸形。

（2）神经压迫与姿势异常：椎管内肿瘤可能通过压迫脊髓和神经根来影响患儿肌肉的功能。当肿瘤压迫神经根时，会导致相关肌肉的无力或萎缩，进而影响到患儿的运动能力。如在坐位或行走过程中，由于一侧肌力不足，可能形成不良姿势进行代偿。长期的不良行为姿势引发患儿脊柱畸形。

（3）肿瘤特征与脊柱畸形的关系：并非所有椎管内肿瘤都会引发脊柱畸形，是否出现畸形主要受到肿瘤的多个因素影响，主要包括肿瘤的大小、位置以及对脊柱稳定性的影响。例如，若肿瘤位于运动灵活的脊柱节段（如颈椎或腰椎），可能更容易引起脊柱的动态不稳定，从而诱发畸形。此外，肿瘤引起的骨质病变，比如局部的骨质疏松或骨质破坏，也会显著降低脊柱的承重能力和稳定性，增加畸形发生的风险。

部分椎管内肿瘤患儿经手术治疗后也可能出现脊柱畸形。有研究表明，患儿术前存在脊柱畸形、椎管内肿瘤累及胸腰椎交界处、肿瘤伴随脊髓空洞、多发性肿瘤切除术是手术后出现脊柱畸形的重要影响因素。

健康加油站

椎管内肿瘤与脊柱畸形的防治方法

针对椎管内肿瘤与脊柱畸形的治疗方案包括手术、理疗、支具治疗等。在日常生活中，家长应注意孩子有无潜在异常姿势及其他症状（运动感觉及二便功能障碍），尽快带孩子去骨科及神经外科进行检查评估。针对不同患儿采取个体化治疗，争取最大限度地减少椎管内肿瘤对脊柱发育的影响。

（张霓嘉　葛　明）

关键词

椎管手术　多学科诊疗　术后并发症

23. 患其他系统肿瘤侵及椎管，一定要进行椎管手术吗

儿童患其他系统肿瘤侵及椎管时，是否需要进行椎管手术取决于多种因素，包括肿瘤的类型、侵袭程度、患儿的临床症状，以及是否存在脊髓压迫等。手术并非唯一选择，有时需要多学科专家综合评估来制订个体化的治疗方案。

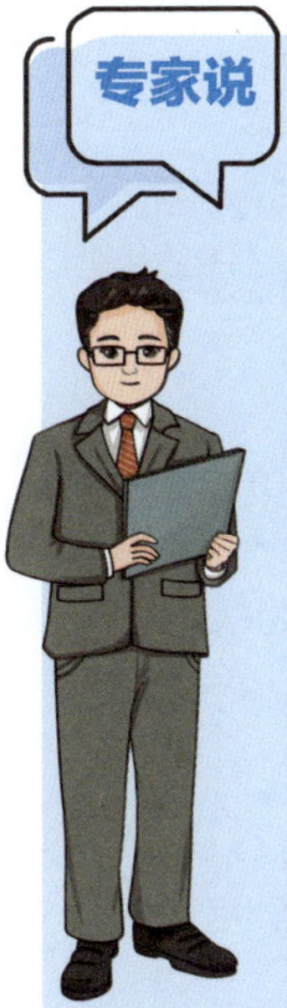

（1）手术指征

脊髓压迫症状：如果肿瘤侵及椎管并导致脊髓压迫，患儿出现肢体无力、感觉障碍、大小便功能障碍等神经功能损害症状，手术是解除压迫、恢复脊髓功能的重要手段。例如，脊柱转移瘤导致脊髓压迫时，手术可以缓解压迫，挽救神经功能。

脊柱稳定性受损：当肿瘤侵及椎管导致患儿的脊柱稳定性出现异常时，手术可以重建脊柱的稳定性。例如，对于脊柱转移瘤患儿，若脊柱稳定性受损，手术可以提供必要的支撑。

明确病理诊断：手术可以获取肿瘤组织，明确病理诊断，为后续的放化疗提供依据。

（2）非手术治疗的选择

放化疗：对于一些肿瘤，放化疗可能是主要的治疗手段，尤其是当肿瘤对放化疗敏感时。例如，对于脊柱转移瘤患儿的治疗通常以全身治疗和放射治疗为主。

靶向治疗和免疫治疗：随着肿瘤内科治疗的发展，靶向药物和免疫治疗在某些肿瘤的治疗中显示出良好的效果。这些治疗手段可以在不进行手术的情况下，控制肿瘤的生长和扩散。

保守治疗：对于症状较轻或肿瘤生长缓慢的患儿，可以考虑保守治疗，包括药物治疗、康复训练等。

（3）手术风险与并发症

神经功能损伤：手术过程中可能损伤患儿的脊髓和神经根，导致神经功能障碍。例如，术中直接撞击或牵拉脊髓可能导致肢体瘫痪。

术后感染：患儿术后可能出现切口感染或椎管内感染，增加治疗的复杂性。

脑脊液漏：手术过程中患儿若出现硬脑膜破损，可能导致脑脊液漏，增加感染风险。

脊柱畸形：进行多节段椎板切除术可能导致患儿脊柱畸形，影响脊柱稳定性。

（4）多学科诊疗的作用：儿童其他系统肿瘤侵及椎管的治疗需要多学科专家的协作，包括神经外科、肿瘤内科、放射治疗科及康复科等。多学科诊疗能够为患儿制订个性化的治疗方案，综合考虑手术和非手术治疗的优缺点。

健康术语

脊髓压迫

肿瘤侵及椎管导致脊髓受压，出现神经功能障碍。

脊柱稳定性

脊柱的结构和功能完整性，手术可能影响其稳定性。

靶向治疗

针对肿瘤细胞特定基因突变的药物治疗，可精准攻击肿瘤细胞。

（彭小娇　葛　明）

24. 儿童椎管内肿瘤会引发**脊髓空洞**或**脑积水**吗

关键词

椎管内肿瘤 脊髓空洞 脑积水

儿童椎管内肿瘤确实可能引发脊髓空洞（脊髓空洞症）或脑积水，但具体是否发生取决于肿瘤的位置、大小以及是否影响脑脊液循环。

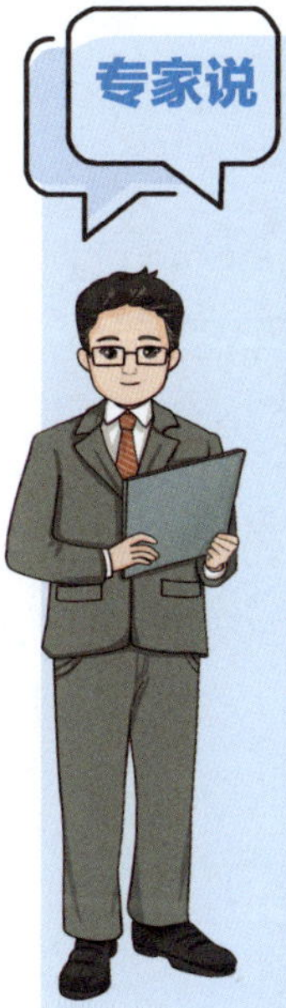

脊髓空洞指影像学显示脊髓内形成管状空腔（主要特征），而脊髓空洞症则是在影像学提示脊髓空洞的基础上，导致脊髓结构和功能受损，从而出现相应的临床表现。

（1）**感觉障碍：**患儿常出现分离性感觉障碍。痛觉和温度觉障碍比较明显，而触觉和深感觉（如关节位置觉、振动觉等）相对保留。

（2）**运动障碍：**肌肉萎缩是常见的运动障碍表现。同时，患儿还可能出现肌张力降低，腱反射减弱或消失。

（3）**自主神经功能障碍：**患儿可能会出现皮肤营养障碍，如皮肤干燥、脱屑、汗腺分泌异常等。此外，患儿还可能出现大小便功能障碍，如尿潴留、排便困难等。椎管内肿瘤可能直接压迫脊髓或阻塞脑脊液循环，导致局部脑脊液压力失衡。脊髓内部或周围脑脊液流动受阻时，可能形成异常液体积聚（空洞），压迫脊髓组织，导致神经功能障碍。脊髓内肿瘤（如室管膜瘤、星形细胞瘤）或椎管内硬膜外肿瘤（如神经鞘瘤）若压迫脊髓或影响脑脊液循环，可能诱发脊髓空洞。

脑积水是一种由于脑脊液的产生、循环或吸收过程中出现异常，脑脊液在脑室系统和/或蛛网膜下隙内积聚过多的病理状态。而椎管内肿瘤导致的脑积水为梗阻性脑积水。高位椎管内肿瘤（如颅颈交界区肿瘤）可能阻碍脑脊液从脑室流向脊髓蛛网膜下腔，导致脑脊液在脑室内积聚，引发梗阻性脑积水。若肿瘤导致慢性颅内压增高或合并其他畸形（如小脑扁桃体下疝畸形），也可能间接引起脑积水。脑积水的表现在不同年龄患儿中不尽相同。婴儿时期的患儿主要表现为头围增大、前囟膨隆、易激惹；幼儿时期的患儿可表现为头痛、呕吐、视盘水肿及意识改变等；大龄患儿可在此前基础上伴有运动或认知功能倒退。

综上所述，脊髓空洞症更常见于椎管内肿瘤，尤其是合并脑脊液循环障碍时。脑积水相对少见，通常需要肿瘤位置较高（如颅颈交界区）或合并其他畸形（如 Chiari 畸形）。

健康术语

小脑扁桃体下疝畸形

是一种先天性神经系统发育异常，表现为小脑扁桃体、延髓下段及第四脑室下部疝入颈椎椎管内，导致枕大池变小或闭塞，蛛网膜粘连、肥厚等。这种畸形会影响脑脊液的正常循环，导致脑脊液流动障碍，进而引发多种神经系统症状。小脑扁桃体下疝畸形根据解剖特点和临床表现分为4型。

（蔡英杰　葛　明）

25. 椎管内脂肪瘤患儿需要进行**手术**吗

关键词

常见症状　手术指征

椎管内脂肪瘤是一种先天性肿瘤，由脂肪组织构成，多发生于脊髓圆锥或终丝区域。它可能与脊髓栓系综合征相关，导致脊髓受到牵拉，进而引起神经功能障碍。虽然脂肪瘤本身是良性肿瘤，但其可能引起脊髓栓系综合征，导致神经功能损伤。因此，是否需要手术需根据患儿的具体情况决定。本文将为您详细解答椎管内脂肪瘤患儿的手术指征及相关注意事项。

专家说

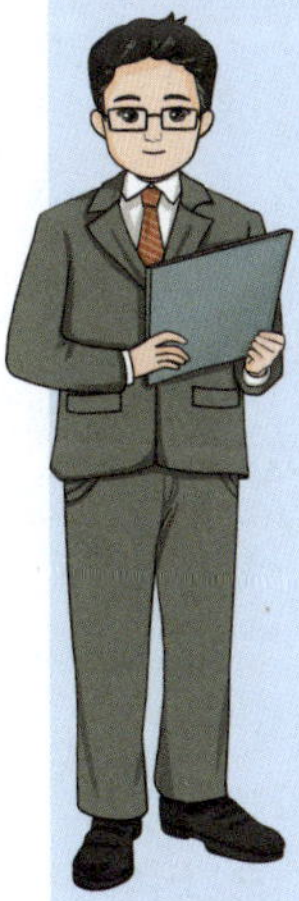

椎管内脂肪瘤的常见症状

（1）**肢体疼痛：**部分患儿以肢体疼痛（如下肢疼痛）为主要症状，疼痛可能随活动加重。下肢畸形是脊髓栓系导致的神经功能受损，患儿可能出现下肢畸形（如高弓足、马蹄内翻足等）。

（2）**神经功能障碍：**包括下肢无力、感觉异常、步态不稳等。

（3）**排便排尿功能障碍：**如尿失禁、便秘等。

椎管内脂肪瘤的手术指征

（1）**出现神经功能障碍：**如果患儿出现进行性神经功能障碍（如下肢无力、感觉异常、步态不稳等），需要考虑手术治疗，以解除脊髓栓系，保护神经功能。

（2）排便排尿功能障碍：脂肪瘤压迫脊髓可能导致患儿排便、排尿功能障碍（如尿失禁、便秘等），此时需要尽早手术干预。

（3）肢体疼痛或下肢畸形：如果患儿以肢体疼痛或下肢畸形就诊，且影像学检查提示脂肪瘤与脊髓栓系相关，需要考虑手术治疗。

（4）影像学提示脊髓栓系：如果 MRI 检查显示脂肪瘤导致脊髓明显牵拉或栓系，即使患儿暂无症状，也可能建议预防性手术，以避免神经功能进一步受损。

（5）肿瘤生长迅速：如果脂肪瘤在随访中显示快速生长，可能压迫患儿脊髓或神经根，需考虑手术切除。

建议进行保守治疗的情况

（1）无症状：如果脂肪瘤较小且未引起神经功能障碍，患儿可以选择定期随访，观察病情变化。

（2）手术风险较高：对于手术风险较高或合并其他严重疾病的患儿，可优先选择保守治疗。

健康加油站

椎管内脂肪瘤的手术方式及术后护理

（1）手术方式：由于脂肪瘤与脊髓或神经根粘连紧密，完全切除可能损伤神经功能，因此通常选择部分切除，以解除脊髓栓系为主。脊髓栓系松解术是通过手术松解被牵拉的脊髓，恢复其正常位置。

（2）术后护理：①神经功能监测，术后密切观察患儿的肢体活动、感觉、排便排尿功能，及时发现神经功能变化；②康复训练，对于术前存在神经功能障碍的患儿，术后需要进行康复训练，促进功能恢复；③定期随访，术后需要定期复查脊柱 MRI，评估脂肪瘤是否复发或脊髓是否再次栓系。

（王　佳　葛　明）

第四章

颅外躯体部位肿瘤

一

头颈部肿瘤

1. 儿童头**颈部肿物**的**常见类型**有哪些

关键词：颈部包块　先天性囊肿　甲状腺肿瘤

当家长无意间摸到孩子脖子上出现了一个包块时，心中往往会涌起一阵不安："这不会是癌吧？"希望本文能帮助家长理性认识儿童颈部包块的各种可能性，消除心中的焦虑。

专家说

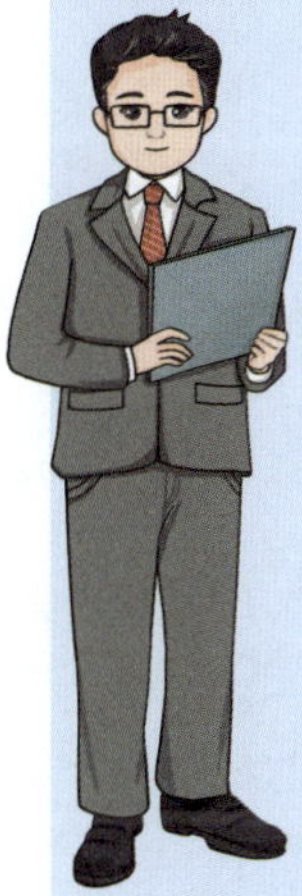

儿童颈部出现包块，确实会引起家长的极大关注，但并非所有颈部包块都与癌症直接相关。颈部包块的成因复杂多样，既有良性的，也有恶性的，但大多数儿童的颈部包块以良性为主，常见的有以下几种。

（1）淋巴结炎： 儿童颈部最常见的包块是肿大的淋巴结。淋巴结是人体免疫系统的重要组成部分，当身体某处发生感染时，尤其是儿童易患的扁桃体炎、鼻窦炎、鼻炎及咽炎等上呼吸道感染，或身体存在过敏性疾病时，附近的淋巴结会出现肿大。这类包块通常可能伴有疼痛或压痛，也可能是无痛性的，但会随着感染等原发病的控制而逐渐缩小。

（2）先天性囊肿： 包括甲状舌管囊肿和鳃裂囊肿，这些疾病是一种先天性的发育异常，表现为颈部中线附近（甲状舌管囊肿）和颈侧区（鳃裂囊肿）的包块，可随吞咽或转头运动移动，触碰具有囊性感，像摸皮球的弹性感。这类囊肿多为良性，但可能需要通过手术切除进行治疗。

（3）**软组织肿瘤：**尽管在儿童颈部软组织肿瘤相对少见，但颈部的软组织（如肌肉、脂肪组织等）确实可能发生肿瘤，其中既包括脂肪瘤、纤维瘤等良性肿瘤，也包括横纹肌肉瘤等恶性肿瘤。与囊肿不同，这类肿瘤性包块触摸时通常没有明显的囊性感。由于良恶性肿瘤的治疗方式和预后差异较大，因此这些肿瘤往往需要通过病理活检（即取少量病变组织进行显微镜下检查）来明确诊断，为后续治疗方案的制定提供关键依据。

（4）**甲状腺疾病：**甲状腺结节也是导致儿童颈部出现包块的原因之一，特别是当结节较大或伴有甲状腺功能异常时。尽管大多数甲状腺结节是良性的，但仍需要定期监测，以排除恶性转化的可能性。

（5）**恶性肿瘤转移：**虽然儿童发生恶性肿瘤转移较少见，但某些情况下，如神经母细胞瘤、淋巴瘤等恶性肿瘤，可能会转移到颈部淋巴结，导致颈部包块的出现。这种情况下，包块通常无痛、质地坚硬，且可能伴有全身症状（如发热、体重下降等）。

面对孩子颈部的包块，家长应保持冷静，及时带孩子就医。医生会结合包块的位置、大小、质地、活动度，以及孩子的全身症状，进行初步判断，并可能安排进一步的检查，如超声检查、CT、MRI及病理活检，以明确诊断。

儿童颈部包块大多数是良性的，通过了解颈部包块的可能原因，家长可以更加理性地面对孩子的健康问题，积极配合医生的治疗建议，为孩子提供及时有效的医疗照护。

健康术语

淋巴结炎

指淋巴结因感染或其他原因引起的炎症反应，表现为淋巴结肿大、疼痛等症状。

甲状舌管囊肿

是一种先天性发育异常，起源于胚胎时期的甲状舌管退化不全，表现为颈部中线附近的囊性包块。

软组织肿瘤

起源于身体软组织的肿瘤，包括脂肪、肌肉、结缔组织等，可以是良性的也可以是恶性的。

甲状腺结节

甲状腺内出现的肿块，可由多种原因引起，包括良性结节、甲状腺炎、甲状腺癌等。

（张雪溪　王生才）

2. 孩子头颈部出现哪些包块需要及时就诊

头颈部是人体至关重要的区域，不仅承载着视觉、听觉、嗅觉等关键感官功能，还参与呼吸、吞咽等维持生命的核心活动。因此，当孩子头颈部出现包块时，家长应高度重视，明确哪些情况需要立即就医，才能切实保障孩子的健康与安全。

专家说

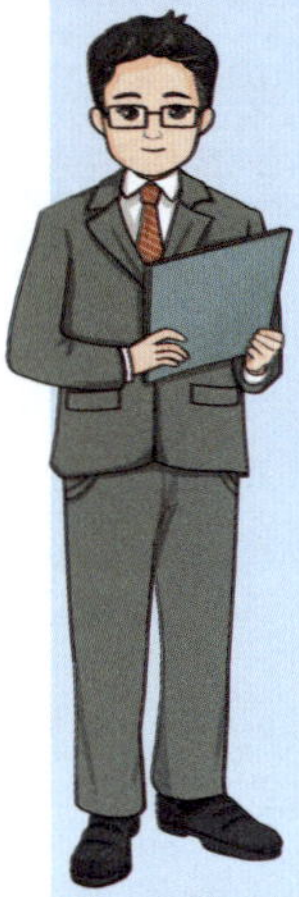

头颈部包块的出现可能预示着多种疾病，包括感染、炎症、良性肿瘤以及恶性肿瘤等。及时就诊对于明确诊断、制定治疗方案及预防并发症而言意义重大。头颈部包块的性质与出现时间关联密切：由炎症引发的包块，病程多以“天”计算；肿瘤性包块，病程多以“月”计算；先天性包块，病程则多以“年”计算。以下是需要警惕的包块常见症状。

（1）迅速增大的包块：若头颈部包块在短时间内快速变大，可能意味着包块内部存在活跃的病变，比如重症感染、囊肿破裂出血，以及恶性肿瘤生长等。这种情况下，需立即就医以明确包块性质，并采取针对性的治疗措施。

（2）伴有疼痛的包块：虽然疼痛并非炎症的特有表现，但头颈部包块若伴有明显疼痛或压痛，需警惕两种可能：一是甲状舌管囊肿、鳃裂囊肿等先天性囊性病变近期出现感染；二是包块已对周围组织造成压迫或损伤。无论是感染引发的炎症刺激，还是组织受压导致的疼痛，及时就医都至关重要。这样既能通过抗炎治疗或对症处理快速缓解疼痛、减轻组织损伤，更能借助检查明确包块的性质（如是否为感染性囊肿、是否存在其他病变），为后续治疗方案的制定提供依据。

（3）影响功能的包块：当头部包块影响到孩子呼吸、吞咽、视力或听力等关键功能时，必须立即就医。例如，包块若位于气道附近，可能导致呼吸困难；若靠近食道，可能影响吞咽功能。这类情况及时干预，能保护孩子的生命安全，避免严重并发症的发生。

（4）固定不动的包块：通常来说，头颈部的良性包块活动性较好，可随周围组织移动。如果包块固定不动，且与周围组织粘连紧密，可能提示包块有恶性倾向，或已侵犯周围组织。这种情况需尽快就医，进行进一步检查。

（5）伴随其他症状的包块：若头颈部包块同时伴有发热、体重下降、夜间盗汗等全身症状，或包块表面出现破溃、出血、异常分泌物等情况，可能意味着包块存在感染、炎症或恶性肿瘤等病变。此时，及时就医明确诊断并开展治疗十分必要。

当发现孩子头颈部有包块时，家长应保持警惕，注意区分头颈部包块的起病时间及包块的常见表现，可以为医生提供更好的诊断依据和判断。医生会结合包块的特点、孩子的全身症状以及必要的检查结果，制订个性化的治疗方案，全力保障孩子的安全。

（张雪溪　王生才）

3. 如何**区分**儿童 **头颈部淋巴结** 是良性还是恶性

关键词

头颈部淋巴结 良恶性判别

儿童头颈部淋巴结肿大是临床常见症状，其成因多样，可能与感染、炎症或肿瘤等有关。对家长来说，学会区分淋巴结的良恶性十分关键，这直接关系到孩子的健康状况及治疗方案的选择。

专家说

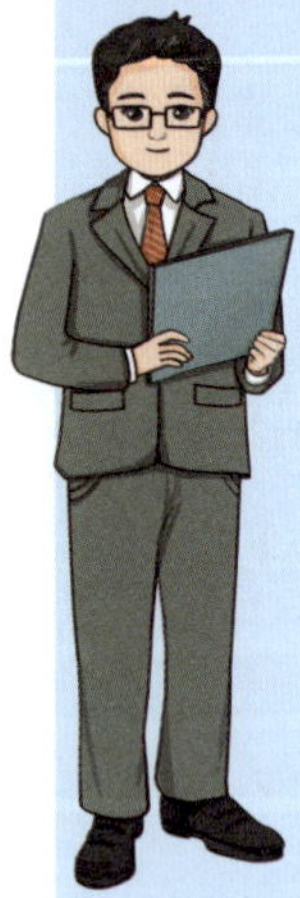

儿童头颈部淋巴结的良恶性鉴别需综合多方面因素，包括淋巴结的大小、质地、活动度、生长速度及伴随症状等。具体区分要点有以下几方面。

（1）大小与形态： 良性淋巴结通常体积较小（青春期前可至 2.5cm，青春期可缩小至 1cm 以内），形态规则（多呈椭圆形），边界清晰可辨；而恶性淋巴结往往较大（>2.5cm），形态不规则（可能呈圆形或分叶状），边界模糊，严重时还可能出现多个淋巴结融合成团的现象。

（2）质地： 良性淋巴结质地偏软，触诊时能感受到一定弹性，类似触摸豆子的质感；恶性淋巴结则质地较硬，触诊时几乎无弹性，常表现为“石头样”硬度。

（3）活动度：良性淋巴结与周围组织分界清楚，活动度良好，用手指推动时淋巴结可随皮肤或皮下组织灵活移动；恶性淋巴结因常侵犯周围组织，与周围结构粘连紧密，活动度差，甚至完全固定不动，推动时无明显位移。

（4）生长速度：良性淋巴结肿大通常进展缓慢，可能在数周或数月内变化不明显；恶性淋巴结则可能在短时间内（如几天至几周）迅速增大，短期内体积翻倍或明显变厚。

（5）伴随症状：良性淋巴结肿大常伴有局部疼痛或压痛，多与附近组织感染（如扁桃体炎、牙龈炎）相关；恶性淋巴结肿大则可能伴随全身症状，如不明原因的持续发热（体温超过38.5℃且超过 3 天或反复发热）；体重明显下降（1~2 个月内体重减轻 5% 以上）；夜间盗汗（入睡后出汗明显，浸湿衣物）；精神状态差（乏力、食欲减退、活动量减少）。部分还会因压迫周围神经、血管或器官，导致吞咽困难、声音嘶哑等功能障碍。

除上述临床表现外，医生还会借助辅助检查进一步鉴别，如超声检查可观察淋巴结的结构（是否有皮髓质分界不清、钙化等），CT 或 MRI 能评估病变范围，而病理活检是诊断的“金标准”——通过取少量淋巴结组织在显微镜下观察，可明确其良恶性及具体病理类型，为制定精准治疗方案提供决定性依据。

若包块小（直径 <1cm）、质地软、活动好、有压痛，且孩子近期有感染，可先观察 1~2 周，伴随感染治疗后多数会缩小。若孩子符合以下任一情况，建议 48 小时内就医：包块直径超过 2cm，或短时间内迅速增大；质地硬、固定不动、无压痛；伴有发热、体重下降等全身症状；观察 2 周后无明显变化或持续

增大。了解这些区分要点后，家长能更科学地关注孩子的健康状况，既不会过度焦虑，也不会延误孩子的病情，积极配合医生诊疗，共同守护孩子的健康。

健康术语

淋巴结

是哺乳动物体内分布广泛的关键免疫器官，通过淋巴管相互连接成网络。其核心功能是过滤淋巴液，精准捕捉并清除其中的病原体（如细菌、病毒）、衰老细胞及其他有害物质，同时激活免疫细胞（如淋巴细胞），启动机体的免疫应答，是人体抵御感染和疾病的重要防线。

病理活检

是一种通过获取病变部位少量组织（可通过穿刺、手术切除等方式取得），经固定、切片、染色等处理后，在显微镜下观察细胞形态、结构及排列方式的检查方法。它能直接明确病变的性质（如炎症、良性肿瘤、恶性肿瘤等）及具体病理类型，是疾病诊断（尤其是肿瘤良恶性鉴别）的“金标准”，为制定针对性治疗方案提供不可替代的依据。

（张雪溪　王生才）

4. 儿童会患哪些甲状腺疾病

在大众的普遍认知里，甲状腺疾病往往被视作成年人的“专属困扰”。但实际上，儿童并非甲状腺疾病的“免疫群体”，他们同样可能受到这类疾病的影响。甲状腺作为人体重要的内分泌器官，其功能异常会直接影响儿童的生长发育、智力发展等关键方面。因此，及早发现并科学干预儿童甲状腺疾病，对守护孩子的健康成长有着不可替代的重要价值。

关键词

先天性甲状腺功能减退症　桥本氏甲状腺炎　甲状腺功能亢进症

专家说

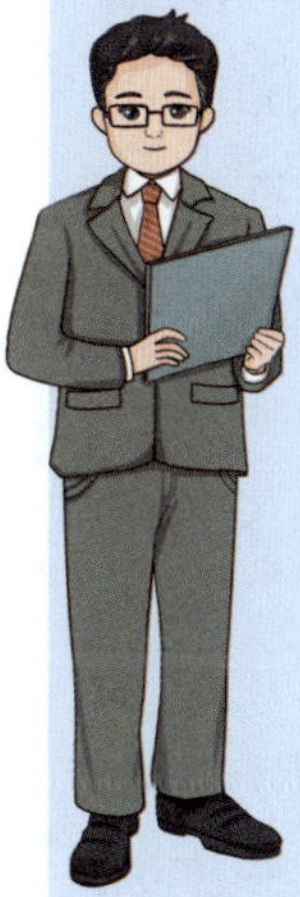

儿童甲状腺疾病的成因多样，既可能与遗传因素相关，也可能由自身免疫、感染、碘摄入异常等因素引发。常见的儿童甲状腺疾病包括甲状腺功能亢进（简称“甲亢”）、甲状腺功能减退（简称“甲减”）、甲状腺结节等。其中，甲减若未及时治疗，可能导致孩子生长迟缓、智力发育落后；甲亢则可能引起孩子代谢亢进、情绪波动、注意力不集中等问题。而甲状腺结节虽然在儿童中发生率低于成人，但恶性比例相对较高，更需要谨慎对待。

儿童可患的甲状腺疾病种类繁多，包括但不限于以下几种。

（1）先天性甲状腺功能减退症：是儿童甲状腺疾病中较为常见的类型，主要因胚胎时期甲状腺发育异常（如甲状腺缺如、发育不全）或甲状腺激素合成关键酶缺陷所致。其典型症状在新生儿期可能不明显，但若未及时干预，随着月龄增长会逐渐显现。

生长发育方面：患儿表现为身高增长缓慢，明显落后于同龄儿童，骨骼发育延迟。

智力发育方面：患儿表现为反应迟钝、学习能力差，严重时可出现不可逆的智力障碍。

特殊面容与体征：患儿表现为面部臃肿（黏液性水肿）、眼距宽、鼻梁低平、唇厚舌大，常伸出口外，皮肤粗糙及毛发稀疏等。

其他：患儿还可能伴有体温偏低、哭声低哑、喂养困难、便秘等情况。

由于甲状腺激素对儿童神经系统和骨骼发育至关重要，新生儿筛查是早期发现的关键。目前我国已将先天性甲减纳入新生儿常规筛查项目（通过足跟血检测促甲状腺激素水平），能在症状出现前确诊。一旦确诊，需终身补充甲状腺激素（如左甲状腺素钠片），且治疗开始时间越早、剂量越规范，对患儿智力和生长发育的影响越小，多数患儿可通过早期干预实现正常的生长发育和生活。

（2）甲状腺结节：甲状腺结节在儿童群体中虽不如成人高发，但仍有一定发生率。数据显示，儿童甲状腺结节的检出率为1%~3%，其中大多数为良性病变（如滤泡性腺瘤、结节性甲状腺肿等），但需警惕的是，儿童甲状腺结节的恶性风险显著高于成人，恶性率可达 10%~20%（成人通常 <5%），因此需给予更严谨的评估与监测。

（3）儿童桥本氏甲状腺炎（又称儿童慢性淋巴细胞性甲状腺炎）：是儿童和青少年中最常见的自身免疫性甲状腺疾病，也是导致儿童获得性甲状腺功能减退的主要原因。是由机体免疫系统异常攻击甲状腺组织产生的，导致甲状腺滤泡被破坏，逐渐出现炎症反应和功能减退。儿童桥本氏甲状腺炎的症状具有隐匿性，早期可能无明显不适，随着病情进展逐渐出现甲状腺肿大——多数患儿以“脖子增粗”为首发症状，甲状腺质地偏硬，可对称肿大或不对称，一般无疼痛（与亚急性甲状腺炎不同）。

（4）儿童甲状腺功能亢进症：“甲亢”在儿童群体中虽不如成人常见，但仍需引起家长重视。儿童甲亢以弥漫性毒性甲状腺肿（Graves 病）最为多见，多与自身免疫异常相关——机体产生的促甲状腺素受体抗体（thyroid stimulating hormone receptor antibody，TRAb）会持续刺激甲状腺分泌过量激素，进而引发一系列代谢亢进症状。其表现包括以下几种。

代谢加快：患儿表现为易饿、多食但体重不增反降，日常多汗、怕热，皮肤潮湿。

心血管症状：患儿表现为心率加快（安静时也明显偏快）、心悸，严重时可能出现心律失常。

神经精神症状：患儿表现为情绪易激动、烦躁不安、注意力难以集中，部分孩子会出现手抖、睡眠不安。

生长发育影响：早期虽然患儿可能因代谢亢进出现生长加速，但长期未控制会导致骨龄超前、青春期提前，最终影响患儿的成年身高，还可能伴随肌肉无力、大便次数增多等。

由于孩子的表达能力有限，症状易被误认为“活泼好动”或“消化问题”，家长需关注孩子的异常变化：若发现孩子短期内体重明显下降、情绪波动大、频繁出汗，或伴有脖子轻微增粗（甲状腺肿大），应及时带孩子就医。

家长平时可多关注孩子的身体表现，比如是否出现不明原因的生长迟缓、体重异常（突然增加或减少）、怕冷或怕热、情绪异常（过度兴奋或萎靡）、脖子增粗等情况。一旦发现这些异常信号，应及时带孩子到医院进行甲状腺功能检查（如血清甲状腺激素水平检测）和超声检查，以便尽早明确诊断。

综上所述，打破“甲状腺疾病只影响成年人”的认知误区，主动关注儿童甲状腺健康，是家长守护孩子成长的重要一环。通过早期发现、规范治疗，绝大多数儿童甲状腺疾病都能得到有效控制，让孩子在健康的轨道上稳步成长。

（张雪溪　王生才）

5. 甲状腺癌患儿的**治疗效果**和成年患者一样吗

甲状腺癌作为一种常见的恶性肿瘤，在各年龄段人群中均有发病可能，儿童也不例外。中国儿童及青少年甲状腺癌的年发病率约为

0.44/10 万，高发年龄为 10~14 岁。国际研究的数据显示，儿童甲状腺癌占所有甲状腺癌患者的 1.8%~5%。并且，儿童甲状腺癌的增长率达到 6%~7%，尤其女性儿童增长率更高。由于儿童与成人在生理发育、心理状态及治疗耐受性等方面存在显著差异，两者的治疗效果是否一致，始终是家长和医学界共同关注的焦点。

关键词

甲状腺癌　治疗效果

专家说

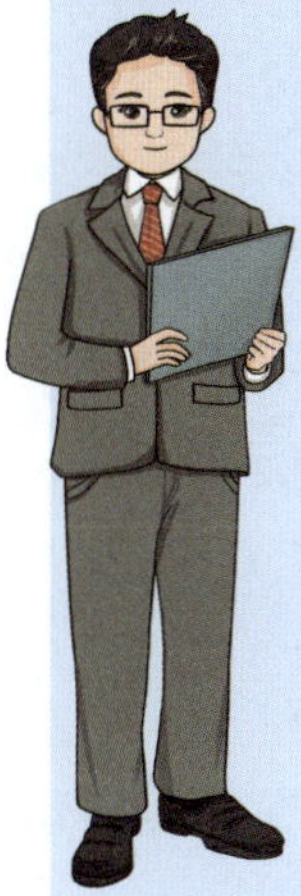

儿童甲状腺癌与成人甲状腺癌在病理类型、临床表现、治疗策略及预后等方面存在明显差异，这些差异会直接影响着治疗效果。值得注意的是，儿童患者并不是成人患者的“缩小版”。

（1）**病理类型差异：**儿童甲状腺癌以乳头状癌为主，占比超过 90%；而成人甲状腺癌则涵盖乳头状癌、滤泡状癌、髓样癌及未分化癌等多种类型。尽管乳头状癌在儿童和成人中治疗效果均相对较好，但儿童患者更易出现多灶性病变（多个病灶）、双侧甲状腺受累及淋巴结转移，这些特点会增加治疗的复杂性，对手术切除范围和后续管理提出更高要求。

（2）**临床表现差异：**甲状腺癌患儿的症状往往不如成人典型，早期多表现为颈部无痛性包块，易被忽视；且由于患儿正处于生长发育关键期，癌症及治疗过程可能对其骨骼发育、内分泌平衡等产生更显著的影响。因此，及早发现、及时干预对患儿的长期健康尤为重要。

（3）**治疗策略差异：**针对儿童甲状腺癌的治疗，需充分兼顾生长发育需求、心理承受能力及治疗副作用的长期影响。对于儿童病例，可能需手术辅助放射性碘治疗，但需严格控制剂量以减少对性腺、骨骼等的损伤，化疗则仅用于晚期或转移性病例。

（4）预后差异：甲状腺癌患儿的长期预后优于成人，5 年生存率可达 95% 以上，但部分高危因素（如远处转移、侵犯周围组织、病理亚型不良等）可能导致预后变差。此外，患儿在接受放疗或放射性碘治疗后，远期发生第二肿瘤、内分泌疾病的风险相对较高，需要更长期的随访监测。

综上所述，儿童与成人甲状腺癌患者的治疗效果并不完全一致。儿童患者的治疗需更强调个体化方案，在根治肿瘤的同时，最大限度保护生长发育潜能，降低长期并发症风险，以实现疗效与生存质量的平衡。家长一旦发现孩子颈部出现异常，应尽早就诊，通过规范诊疗为孩子争取最佳预后。

（张雪溪　王生才）

6. 甲状腺癌患儿一定要做**全切除**吗

当孩子被诊断为甲状腺癌时，家长常会陷入诸多担忧与困惑中，其中关于手术治疗的核心疑问之一便是：孩子是否需要进行甲状腺全切除？这一决策与患儿的健康状况、肿瘤特性以及治疗方案的个性化制定。因此，了解相关医学知识和专家建议十分关键。

专家说

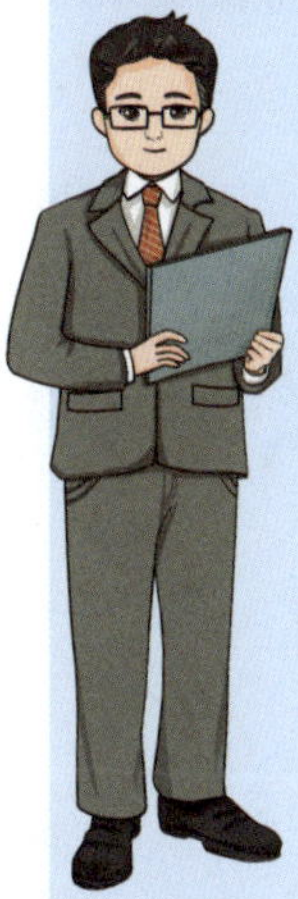

甲状腺癌患儿的治疗策略，尤其是手术方案的选择，需综合考量多项因素，包括患儿年龄、肿瘤大小、位置、病理类型、分期，以及是否存在淋巴结转移等。对于是否需要实施甲状腺全切除，医学界尚无统一答案，但结合临床实践与研究证据，目前的临床数据显示，儿童甲状腺癌的局部复发率和远处转移率显著高于成人，而甲状腺全切除术能有效降低这一风险。因此，越来越多的临床医生倾向于对儿童甲状腺癌患者采用甲状腺全切除术。

此外，是否选择全切除还需参考肿瘤大小与分期。对于肿瘤较大、已侵犯周围组织，或存在淋巴结转移的患儿，甲状腺全切除通常是更合适的选择，可最大限度减少复发和转移的可能性。

不过，全切除并非唯一选择。对于肿瘤较小、局限于单侧甲状腺叶、无淋巴结转移且病理类型为滤泡状甲状腺癌的患儿，可考虑采用甲状腺部分切除术（如单侧腺叶 + 峡部切除），在控制病情的同时保留部分甲状腺功能。

综上所述，甲状腺癌患儿是否需要做甲状腺全切除，需根据患儿的病情进行个体化判断。家长应与医疗团队保持密切沟通，全面了解患儿的病情细节和治疗方案的利弊，共同做出最适合患儿的决策。同时需

关键词

儿童甲状腺癌　外科治疗

注意，术后的辅助治疗（如放射性碘治疗、甲状腺激素替代治疗）及长期随访（监测甲状腺功能、肿瘤复发指标等），是确保治疗效果、保障患儿长期健康的重要环节。

（张雪溪　倪　鑫）

关键词

甲状腺切除手术　生活质量

7. 甲状腺切除手术会对患儿有哪些影响

当患儿需要接受甲状腺切除手术时，家长通常会十分担忧手术对患儿日常生活及未来成长的长远影响，这种心情完全可以理解。甲状腺作为人体内分泌系统的核心器官之一，负责分泌甲状腺激素以调控新陈代谢、生长发育、神经系统功能等关键生理活动，其功能的改变确实可能引发一系列连锁反应。但值得欣慰的是，通过科学的术后管理和治疗，这些影响大多能得到有效控制，患儿仍可获得良好的生活质量和正常的成长轨迹。

专家说

甲状腺切除手术对患儿生活的影响涉及多个维度，但其程度和范围并非绝对，而是取决于手术范围（如部分切除或全切除）、术后甲状腺功能的稳定状

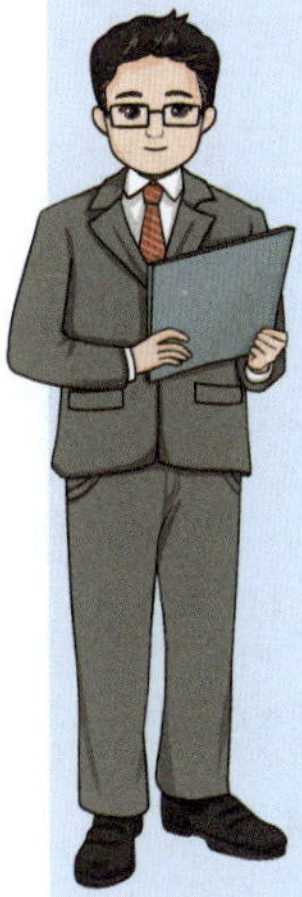

态、替代治疗的及时性与精准性，以及患儿的个体差异（如年龄、基础健康状况）等。具体影响及应对方式如下。

（1）生理功能影响：甲状腺是人体代谢的“调节器”，切除后需终身依赖服用左甲状腺素钠片等替代药物以维持代谢平衡。若甲状腺素摄入不足，可能出现代谢减退（怕冷、乏力、体重增加及便秘）；剂量过高则可能导致代谢亢进（怕热、多汗、体重下降及心慌），直接影响体重、体温、心率等基础生理指标。

应对方法：为平衡甲状腺素水平，术后需定期（初期每 1~3 个月）检测甲状腺功能（TSH、FT4），医生会根据结果精准调整剂量，直至找到适合孩子的“个体化剂量”，多数孩子可通过规范用药维持代谢稳定。

（2）生长发育影响：儿童（尤其婴幼儿和青春期前）的骨骼生长、肌肉发育、神经系统成熟均高度依赖甲状腺激素，这一阶段的激素水平会直接影响成年身高和智力潜能。若术后激素补充延迟或剂量不足，可能导致患儿生长迟缓（每年身高增长不足 5cm）、骨龄滞后，甚至影响青春期启动时间。

应对方法：从术后第一天即开始规范补充激素，定期监测患儿骨龄和生长曲线（如每 6 个月拍摄骨龄片），确保激素水平匹配患儿的生长需求。临床数据显示，得到及时干预的患儿，其最终身高和发育节奏可接近正常儿童。

（3）心理健康影响：甲状腺激素与神经系统兴奋性密切相关，水平波动可能间接影响情绪状态。激素不足时患儿可能表现为情绪低落、注意力涣散；剂量过高则可能出现烦躁、易怒、睡眠不安，这些状态若持续可能影响亲子关系和社交。

应对方法：家长需关注患儿的情绪变化，将其与激素检测结果关联记录（如“近期 TSH 偏高时孩子较沉默”），及时反馈医生调整用药；若患儿情绪问题明显，可寻求儿童心理医生帮助，通过游戏治疗、情绪疏导等方式缓解压力。

（4）学习与认知能力影响：甲状腺激素对患儿大脑发育（尤其海马体等与记忆相关的区域）至关重要，术后功能稳定是认知能力的保障。患儿若长期激素异常可能导致记忆力下降、逻辑思维迟缓，间接影响学业表现；但术后激素水平维持正常的患儿，通常能保持与同龄人相同的认知水平。

应对方法：家长可与老师沟通患儿术后的情况，必要时申请课堂注意力支持（如前排座位、重点内容重复提醒）；定期通过简单测试（如背诵、算术速度）观察患儿的认知状态，发现问题及时与内分泌医生和教育专家进行协作干预。

（5）生活质量影响：手术本身对活动能力的影响是短期的，长期生活质量更多取决于术后管理。

应对方法：①术后恢复期（1~4 周），应避免患儿低头、转头幅度过大或进行剧烈运动（如跑步、跳绳），以防患儿颈部伤口因牵拉出血，这段时间可改为散步、静态游戏等轻度活动；②长期适应，伤口愈合后（通常 1 个月后），患儿可恢复正常运动，无须特殊限制；饮食上应避免患儿过量摄入碘（如海带、紫菜），以防影响激素代谢，保持均衡饮食即可。

（6）社交与自我认同影响：颈部手术瘢痕（通常为7~10cm，位于颈前横纹处）可能成为患儿的心理负担，尤其进入青春期后。部分患儿可能因瘢痕自卑，回避游泳、短发等暴露颈部的情况，甚至影响其社交主动性。

应对方法：术后早期可使用硅酮类祛疤产品（遵医嘱）减轻患儿瘢痕增生；家长需引导患儿正视瘢痕的意义（“这是勇敢战胜疾病的勋章”），通过分享同龄康复者的故事、鼓励参与集体活动等方式，帮助患儿建立“健康比外观更重要”的自我认同。

（7）进行长期管理：术后管理的核心是“动态平衡”，需贯穿整个生长发育期。

定期复查：0~6 岁患儿建议每 1~3 个月检查甲状腺功能，学龄期每 3~6 个月检查 1 次，青春期后可延长至每 6~12 个月检查 1 次，同时监测甲状腺球蛋白（肿瘤复发指标）和超声。

生活方式配合：保证患儿规律作息（促进激素稳定）、适度运动（如跳绳、篮球等有助于骨骼发育），避免过度疲劳或营养不良。

综上所述，甲状腺切除手术对患儿的影响并非“不可逆”，而是可通过“规范治疗 + 精细管理 + 心理支持”实现有效控制。家长的角色不仅是“执行者”，更是患儿的“同盟者”——既要严格遵循医疗方案，也要关注患儿的内心需求，让他们在生理和心理层面都能顺利适应术后生活，最终成长为健康、自信的个体。

健康术语

甲状腺功能

指甲状腺分泌甲状腺激素的能力，是维持人体正常生理活动的核心环节。

甲状腺激素替代治疗

当甲状腺因手术切除、功能衰竭等原因无法自主合成足够激素时，需通过口服人工合成的甲状腺激素（如左甲状腺素钠片）进行补充，这一过程称为甲状腺激素替代治疗。

新陈代谢率

指人体在清醒而安静的状态下（不受肌肉活动、环境温度、食物等影响），单位时间内消耗能量的速率，是反映身体代谢活跃程度的重要指标。

心理健康

指个体在认知、情感、行为等方面处于良好状态，能够适应环境、应对压力、建立良好人际关系。

（张雪溪　倪　鑫）

8. 所有甲状腺癌患儿都需要进行**放射性碘治疗**吗

放射性碘治疗是甲状腺癌治疗中的一种重要手段，尤其对于成人患者而言，它在清除残留甲状腺组织、预防复发和转移方面发挥着关键作用。然而，当用于甲状腺癌患儿时，这一治疗策略的应用就需要更加谨慎和个体化。那么，所有的甲状腺癌患儿都需要接受放射性碘治疗吗？

专家说

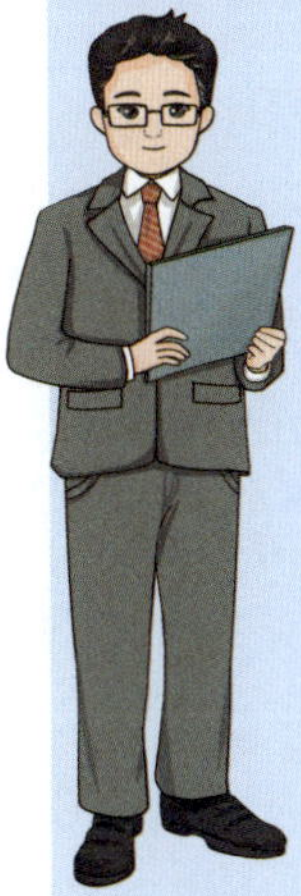

并非所有的甲状腺癌患儿都需要接受放射性碘治疗。这一决策主要取决于患儿的病情、手术效果、病理类型、分期及潜在的长期副作用等多个因素。

（1）适合放射性碘治疗的情况

存在高危因素：若甲状腺癌患儿出现多灶性病变、双侧甲状腺受累、淋巴结转移（尤其是中央区或侧颈区广泛转移）、远处转移（如肺转移等）或肿瘤侵犯甲状腺外组织，放射性碘治疗可帮助清除残留的甲状腺组织及可能存在的微小转移灶，降低患儿复发风险。

甲状腺全切除术后：对于接受甲状腺全切除术的患儿，若术后病理提示存在上述高危因素，通常建议进行放射性碘治疗，以巩固治疗效果。

（2）可能无须放射性碘治疗的情况：对于肿瘤局限于单侧甲状腺、病灶较小（如直径<1cm）、无淋巴结及远处转移且病理类型为低危乳头状癌的患儿，在进行甲状腺腺叶切除或近全切除术后，若术后甲状腺功能监测及影像学检查未发现残留或转移灶，患儿可能不需要放射性碘治疗，仅需长期随访和进行甲状腺激素替代治疗即可。

关键词

甲状腺癌　放射性碘治疗

（3）**儿童应用放射性碘治疗的特殊考量：**由于儿童处于生长发育阶段，放射性碘治疗可能对其甲状腺以外的组织（如唾液腺、生殖器官等）造成辐射影响，增加长期并发症（如第二原发肿瘤）的风险。因此，临床医生在决定是否采用放射性碘治疗时，会充分权衡治疗获益与潜在风险，严格把握适应证，以避免过度治疗。

综上所述，甲状腺癌患儿是否需要放射性碘治疗，需由专业的医疗团队根据患儿的具体病情（如肿瘤分期、病理特征、手术情况等）进行综合评估后决定，核心原则是在有效控制肿瘤的同时，最大限度减少对患儿生长发育的长期影响。家长应与医生充分沟通，了解治疗的必要性及可能的风险，共同制定个性化的治疗方案。

健康术语

放射性碘治疗

是利用放射性同位素碘-131（^{131}I）的放射性特性，针对甲状腺组织或甲状腺癌细胞进行的一种靶向治疗方法，在甲状腺疾病（尤其是甲状腺癌）的治疗中应用广泛。

（张雪溪　王生才）

9. 所有甲状腺癌患儿都需要口服**左甲状腺素钠片**吗

关键词

甲状腺癌　左甲状腺素钠片

甲状腺激素替代治疗是一种通过补充外源性甲状腺激素，以纠正甲状腺功能减退（简称“甲减”）或维持甲状腺激素正常水平的治疗方式，广泛应用于各种原因导致的甲状腺激素分泌不足或甲状腺功能丧失的情况。左甲状腺素钠片是最常见的外源性甲状腺素药物，虽然安全性很高，但是它的应用需要根据患者的具体情况。

专家说

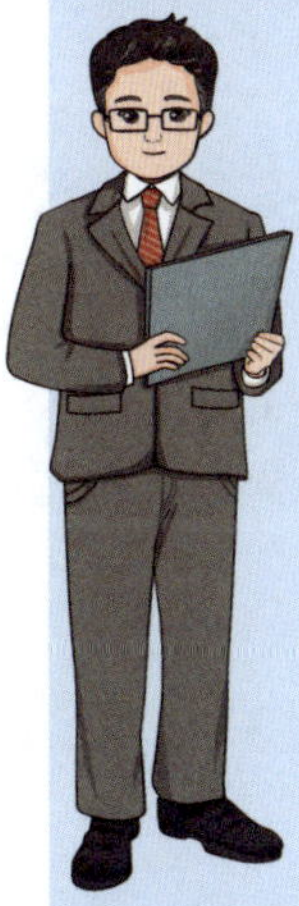

甲状腺癌患者是否需要长期服用左甲状腺素钠片，需根据病情、治疗方式及术后甲状腺功能状态综合判断，并非所有患者都必须服用。

（1）必须服用的情况：甲状腺全切（切除全部甲状腺组织）或近全切（仅残留极少甲状腺组织）后，患儿自身几乎无法分泌甲状腺激素，会出现甲状腺功能减退症（甲减），表现为代谢减慢、乏力、体重增加及怕冷等。此时必须通过左甲状腺素钠片补充外源性甲状腺激素，以维持患儿的正常生理功能（如代谢、生长发育、神经系统功能等）。

（2）可能需要服用的情况：甲状腺部分切除术后。

残留甲状腺功能不足时：若手术仅切除患儿部分甲状腺（如单侧腺叶 + 峡部切除），剩余甲状腺组织可能无法满足机体对甲状腺激素的需求，术后检查若提示甲减或亚临床甲减（TSH 升高、甲状腺激素水平降低或正常偏低），则患儿需要服用左甲状腺素钠片补充治疗。

残留甲状腺功能正常时：若患儿剩余甲状腺组织功能良好，术后甲状腺激素和 TSH 水平均在正常范围且肿瘤复发风险极低（如低危乳头状癌），患儿则可能无须服药，但需定期监测甲状腺功能，一旦出现功能减退则及时启动替代治疗。

综上所述，对于左甲状腺素钠片在甲状腺癌患儿中的应用，核心是“补充甲状腺功能”和“降低复发风险”。甲状腺全切除 / 近全切患儿几乎都需要终身服用；部分切除患儿需根据残留甲状腺功能决定。具体用药剂量和疗程需由医生根据患儿的肿瘤分期、复发风险、甲状腺功能检测结果等进行个体化制订，患者需严格遵医嘱服药并定期复查，切勿自行停药或调整剂量。

（张雪溪　王生才）

10. 警惕伪装成鼻部“血管瘤”的横纹肌肉瘤

关键词

横纹肌肉瘤 鼻部肿物

当孩子的鼻部出现类似“血管瘤”的病变时，家长确实容易因“血管瘤多为良性”的固有认知而忽视潜在风险。但需警惕的是，部分看似“血管瘤”的病变可能是横纹肌肉瘤等恶性肿瘤的早期表现。及时准确识别、尽早规范就医，对避免延误治疗、保障患儿健康至关重要。

专家说

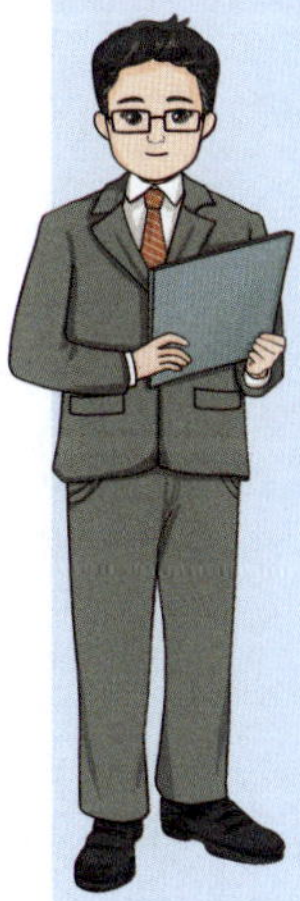

儿童鼻部常见的良性血管瘤（如婴幼儿血管瘤）与横纹肌肉瘤等恶性肿瘤，早期可能表现出“相似表象”。例如，外观上看两者都可能表现为鼻部或鼻周的红色、紫色或暗红色肿块，质地偏软时更难区分。从发生部位上看，两者均可能出现在鼻前庭、鼻翼、鼻梁或鼻腔内，位置隐蔽时仅表现为局部隆起。生长模式上看，良性血管瘤在出生后数周可能快速增大，而恶性肿瘤也可能短期内明显变大，仅凭“生长快”难以直接区分。

因此，当鼻部“红色肿物”出现以下情况时，需优先排除横纹肌肉瘤出现的可能：①肿块短期内突然增大（如 1~2 周内肿块体积翻倍）；②伴有反复鼻出血、鼻塞难以缓解或鼻涕中带血丝；③病变侵犯周围组织，出现面部不对称、眼睛突出、张口困难等；④局部皮肤温度不高（良性血管瘤常因血流丰富而偏热），或质地逐渐变硬。

孩子鼻部出现的“血管瘤样”病变并非都是良性，横纹肌肉瘤等恶性肿瘤可能以相似外观早期出现。家长需牢记：“外观不能作为判断依据，生长速度、伴随症状及专业检查才是关键”。发现病变后切勿自行用药或等待“消退”，及时就医通过影像学和病理检查明确诊断，才能为孩子争取最佳治疗时机，最大限度降低健康风险。

（张雪溪　王生才）

11. 儿童头颈部**横纹肌肉瘤**的**治疗效果**如何

头颈部是儿童横纹肌肉瘤的好发部位，其的治疗效果受多种因素影响，包括肿瘤分期、病理亚型、发病部位、治疗时机及治疗方案的规范性等。总体而言，随着现代综合治疗（手术、化疗、放疗结合）的应用，其预后已较过去显著改善。

专家说

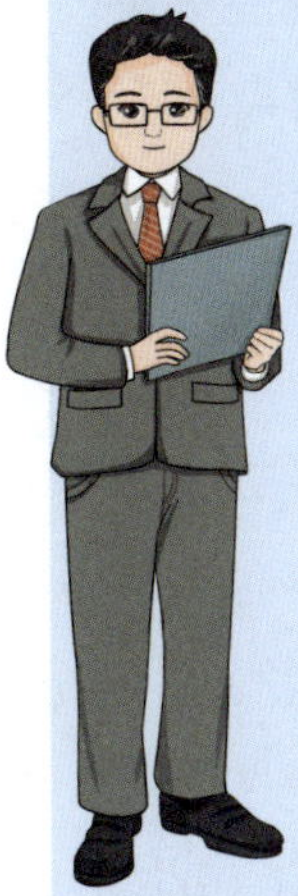

根据国际儿童肿瘤研究组的数据，结合肿瘤本身危险度分组，横纹肌肉瘤患儿的 5 年生存率整体在 60%~80%，但对于难治性病例，其 5 年生存率则在 30%~50%。影响儿童头颈部横纹肌肉瘤治疗效果的关键因素主要包括以下几点。

（1）肿瘤分期与扩散程度

局限性肿瘤（未扩散）：若肿瘤局限于头颈部原发部位，未侵犯周围重要器官（如颅内、眼眶）或远处转移（如肺、骨），治疗效果较好，患儿治愈可能性高。

晚期肿瘤（已扩散）：若肿瘤已侵犯深部组织、发生区域淋巴结转移或远处转移，治疗难度增大，患儿复发风险较高，预后相对较差。

（2）病理亚型：横纹肌肉瘤主要分为胚胎型、腺泡型、多形性等亚型，患儿以胚胎型多见，其对化疗、放疗的敏感性较高，预后优于腺泡型（尤其是融合基因阳性的腺泡型）。

（3）发病部位：头颈部不同位置的肿瘤预后差异较大。肿瘤若位于鼻腔、鼻窦、眼眶等相对表浅或易手术切除的部位，患儿治疗更易彻底，效果较好；若肿瘤侵犯颅内、颅底等关键结构，手术则难以完全切除，患儿进行放疗、化疗的风险更高，预后相对复杂。

（4）治疗规范性：早期诊断后，采用多学科协作（儿科肿瘤、外科、放疗科及病理科联合）的综合治疗（术前化疗缩小肿瘤 + 手术切除 + 术后辅助化疗 / 放疗），可显著提高疗效；若延误治疗或治疗不规范，患儿的复发率会明显增加。

关键词

横纹肌肉瘤　治疗效果

头颈部横纹肌肉瘤患儿的治疗效果虽受多种因素影响，但早期诊断 + 规范的综合治疗是改善预后的关键。危险度低患儿治愈可能性较高，即使是高危患儿，通过现代治疗技术也能提高缓解率。家长需配合医生完成全程治疗及随访，切勿因“恶性肿瘤”而放弃，多数患儿可获得较好的生存质量。

健康加油站

到底什么是多学科协作诊疗

多学科协作诊疗（multidisciplinary team，MDT）是一种以患者为中心，由多个相关学科的专家组成团队，共同为特定疾病（尤其是复杂疾病或疑难重症）患者提供综合诊疗方案的模式。其核心是打破学科壁垒，通过多学科专家的协作，优化诊疗决策，提升治疗效果和患者生存质量。MDT 是现代医学发展的重要方向，尤其在复杂疾病的诊疗中发挥关键作用。它通过整合多学科资源，实现“1+1>2”的效果，最终让患者获得更精准、高效、个性化的诊疗服务。对于儿童头颈部横纹肌肉瘤等需要综合治疗的疾病，MDT 更是改善预后的核心保障之一。

（张雪溪　王生才）

12. 放射治疗对患儿头颈部的影响大吗

关键词：放射治疗　影响

放射治疗是儿童头颈部恶性肿瘤（如横纹肌肉瘤、鼻咽癌等）综合治疗的重要手段，但由于患儿头颈部组织器官处于生长发育阶段，对放射线的敏感性显著高于成人，因此放射治疗可能带来短期和长期的影响。这些影响的严重程度与放疗剂量、照射范围、患儿年龄（越小越敏感）、是否联合化疗等因素密切相关。

专家说

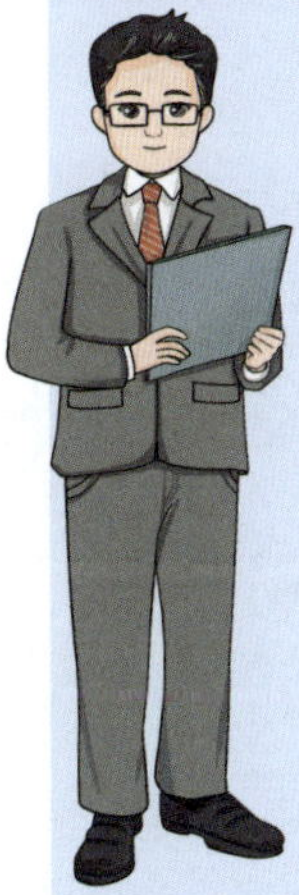

放射治疗对患儿头颈部的影响确实存在，且可能涉及多个方面，包括生长发育、器官功能、认知能力和生活质量等。然而，这种影响并非一概而论，而是取决于多种因素，如照射范围和剂量、治疗年龄、放疗技术等。造成的影响主要包括以下几个方面。

短期影响（治疗中或治疗后数周内）

短期副作用多为放射部位的组织损伤，通常可通过对症处理缓解，主要包括以下几种。

（1）**皮肤及黏膜反应**：头颈部皮肤可能出现发红、干燥、脱皮，严重时可出现水疱、溃疡（类似晒伤）。

（2）**上呼吸道影响**：①口腔、咽喉黏膜受损，导致口腔溃疡、疼痛、吞咽困难；②鼻腔黏膜干燥、出血；③耳道黏膜炎症可能引起耳痛、听力暂时下降。

（3）**唾液腺损伤**：头颈部放疗常累及唾液腺（如腮腺），导致患儿唾液分泌减少，出现口干、味觉减退或消失，增加龋齿、口腔感染的风险。

（4）**吞咽与呼吸影响**：咽喉部黏膜水肿或肌肉痉挛可能导致患儿吞咽疼痛、进食困难，甚至短暂的呼吸困难（尤其照射范围涉及喉部时）。

（5）**血液系统抑制**：若照射范围包含骨髓（如颈部淋巴结区域），患儿可能出现白细胞、血小板暂时下降，增加感染或出血风险（多为轻度，可通过药物干预）。

长期影响（治疗后数月至数年，需重点关注）

儿童生长发育活跃，放射线对增殖活跃的细胞（如骨骼、软骨、内分泌腺、神经组织）损伤更持久，可能影响患儿生长发育和器官功能，具体包括以下几个方面。

（1）**骨骼与软组织发育异常**：患儿头面部骨骼（如颅骨、颌骨、鼻窦）受照射后，可能出现生长迟缓或不对称，导致面部畸形（如面部两侧大小不一、颌骨短小）。

（2）**牙齿发育受影响**：牙齿萌出延迟、牙釉质发育不全、牙齿畸形，甚至恒牙缺失。

（3）**内分泌功能障碍**：头颈部放疗可能损伤患儿垂体、甲状腺等内分泌器官。

（4）**垂体功能减退**：影响患儿生长激素、促甲状腺激素等分泌，导致生长迟缓、青春期发育延迟；甲状腺功能减退：需长期甲状腺激素替代治疗；少数情况下，可能影响肾上腺功能。

（5）神经系统损伤：若照射范围涉及颅脑（如颅底、眼眶附近肿瘤），可能损伤脑组织或颅神经，长期可能出现认知功能下降（如记忆力、注意力减退）、学习困难或颅神经麻痹（如视力下降、面瘫）；脊髓受照射可能增加远期脊髓损伤风险（如肢体麻木、运动功能障碍），但精准放疗技术已大幅降低此风险。

（6）听力与视力影响：中耳、内耳受照射可能导致慢性中耳炎、听力永久性下降（尤其高剂量照射）；眼眶或视神经受照射可能增加白内障、视网膜病变风险，影响视力。

（7）第二原发肿瘤风险：放射线可能损伤正常细胞 DNA，增加远期（治疗后数年至数十年）发生第二原发肿瘤的风险（如甲状腺癌、头颈部肉瘤等），但发生率较低（5%~10%，随随访时间延长略有增加）。

放射治疗对患儿头颈部的影响确实存在（尤其长期影响需警惕），但并非所有患儿都会出现严重副作用。随着精准放疗技术的进步和多学科管理的完善，医生可在有效控制肿瘤的同时，最大限度降低对正常组织的损伤。家长需与医疗团队密切配合，严格遵循随访计划，及时处理可能出现的问题，以保障患儿的长期健康。

（张雪溪　蒋马伟）

二

胸部肿瘤

13. 孩子**肺**上长“**瘤**”了怎么办

关键词 儿童 肺肿瘤

儿童肺部肿瘤很少见，其真实发病率尚不清楚，缺少大宗病例报道。儿童原发肺肿瘤、肺转移瘤和非肿瘤性肺部病变的比率约为1：5：60，原发性肺肿瘤中约75%为恶性，儿童肺肿瘤的临床症状不典型，影像学表现无特异性，临床诊断困难。不同肿瘤类型及临床表现的患儿预后不一。

专家说

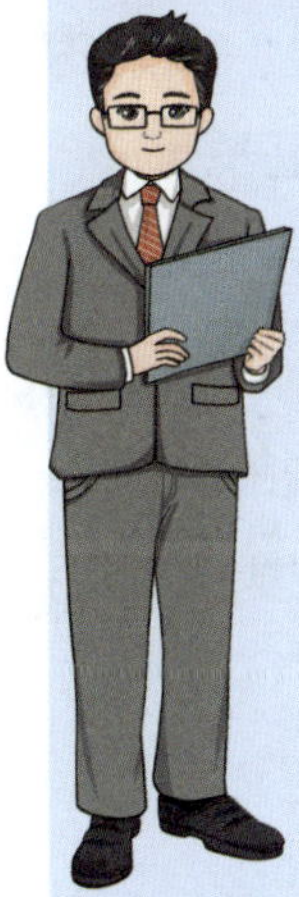

儿童原发性肺肿瘤中，良性肿瘤包括错构瘤、腺瘤等；恶性肿瘤包括胸膜肺母细胞瘤、支气管腺癌、原发性肺癌等，转移性肿瘤包括肾母细胞瘤（最常见），骨肉瘤，恶性生殖细胞肿瘤等。炎性肌纤维母细胞瘤是一种具有潜在恶性，甚至能发生远处转移的间叶性真性肿瘤，其良恶性之分仍存在争议，属于交界性肿瘤之一。

肺肿瘤患儿的临床表现不典型，目前尚无特异性肿瘤标志物。大多数患儿因呼吸道感染、术前检查或外伤检查时偶然发现，少部分因肿瘤产生占位效应，如胸痛、呼吸费力才被发现。由于肺组织的特殊性，检查项目主要为CT。

外科手术是治疗肺肿瘤患儿的重要方法，手术范围及手术时机的选择需要根据患儿的实际情况综合考虑来决定。恶性肿瘤患儿通常还需要联合化疗、放疗等综合治疗。

（张　旭　王焕民）

14. 胸膜肺母细胞瘤是不治之症吗

胸膜肺母细胞瘤（pleuropulmonary blastoma，PPB）首先由Manivel于1988年提出，1999年在世界卫生组织分类中正式确认。是一种罕见的、具有侵袭性的儿童肺部恶性肿瘤，有家族发病倾向。与成人肺母细胞瘤不同，儿童PPB只有间叶成分为肿瘤性。PPB发病率为（0.35~0.65）/10万人年，约占儿童原发肺肿瘤的15%，绝大多数患儿发病年龄均小于6岁，12岁以上的儿童发病较为少见。

专家说

胸膜肺母细胞瘤可分别发生于肺、胸膜，也可同时发生。患儿的临床表现缺乏特异性，早期多以咳嗽、发热等呼吸道感染的症状为主，抗感染治疗效果差，

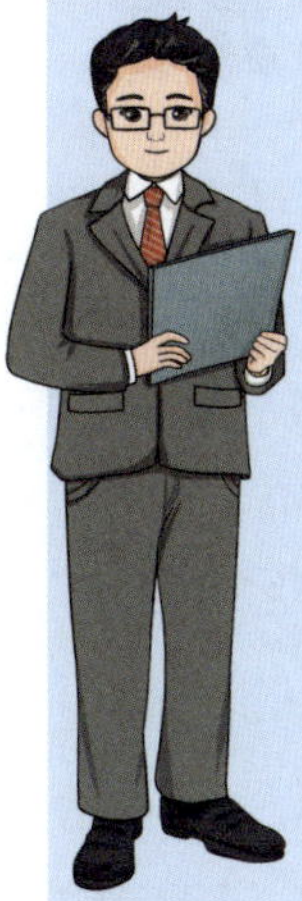

伴或不伴胸腔积液。还可以有胸痛、乏力、厌食、贫血及消瘦等表现。PPB 多发生在肺周边或胸膜，因此可较晚出现呼吸困难等肿瘤压迫症状。

PPB 是 DICER1 胸膜肺母细胞瘤家族性肿瘤易感综合征的标志性疾病之一，25% 的 PPB 患儿及家族存在肿瘤或发育异常，其中囊性肾瘤最常见，其他 PPB 相关肿瘤还有家族肺囊肿、甲状腺肿瘤、胚胎性肿瘤（髓母细胞瘤、恶性生殖细胞瘤）及肾母细胞瘤等。

按病理类型 PPB 可分为 3 种，分别是Ⅰ型（囊性）、Ⅱ型（囊实性）和Ⅲ型（实性）。Ⅰ型影像学表现不典型，难以与先天性肺囊性病区分。存在由Ⅰ型向Ⅱ型、Ⅲ型逐渐进展的可能。

PPB 的治疗以手术联合化疗为主，放疗作用有限，放疗主要用于复发或术后有残留者。目前研究表明，PPB 的预后与病理类型、肿瘤能否手术完全切除、是否转移等因素有关。由于存在从Ⅰ型向预后更差的Ⅱ型、Ⅲ型进展的可能性，早期诊断、积极治疗很重要。

（张　旭　王焕民）

15. 为何说**神经母细胞瘤**原发于纵隔比腹部“好”

关键词：神经母细胞瘤　原发部位

神经母细胞瘤（neuroblastoma，NB）是儿童最常见的颅外实体肿瘤，起源于交感神经系统，因此可分布在任何有交感神经组织存在的位置。NB 最常见的部位在腹膜后，但有 10%~20% 的肿瘤可原发于纵隔。研究表明，不同原发部位 NB 具有不同的临床及预后特征，原发部位位于纵隔、盆腔、颈部的 NB 生物学行为良好，预后较好；而腹部包括肾上腺及腹膜后 NB 则相反，预后较差。

专家说

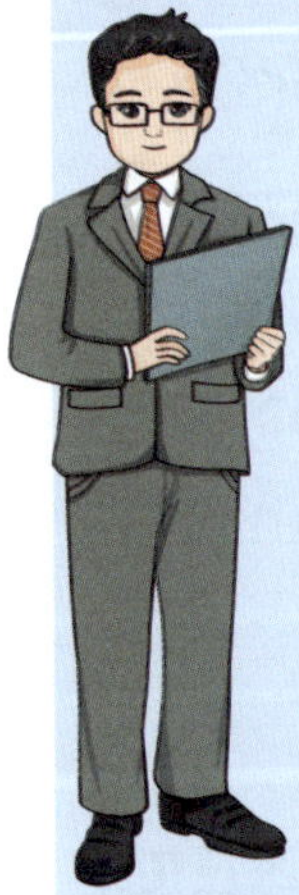

神经母细胞瘤的临床表现多样，很多患儿因呼吸道感染、术前检查或外伤检查时偶然发现，部分因肿瘤产生压迫症状而被发现，如胸痛、呼吸费力、霍纳综合征（患侧瞳孔缩小、上睑下垂、无汗症），肿瘤向椎管内延伸压迫脊髓，出现肢体运动异常；还有可能出现全身症状，如贫血、消瘦等。

纵隔神经母细胞瘤和腹部神经母细胞瘤的预后差异主要取决于多种因素，包括肿瘤的分期、生物学特征、患者的年龄等。发病年龄是 NB 重要的预后影响因素，总体发病年龄越小 NB 预后越好。通常来说，纵隔神经母细胞瘤的预后相对较好，原因如下：①胸腔容积相对受限，纵隔肿瘤患儿易出现咳嗽、呼吸费力等症状，霍纳综合征表现较明显，进行相关检查易早期发现瘤灶；②有研究表明，纵隔 NB 中 NMYC 基于扩增较腹部少见，因此其侵袭性和转移风险较低。

健康术语

霍纳综合征（Horner syndrome）

为交感神经通路受损伤引起的一系列症状，包括患侧瞳孔缩小、上睑下垂、面部无汗。

（张　旭　王焕民）

关键词

纵隔　淋巴管瘤　淋巴瘤

16. 长在纵隔的**淋巴管瘤**和**淋巴瘤**有何不同

纵隔淋巴管瘤和纵隔淋巴瘤都发生在纵隔区域，且名称相似，但它们在病因、病理特征、临床表现和治疗上有显著差异。

专家说

纵隔淋巴管瘤是一种起源于淋巴系统的先天性脉管发育异常，为扩张的淋巴管形成的囊性病变。多无临床症状，体检时偶然发现。肿瘤增大时患儿可出现呼吸困难、吞咽困难、咳嗽及胸痛等压迫症状，可继发感染，引起发热或局部疼痛。手术切除是主要治疗方法，手术切除困难者可药物治疗或介入治疗，预后良好。

纵隔淋巴瘤是一种起源于淋巴系统的恶性肿瘤，为纵隔实性肿块。分为霍奇金淋巴瘤和非霍奇金淋巴瘤。淋巴瘤可压迫气管、食管或上腔静脉，引起患儿出现呼吸困难、吞咽困难或上腔静脉综合征（颜面部肿胀及上肢水肿、颈静脉怒张）。治疗方法主要是化疗和放疗，霍奇金淋巴瘤患儿预后较好，非霍奇金淋巴瘤患儿预后差异较大。

健康术语

上腔静脉综合征（superior vena cava syndrome，SVCS）

是由于上腔静脉（SVC）受压或阻塞，上半身静脉回流受阻而引发的一系列临床症状，包括面部肿胀、上肢水肿、颈部及胸壁静脉曲张、呼吸困难。常见原因包括恶性肿瘤（如肺癌、淋巴瘤）、血栓形成等。

（陈诚豪　王焕民）

17. 气管黏液表皮样癌是不治之症吗

黏液表皮样癌（mucoepidermoid carcinoma，MEC）是一种较为罕见的气管恶性肿瘤，起源于气管支气管黏膜下层导管上皮细胞。儿童气管 MEC 少见，约占所有儿童原发性恶性肺肿瘤的 9%。

专家说

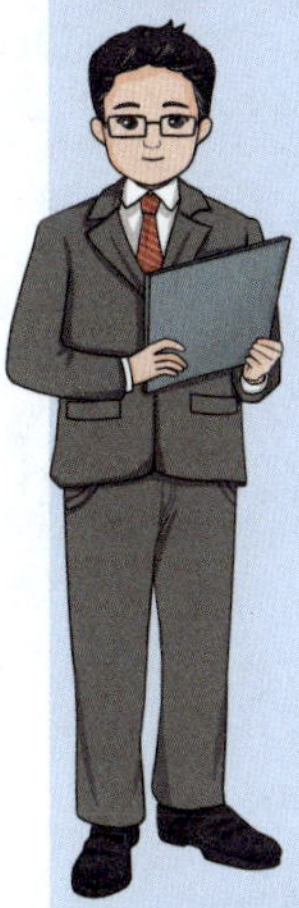

气管黏液表皮样癌的临床症状与肿瘤的位置和大小有关，MEC 常以呼吸道症状起病，可表现为咳嗽、发热、咳痰及喘息等呼吸道感染症状，也可表现为咯血。胸部 CT 主要表现为肺部占位、肺炎、肺不张、肺气肿，一般是几种表现同时出现。手术切除是最有效的治疗方式，需要达到切缘阴性。近几年随着支气管镜技术的发展，内镜下切除气管肿瘤成为一种选择，但是存在无法达到根治性切除的可能，气管镜下切除 MEC 的效果仍需进一步研究。气管 MEC 根据有无囊性结构、细胞类型（黏液细胞、中间细胞、表皮样细胞）、细胞多形性和有丝分裂活性分为低、中、高 3 个组织学级别，患儿大部分是分化良好的低级别病变，整体预后良好。

（陈诚豪　王焕民）

三

腹部肿瘤

18. 神经母细胞瘤为什么会长在肚子里

关键词

神经母细胞瘤　好发部位

有些家长在刚得知孩子患上神经母细胞瘤时，在感到意外的同时，往往会向医生提出一个问题："既然是'神经'母细胞瘤，为什么会长在孩子的肚子里，而不是脑袋里？"

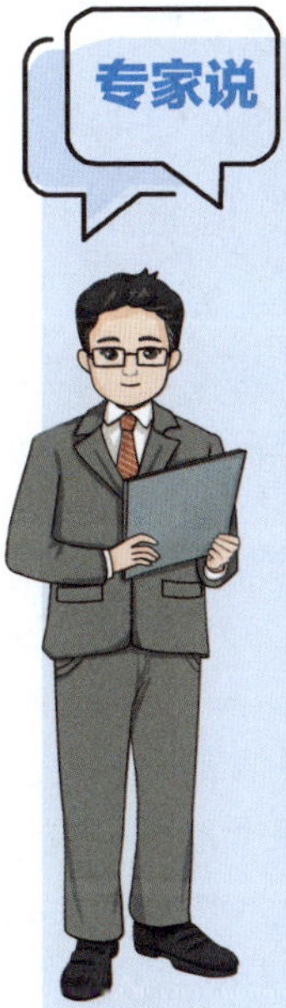

神经母细胞瘤是一种来源于交感神经系统的恶性肿瘤，是胚胎时期的原始神经嵴细胞，发育成熟的过程中出现了异常变化，并且不断分裂增多，最终在身体内形成了肿瘤病灶。由于它是来源于交感神经的肿瘤，而交感神经在体内的分布又是比较广泛的，理论上讲身体内这些有交感神经链分布的地方，神经母细胞瘤就都有可能发生。从临床实际上看，神经母细胞瘤相对常见的生长位置是在人体的中线区域附近。神经母细胞瘤的好发部位主要包括以下几个。

（1）肾上腺：肾上腺髓质内含有交感神经节，是神经母细胞瘤最常见的发病部位，约占全部神经母细胞瘤的 40%。

（2）腹膜后脊柱旁交感神经节：这也是神经母细胞瘤的常见原发部位，尤其是上腹部的腹膜后区域，约占所有神经母细胞瘤病例的 25%。

（3）纵隔：纵隔位于膈肌以上，两肺之间的胸部区域，包含了心脏、气管、食管、胸腺及胸部大血管等。约 15% 的神经母细胞瘤患儿的肿瘤生长在纵隔，肿瘤在纵隔区域的生长可能会对上述这些重要的组织器官造成影响。

（4）中线区域其他部位：如颈部、盆腔、椎管内等区域，这些部位的肿瘤相对比较少见，但仍需要引起注意。

由此可见，神经母细胞瘤主要发生在交感神经分布的部位，而最常见的就是在上腹部腹膜后区域（肾上腺也是腹膜后的器官），也就是我们平时所说的“肚子里”，而并非生长在我们平时熟悉的神经系统肿瘤最常见的发生部位——颅内。当肿瘤没有得到及时诊治，出现进展时，也可能转移到淋巴结、骨髓、肝脏及骨骼等全身其他部位。

健康术语

交感神经

是人体自主神经系统的主要组成部分，通过脊柱旁交感神经节分布到人体各个部位，发挥着重要的生理功能。它负责调节人体应激反应、内脏运动以及昼夜节律等，与副交感神经共同维持人体内环境的稳定。

（杨　维）

19. 神经母细胞瘤是不治之症吗

关键词

神经母细胞瘤 预后 危险因素

神经母细胞瘤具有高度复杂性，其发生部位、组织病理学表现和生物学特征等方面各不相同。最显著的特点是临床行为多样，部分肿瘤可自发消退，也可生长成熟为良性肿瘤；但更多的患儿表现为侵袭性疾病伴全身转移，即使接受了强化的多学科治疗仍死亡。神经母细胞瘤的临床多样性与众多临床和生物学因素密切相关，部分肿瘤预后相关危险因素已经明确，但仍有大量分子学基础在很大程度上仍未可知。

专家说

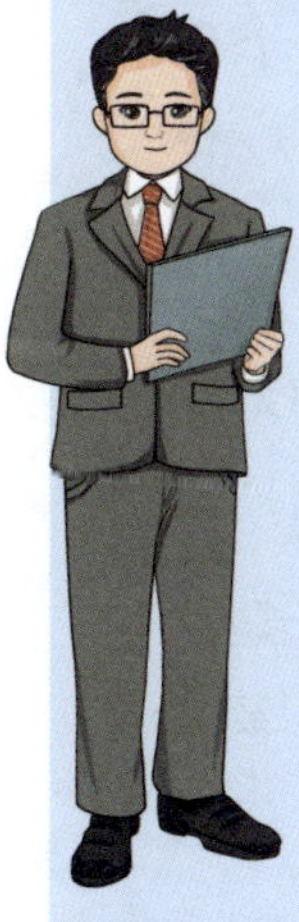

神经母细胞瘤并非不治之症，其预后受多种危险因素的影响，可以归纳为以下几点。

（1）年龄：年龄是影响神经母细胞瘤预后的关键因素。总体来说，18 月龄以下的患儿预后较好，大部分患儿 5 年生存率可超过 90%；而 18 月龄以上的患儿预后较差，尤其是高危组患者，5 年生存率可能低于 50%。

（2）肿瘤位置：原发肿瘤的位置也会影响预后，位于胸腔的患者通常预后较好，而原发肿瘤位于腹部（特别是肾上腺）预后可能较差。

（3）临床分期：总体来说，肿瘤局限不伴有转移者预后相对较好；临床分期越晚（M 期），预后越差；

但其中 MS 期较为特殊，即使发生了多发远处转移，预后通常较好。

（4）生物学特征：特定的生物学标志，如 *N-MYC* 基因扩增、染色体 1p 缺失和 11q 缺失等，通常与预后不良相关；DNA 倍体也是一个重要因素，二倍体的患者预后不良。

以上几项为神经母细胞瘤病理确诊后的常规检查项目，它们对治疗效果的影响，已经被写进了国际神经母细胞瘤诊疗共识当中。

（5）组织病理：国际神经母细胞瘤病理学分类系统将肿瘤临床行为与组织病理学特征、其他生物学变量和患者年龄联系起来，将肿瘤分类为病理预后良好、组织学特征不良两种类型，病理预后良好肿瘤患儿的 5 年无进展生存率为组织学特征不良肿瘤患儿的 3 倍以上。

（6）治疗反应：治疗效果是影响预后的关键因素，治疗反应好的患儿预后较好，但对治疗尤其是化疗不敏感的患儿总体预后不佳。

综上所述，神经母细胞瘤患儿的预后受多种危险因素的影响，包括年龄、临床分期、肿瘤位置、生物学特征、组织病理及治疗反应等。根据以上部分因素，会为患儿确定危险度分组，包括低危、中危和高危 3 组，低危组患儿的 5 年生存率接近 100%，中危组患儿的 5 年生存率为 90% 以上，但高危组患儿的 5 年生存率则低于 50%。

因此，对于神经母细胞瘤患儿，需要综合考虑多种因素来评估其预后，并制订个性化的治疗方案；同时，及早诊断和分类、及时有效的综合治疗对改善预后具有重要意义。

健康术语

神经母细胞瘤的MS（metastatic special）期

是国际神经母细胞瘤分期系统（INRG）中用于描述一种特殊转移模式的分期，主要见于18个月以下的新生儿或小婴儿。原发肿瘤体积通常相对较小，存在多发性远处部位转移。转移灶通常累及皮肤、肝脏和/或骨髓。MS期肿瘤常具有较好的远期治疗效果，少部分病例存在肿瘤自发消退倾向，尤其是伴有良好生物学特征的肿瘤（如无MYCN基因扩增等）。

（杨 深 王焕民）

健康云课堂

针对神经母细胞瘤的治疗会影响患儿的生长发育吗

20. 如何**确诊**孩子患上神经母细胞瘤

神经母细胞瘤是儿童中最常见的恶性实体肿瘤，其临床表现多种多样，患儿发病初期常常没有特别明显的症状，仅仅有肚子痛或者发热等，而当症状持续存在同时出现如贫血、乏力、体重下降或肢体疼痛等特殊症状时，往往已出现远处转移，导致在疾病确诊时已错过了最佳治疗时机，因此早期诊断对该病治疗方法的确定和治疗效果而言至关重要。

专家说

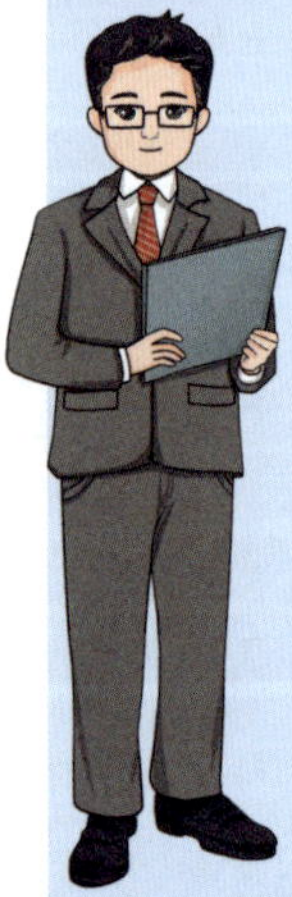

神经母细胞瘤是一种起源于未成熟交感神经嵴细胞的恶性肿瘤，常见于婴幼儿和儿童，尤其是 5 岁以下的儿童。这种肿瘤可以发生在身体的多个部位，最常见的是肾上腺区和脊柱周围，也可能出现在胸部、腹部、盆腔或颈部。神经母细胞瘤患儿的症状多取决于肿瘤侵犯或压迫的部位，主要症状包括不明原因的发热，腹痛或腹部肿块，体重下降、乏力，骨痛或关节痛及高血压等，一旦出现眼眶转移，患儿还可能出现眼球突出及熊猫眼征。如果孩子出现上述症状，高度怀疑患神经母细胞瘤时，家长应及时带孩子到医院进行详细检查。

医生通常会综合多种检查手段来确诊这一疾病，首要进行的检查为影像学检查，包括超声检查、CT、MRI 及单光子发射计算机断层成像（singlephoton emission computed tomography，SPECT）或 PET/CT。其中超声检查作为首选的初筛方法，可以帮助发现颈部、腹部等区域是否有肿瘤存在。CT 可以帮助显示肿瘤的大小、形态及与周围血管、器官的关系。MRI 对软组织病变分辨率更高，可以帮助评估神经系统受累情况。而 SPECT 或 PET/CT 可协助评估是否有远处骨髓、骨骼等组织转移的发生，上述检查部分存在辐射，但在初诊阶段时是非常必要的。

除影像学检查外，还需进行一些实验室检查来进一步明确诊断。神经母细胞瘤的肿瘤组织会释放某些特殊的物质，这些物质可以通过尿液或血液来进行检测［如尿液中的香草基扁桃酸（vanillylmandelic acid，VMA）和血清神经元特异性烯醇化酶（neuron-specific enolase，NSE）］，如果肿瘤位于神经母细胞瘤好发部位，同时出现 VMA 或 NSE 升高，就需要高度怀疑神经母细胞瘤的可能。

除上述检查外，如果孩子高度怀疑患神经母细胞瘤时，还需要完善组织病理学检查以明确诊断，组织病理学检查包括组织活检、骨髓活检及基因检测。组织活检指通过手术或穿刺获取一部分肿瘤组织，并在显微镜下观察细胞的形态来明确疾病种类及来源。因为神经母细胞瘤易于发生骨髓转移，因此骨髓活检也可帮助医生明确疾病的诊断。

除此之外，基因检测包括 *MYCN* 基因扩增、1p 或 11q 染色体缺失等遗传异常，这些检测有助于协助医生判断患儿预后并指导疾病的治疗。一旦诊断明确，医生会通过患儿的年龄、肿瘤发生的部位、有无远处转移及生物学特征进行系统性分期，并根据分期制订后续的治疗计划。

神经母细胞瘤虽然是一种严重的疾病，但随着医学的进步，早期发现和规范治疗可以显著改善患儿的预后。家长应提高警惕，密切关注孩子的身体状况，发现异常及时就医，避免延误病情。

（吴琳琳　汪　健）

关键词
神经母细胞瘤　免疫治疗　多学科诊疗

21. 神经母细胞瘤的治疗方法有哪些

神经母细胞瘤是儿童常见的恶性肿瘤之一，治疗方案需要根据风险分层进行个体化制订。

专家说

神经母细胞瘤的治疗方案依赖于风险分层，通常根据患儿的年龄、肿瘤的分期、肿瘤的组织学特征、基因及染色体改变将患者分为极低危、低危、中危及高危四类。

手术是治疗神经母细胞瘤的重要手段之一，尤其是对于早期肿瘤，手术的目的是尽可能完全切除肿瘤

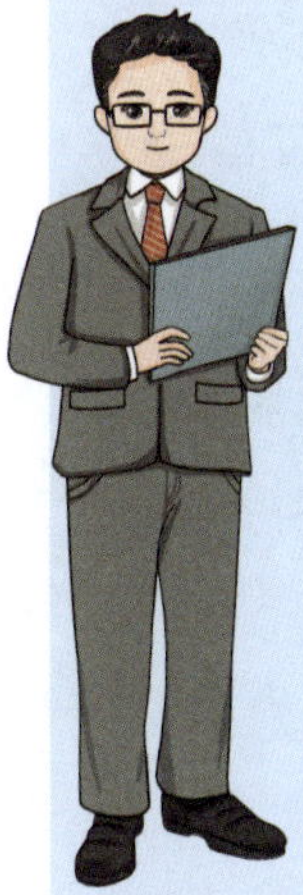

组织，对于极低危及低危患者，大部分患儿通过手术完全切除肿瘤即可痊愈，术后不需要额外治疗。对于已经转移的肿瘤，建议行新辅助化疗后再行手术治疗，手术只能作为辅助治疗手段。

化疗是神经母细胞瘤治疗的核心部分，特别是对于中危及高危患儿。常用的化疗药物包括环磷酰胺、托泊替康、顺铂、依托泊苷、多柔比星及长春新碱等。化疗通常用于术前缩小肿瘤体积、减少肿瘤血供（新辅助化疗）或术后消灭残留的肿瘤细胞，不同危险度分层的化疗方案及化疗疗程有所区别。

放射治疗利用高能射线杀死肿瘤细胞或阻止其生长，主要用于高危患儿。放疗通常用于手术后，特别是当肿瘤无法完全切除或存在高风险因素时。放疗也可以用于缓解疼痛或其他症状，尤其是在肿瘤扩散到骨骼或其他部位时。

近年来，免疫治疗在神经母细胞瘤的治疗中显示出良好的治疗前景及效果，尤其是用于高危患儿的巩固治疗。免疫治疗通过激活患儿的免疫系统来攻击肿瘤细胞。常用的免疫治疗方法包括使用 GD2 单克隆抗体和嵌合抗原受体 T 细胞免疫治疗。

对于高危神经母细胞瘤患儿，大剂量化疗联合自体干细胞移植是标准治疗方案之一。这种治疗通常在大剂量化疗后进行，以帮助恢复骨髓功能。

靶向治疗是针对肿瘤细胞特定基因或蛋白质的治疗方法。例如，针对 *ALK* 基因突变的靶向药物（如克唑替尼、劳拉替尼）在某些神经母细胞瘤患儿中显示良好的效果。

神经母细胞瘤的治疗通常需要多学科诊疗，包括儿科肿瘤学家、外科医生、放射肿瘤学家、病理学家和护理团队。治疗方案的选择和调整应根据患儿的具体情况进行个体化处理。

健康加油站

关于神经母细胞瘤免疫治疗你需要知道的那些事儿

神经母细胞瘤是儿童最常见的颅外实体肿瘤，低危患儿预后较好，高危患儿即使经过化疗、放疗、手术、造血干细胞移植等综合治疗，长期存活率仍不足50%。因此探索潜在的治疗靶点，对于提高高危患儿的生存率具有重要意义。针对双唾液酸化 2 型神经节苷脂（disialylated ganglioside-2，GD2）抗体疗法是近年来神经母细胞瘤治疗中应用最广泛、特异性最强的靶向免疫疗法。作为巩固治疗策略能提高高危神经母细胞瘤患儿生存率，能提高复发 / 难治神经母细胞瘤患儿的客观缓解率，在无病生存率和总体生存率方面表现出良好的临床获益，研究显示，该药物可使高危神经母细胞瘤患儿的两年无进展生存率从 46% 提高至 66%。

（汪　健）

22. 孩子**尿液**颜色像**茶水**一样是怎么回事

关键词

肾母细胞瘤　血尿

孩子尿液颜色变深，甚至呈现像茶水一样的深棕色，原因比较多，可能为长时间没有饮水，受服用的一些食物或者药物影响，或者存在泌尿系统炎症或结石等。如果孩子尿色变深的同时并没有出现腹痛、排尿疼痛等合并的症状，也没有服用药物或饮水不够时，就需要警惕是肿瘤引起的肉眼血尿。

专家说

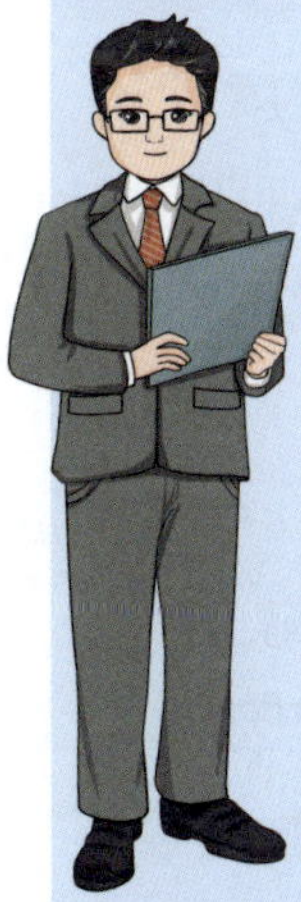

孩子出现无痛性肉眼血尿，颜色呈现深棕褐色时，有可能是上尿路肿瘤导致的出血，在儿童期最常见的原因就是肾母细胞瘤。肾母细胞瘤是来源自肾胚细胞的一种恶性肿瘤，它是儿童泌尿系统最常见，腹部发病率第二高的肿瘤，主要出现在 1~4 岁年龄段的儿童，新生儿和学龄期儿童很少患这种疾病。在我们人体肾脏靠中间的位置有一个部位叫肾盂，它的主要作用是负责汇集和临时储存尿液，当尿液积累到一定程度，再通过肾盂 - 输尿管进入膀胱，最终排出体外。对于肾母细胞瘤患儿，如果当肿瘤生长位置靠近肾脏中部，侵犯到了肾盂内，肿瘤表面的血管由于生长迅速而造成破裂出血，此时血液就会与肾盂中储存的尿液混合排出，由于再排出体外以前，血液在肾盂和膀胱等部位已经与尿液长时间混合在一起，经过尿液的充分稀释，所以血液排出时通常不会是鲜红色，而是呈现一种棕褐色，也就是我们通常说的像茶水一样颜色。但是当出血量比较大或者频繁出血时，尿液就会变成暗红色，更加接近血液原本的颜色。当孩子出现尿液颜色改变，怀疑有肿瘤的存在时，应当及时到医院向医生详细说明孩子的情况，包括尿液的具体颜色，颜色改变的持续时间，发生频率，是否伴有腰腹部疼痛等重要信息，向医生咨询是否下一步的检查，避免疏忽大意而造成病情延误。当怀疑存在血尿，尤其是肾母细胞瘤导致的血尿时，通常要进行的化验和检查种类包括尿常规、泌尿系统超声检查，腹部 CT 或磁共振成像等，用来确定或者排除肾母细胞瘤。

健康加油站

关于“血尿”，你需要知道的那些事儿

血尿为尿液中含有红细胞，根据其严重程度可分为镜下血尿和肉眼血尿。镜下血尿是指尿液外观正常，需要经过离心后，在显微镜下观察，每高倍镜下视野中红细胞数量大于 3 个。肉眼血尿是指尿液外观不正常，通常是颜色改变，呈现深黄色、棕色或红褐色，类似于浓茶或洗肉水样的颜色，有时尿液中会有血丝、凝血块，甚至出现鲜血等表现。导致血尿的原因可能为服用药物，泌尿系统的感染、结石、外伤或肿瘤等。当出现血尿尤其是肉眼血尿时，应及时到医疗机构就诊。

（杨　维）

23. 肾母细胞瘤患儿一定要**切除肾脏**才能治好吗

关键词

肾母细胞瘤　治疗方法

很多家长一听到孩子患上肾母细胞瘤，首先想到的就是“切肾”，担心孩子以后的生活质量。其实，随着医疗技术的进步，肾母细胞瘤的治疗方案越来越精细化，并非所有患儿都需要切除整个肾脏。

专家说

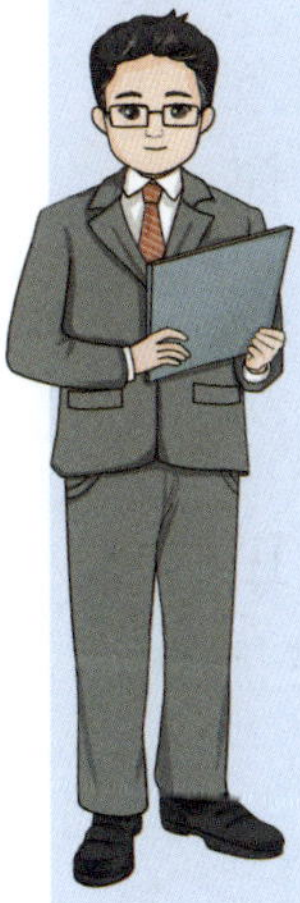

肾母细胞瘤是儿童比较常见的一种肾脏肿瘤，亚洲儿童发病率约为 3/100 万人年。大多数患儿为 5 岁以下的儿童，多见于 2~4 岁儿童。和大人得的肾癌不太一样，肾母细胞瘤患儿经过综合治疗，90% 以上可以治愈。

肾母细胞瘤的治疗方法主要包括手术、化疗和放疗。为了提高治愈率，手术切除患侧肾脏仍然是治疗肾母细胞瘤的主要方法。特别是肿瘤较大，或已侵犯重要的血管或周围器官，为了彻底切除肿瘤，需要切除整个肾脏。但并非所有患儿都需要切除整个肾脏。如果肿瘤较小，且局限于一侧肾脏，没有扩散；或者特殊情况，如患有双侧肾母细胞瘤、孤立肾母细胞瘤，或一些综合征合并单侧肾母细胞瘤。可以通过手术切除肿瘤，保留部分肾脏。这种手术被称为“肾部分切除术”，可以最大程度地保留患儿的肾功能。

除手术治疗之外，化疗和放疗也是治疗肾母细胞瘤的重要手段。化疗指使用药物杀死癌细胞，可以用于手术前后，以缩小肿瘤体积、降低手术难度、清除残留肿瘤细胞和预防肿瘤复发。放疗是指使用高能射线杀死癌细胞，可以用于手术后，以清除残留肿瘤细胞和预防肿瘤复发。

肾母细胞瘤的预后与肿瘤的分期、病理类型、治疗方案等因素密切相关。早期发现、早期治疗是提高治愈率的关键。家长朋友如果发现孩子出现不明原因的腹部肿块、血尿、腰痛等症状，应及时就医，完善相关检查，例如尿常规、泌尿系统超声检查、腹部 CT 或磁共振成像等，以明确诊断。

健康加油站

早期发现肾母细胞瘤，家长可以这样做

肾母细胞瘤最常见的症状就是腹部出现肿块。家长在给孩子洗澡、换衣服或和孩子玩耍的时候，可以轻轻触摸孩子的腹部，看看有无异常的肿块。正常的腹部应该是柔软的，如果摸到硬硬的、不规则的肿块，就要提高警惕。

除了腹部肿块，孩子还可能出现一些其他的症状。

（1）血尿：孩子的尿液颜色发红，或者像茶水一样。

（2）腹痛：孩子经常说肚子痛，或者不愿意让别

人碰他的肚子。

（3）食欲减退：孩子不想吃饭，或者吃得很少。

（4）体重下降：孩子在短时间内体重明显下降。

（5）发热：孩子不明原因发热，而且持续时间比较长。

如果家长发现孩子有以上任何一种症状，都应该及时带孩子去医院检查。医生会通过一些检查，比如超声检查、CT 等，来确定孩子是否患上肾母细胞瘤。早期发现、早期治疗是提高肾母细胞瘤治愈率的关键。家长朋友们要提高警惕，密切关注孩子的身体状况，一旦发现异常，及时就医。

（杨　屹）

关键词

肾母细胞瘤　手术　预后

24. 手术对肾母细胞瘤患儿的生活影响大吗

孩子患上肾母细胞瘤，很多家长除了担心疾病本身，也担心手术治疗会给孩子的生活带来很大影响。其实，随着医疗技术的进步和治疗方案的不断优化，大多数患儿在手术后都能恢复正常的生活。

专家说

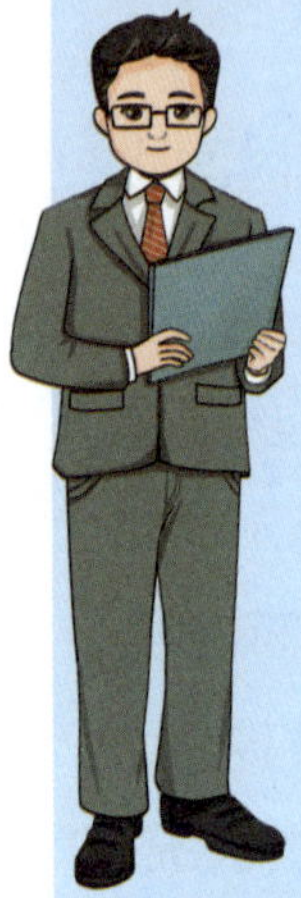

肾母细胞瘤是儿童时期常见的一种肾脏肿瘤。手术是治疗肾母细胞瘤最主要的方法。为了提高治愈率，通常需要切除有肿瘤的整个肾脏，但是有些情况下，也可以只切除肿瘤，保留部分肾脏。具体采用哪种手术方式，需要根据患儿肿瘤的大小、位置、双侧还是单侧肾脏肿瘤，是否合并有其他肾脏疾病，以及肿瘤是否侵犯到周围组织等因素来决定。

（1）切除整个肾脏：如果肿瘤比较大，或者已经侵犯到周围的重要器官，为了彻底切除肿瘤，需要切除患儿整个肾脏。不过，人体有两个肾脏，即使切除一个，剩下的一个肾脏也能够承担起过滤血液、排出废物的作用，维持身体的正常运转。所以，大多数患儿在切除一个肾脏后，仍然可以像正常人一样生活、学习和运动，不会有太大的影响。

（2）保留部分肾脏：如果患儿肿瘤比较小，而且局限于一侧肾脏，没有扩散，医生就可以通过手术切除肿瘤，保留部分肾脏。这种手术被称为“肾部分切除术”，可以最大程度地保留患儿的肾功能，对患儿日后的生活影响更小。

当然，任何手术都有一定的风险和并发症，肾母细胞瘤手术也不例外。手术后，患儿可能会出现一些不适，比如伤口疼痛、恶心、呕吐等，但这些不适通常是暂时的，经过适当的护理和治疗，很快就会好转。

为了帮助患儿更好地恢复，家长需要注意以下几点。

（1）**密切观察患儿的身体状况：**注意观察患儿的伤口是否有红肿、渗液等感染迹象，以及患儿的体温、精神状态等。

（2）**合理安排患儿的饮食：**术后初期，患儿的消化功能可能会受到影响，可以先给患儿吃一些清淡易消化的食物，逐渐过渡到正常饮食。

（3）**鼓励患儿进行适当的活动：**术后早期，适当活动可以促进患儿肠道功能恢复，避免术后出现肠梗阻，但要注意避免剧烈运动。

（4）**定期复查：**按照医生的要求，定期带患儿去医院复查，监测肿瘤是否有复发。

健康加油站

什么是肾母细胞瘤

肾母细胞瘤是发生在儿童肾脏中的一种恶性肿瘤，也是儿童时期最常见的肾脏肿瘤。因常伴发泌尿生殖系畸形，因此被认为是先天性肿瘤。目前认为其起源于肾脏中尚未发育成熟的细胞，与胚胎发育过程中某些遗传物质分子结构的异常有关，其发生发展涉及包括抑癌基因 WT1 在内的多个基因位点。肾母细胞瘤的早期症状常常不明显，因此家长们要密切关注孩子的身体状况，定期进行体检。

（杨　屹）

25. 肾母细胞瘤患儿需要进行**化疗**吗

关键词 肾母细胞瘤 化疗 并发症

化疗是肿瘤综合治疗的重要组成部分，以根治性手术为分界点将其分为术前化疗（又称新辅助化疗）和术后化疗，术前化疗方案和周期主要与是否存在肿瘤远处转移和肿瘤瘤栓有关；术后化疗方案和周期需要根据患儿的根治性手术后的病理类型、临床分期、术中情况以及肿瘤组织的基因情况综合制订。

专家说

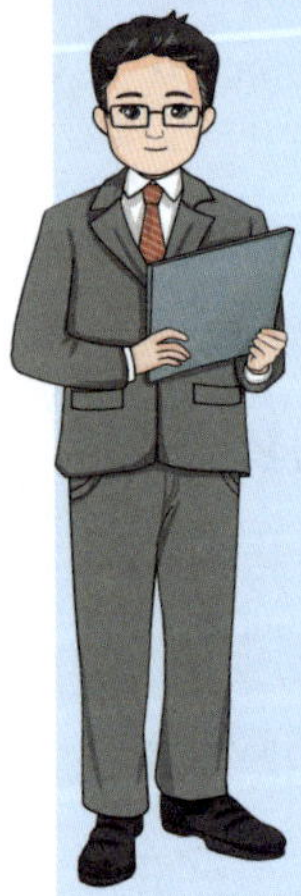

术前化疗的适应证包含以下几种。

（1）肿瘤体积较大：当肿瘤体积较大，手术切除困难时，术前化疗可以缩小肿瘤体积，降低手术难度。

（2）临床分期Ⅲ～Ⅳ：对于存在瘤栓的患儿，术前化疗有助于缩小瘤栓；对于存在远处转移的患儿，术前化疗可以降低肿瘤负荷提高手术切除率。

（3）双侧肾母细胞瘤：对于双侧肾母细胞瘤患儿，术前化疗是标准治疗流程的一部分。术前化疗方案通常使用长春新碱和放线菌素 D（VA 方案）或再增加阿霉素等化疗药物；术前化疗周期一般为 4~12 周，具体时间根据患儿肿瘤反应和耐受性调整。

术前化疗的优点包括：①缩小肿瘤体积，使肿瘤纤维化，产生假包膜，手术剥除时不易破溃；②消除或缩小瘤栓、远处转移灶，为手术安全切除肿瘤提供可能；③降低术后化疗强度，通过术前化疗，部分患儿可能在术后需要较低强度的化疗。

大部分肾母细胞瘤患儿术后需要接受静脉化疗，将体内可能残留的肿瘤细胞进一步杀灭，为最终获得肿瘤治愈提供基础。术后化疗的时机一般不晚于术后第 7 天。术后化疗方案需要根据患儿的临床分期和病理类型来决定：通常是 2~4 种化疗药物交替进行，每 3 周进行 1 次化疗，化疗总疗程需要综合患儿各方面临床情况进行制订。

健康加油站

肾母细胞瘤患儿化疗时的注意事项

肾母细胞瘤患儿化疗方案的毒副作用在小儿实体肿瘤化疗中总体算比较轻的；主要不良反应有恶心、呕吐、食欲减退；血液学检查可能提示白细胞减少、肝功能受损等不良反应，通过常规的监测和对症支持治疗都能获得很好的缓解。

健康术语

肾母细胞瘤的远处转移

指肿瘤细胞通过扩散到原发肿瘤以外的远处器官（肺、脑、骨）；肿瘤周围的淋巴结肿大不是远处转移。

肾母细胞瘤瘤栓

指肿瘤细胞侵入血管系统（如肾静脉或下腔静脉）形成的瘤栓。

（颜景灏　王焕民）

26. 畸胎瘤是肚子里面长了个“胎儿”吗

畸胎瘤是一种由多能性生殖细胞异常分化和增殖形成的生殖细胞肿瘤，主要发生在女性、新生儿及婴儿群体。由于畸胎瘤早期通常无明显症状，许多患者是在常规体检中意外发现。当肿瘤增大时，不同部位的畸胎瘤可引发不同的临床表现。出现相关症状时，应尽早就医。

专家说

畸胎瘤的名字可能会让人误以为它们是由未发育完全的胎儿构成的，但实际上，畸胎瘤并不是肚子里面长了一个“胎儿”，而是一种来源于生殖细胞的肿瘤。它可以出现在任何有原始生殖细胞的地方，最常发生于卵巢或睾丸，但也可能出现在纵隔、骶尾部、颅内等罕见部位。畸胎瘤主要分为两大类，即成熟性（良性）畸胎瘤和未成熟性（恶性）畸胎瘤。成熟性畸胎瘤是最常见的类型（占 95% 以上），未成熟性畸胎瘤较少见，它具有潜在的恶性转化能力，并且更常发生于青少年。

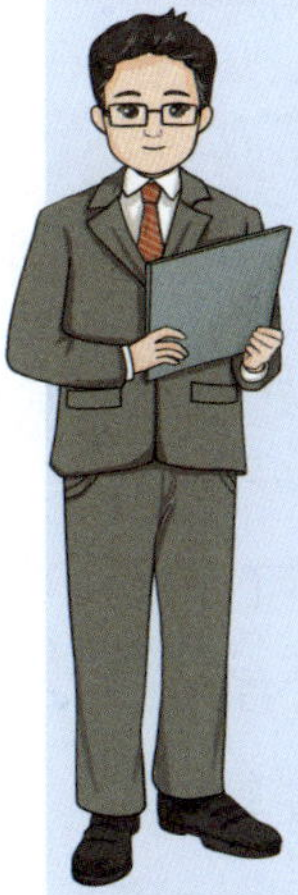

畸胎瘤的临床表现多样，早期一般没有明显症状，大部分患儿是在体检中偶然发现，当畸胎瘤逐渐长大到一定程度时，不同部位的畸胎瘤就会出现不同的临床表现，比如骶尾部畸胎瘤可能在新生儿期表现为臀部包块，卵巢畸胎瘤可能出现内分泌紊乱、性早熟、月经不调等，少数患儿因为肿瘤压迫周围组织出现腹胀、腹痛、排便困难，当肿瘤逐渐增大，还可能会出现瘤体扭转、破裂、出血、急性的腹部剧烈疼痛甚至出现休克等，危及生命。

当出现上述一些症状时，建议及时至医院就诊。通过超声检查、CT 或磁共振成像、肿瘤标志物等这些检查帮助诊断，病理学检查可以明确诊断。畸胎瘤无法自行消退，一旦怀疑为畸胎瘤，尤其是当肿瘤直径超过 3cm 时，建议尽早进行手术治疗。成熟性畸胎瘤患儿手术切除后预后良好，而对于未成熟畸胎瘤患儿，除了手术外，还需要结合化疗来提高治愈率。

总之，虽然畸胎瘤的名字听起来令人困惑，但它并非真正的“胎儿”，不具备胎盘、脐带等胎儿发育所需的结构。了解这一点有助于消除人们对这一疾病不必要的恐惧，早期发现和规范治疗是改善预后的关键，若发现腹部肿块、异常分泌物或不明原因疼痛，应及时就医，通过专业检查明确诊断。

健康加油站

肿瘤标志物在儿童肿瘤确诊过程中起怎样的作用

肿瘤标志物是在肿瘤发生和增殖过程中，由肿瘤自身产生或人体对肿瘤反应性产生的一类物质，存在于患者的血液、体液和组织中，可以反映某些肿瘤的存在和生长，比如甲胎蛋白（alpha fetoprotein，AFP）对未成熟畸胎瘤敏感性较高，但肿瘤标志物只能起到辅助诊断的作用，若要明确诊断，还需要结合患者的临床表现、影像学检查及病理检查等结果。

（汪　健）

27. 生殖细胞肿瘤只会长在卵巢和睾丸吗

人的生殖细胞（卵子和精子）是在卵巢和睾丸中生成的。那么，生殖细胞肿瘤是不是就只会长在卵巢和睾丸呢？

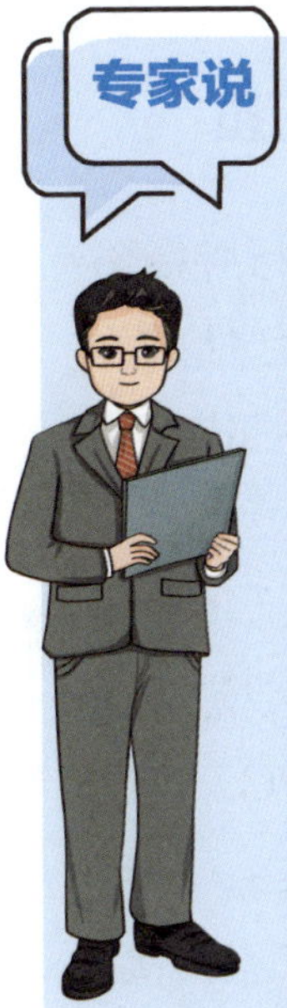

儿童肿瘤分类中的生殖细胞肿瘤（germ cell tumor），指起源于原始生殖细胞的一类肿瘤。而这里所说的“原始生殖细胞”，是胚胎在妈妈体内发育过程中的一个概念。据目前的科学研究表明，原始生殖细胞大约是在胚胎 4 周的时候产生的，逐渐在胚胎的中线部位迁移，到达将来发育成为卵巢或睾丸的生殖腺嵴，最终在卵巢或睾丸中分化成为卵子或精子，也就是生殖细胞。在这个原始生殖细胞迁移的过程之中，如果出现任何可以引起迁移停滞或分化发生异常的因素，就可能导致肿瘤的发生，这就是生殖细胞肿瘤。因此，生殖细胞肿瘤不仅可以出现在卵巢和睾丸，也可以出现在原始生殖细胞在胚胎发育迁移的路途中，往往在儿童身体的中线部位，比如颅内、纵隔、腹膜后及骶尾部等位置。这些身体部位如果出现肿瘤，也有生殖细胞肿瘤的可能，需要手术切除或活检取到肿瘤组织在显微镜下判断病理类型才能确定。

原始生殖细胞还是一种多能干细胞，就是具有可以分化成为多种不同病理类型的肿瘤的潜能，因此，生殖细胞肿瘤在病理上如果细致划分，还包含良性、恶性不同的多种类型，如畸胎瘤（成熟性和未成熟性）、卵黄囊瘤、无性细胞瘤、精原细胞瘤、绒毛膜癌及胚胎性癌。总体来讲，生殖细胞肿瘤患儿的治疗效果较好，整体 5 年生存率在 90% 以上。

关键词

生殖细胞肿瘤　发病部位　检查

健康加油站

怀疑生殖细胞肿瘤需要进行哪些检查

如果怀疑孩子患生殖细胞肿瘤，需要进行肿瘤影像学检查和肿瘤标志物检查。影像学方面，包括肿瘤部位的超声检查、CT 增强扫描或磁共振增强扫描，来了解肿瘤的大小、形态和肿瘤周围脏器、重要血管之间的关系，评估肿瘤的可切除性。需要除外肺转移或颅内转移的患儿，可以做胸部 CT、头颅 CT 或磁共振成像，怀疑全身多发转移的，必要时做 PET/CT 有助于诊断。生殖细胞肿瘤的瘤标，包括甲胎蛋白、绒毛膜促性腺激素，在初诊时检查有助于诊断，如有升高，还可以在后续治疗中定期检查，用来判断治疗效果及监测复发。

（朱志云　杨　维）

28. 为何有些卵巢生殖细胞肿瘤患儿需要**切除卵巢**

卵巢肿瘤是儿童和青少年中常见的生殖系统肿瘤之一，儿童卵巢肿瘤发病率约为 2.6/10 万人年，其中约 20% 为恶性肿瘤。儿童及青少年卵巢肿瘤以生殖细胞肿瘤为主，约占所有青少年卵巢肿瘤的

70%。手术切除卵巢肿瘤是关键的治疗措施，卵巢生殖细胞肿瘤是否需要同时切除卵巢，取决于多种因素，包括肿瘤的类型、分期、患者的年龄、生育需求以及肿瘤的良恶性等。而儿童和青少年的性征发育和成年后的生育需要卵巢分泌激素与卵泡，因此医生既要考虑完全切除肿瘤以治愈疾病，又要考虑尽可能保留正常卵巢组织。

专家说

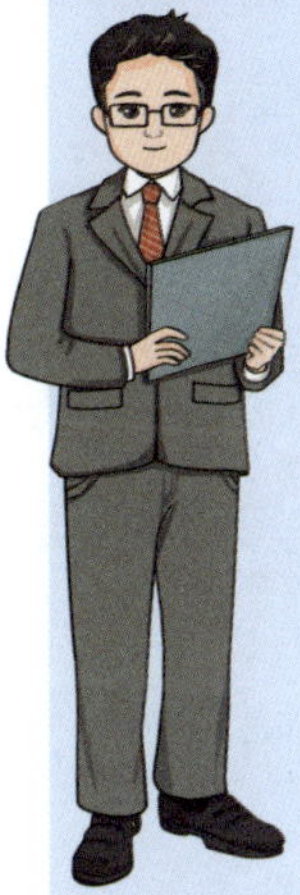

卵巢生殖细胞肿瘤起源于发育胚胎中的原始生殖细胞，通常发生在儿童和青少年中。其中大多数为良性，但也有部分为恶性。卵巢生殖细胞肿瘤主要分为以下几类。

（1）良性：成熟畸胎瘤（最常见）、部分未成熟畸胎瘤（低级别）。

（2）恶性：包括无性细胞瘤、卵黄囊瘤（内胚窦瘤）、胚胎性癌、绒毛膜癌、混合性生殖细胞瘤。

（3）特殊类型：交界性或恶性潜能或恶性转化：部分未成熟畸胎瘤（高级别）、性腺母细胞瘤。

卵巢生殖细胞肿瘤患儿的手术原则：无论良恶性一经诊断即应尽早手术切除卵巢的肿瘤，以免发生扭转、破裂或恶变等并发症。

（1）良性卵巢生殖细胞肿瘤：可选择保留卵巢的手术，如卵巢肿瘤摘除术（仅完整切除肿瘤，保留卵巢组织）。

（2）恶性卵巢生殖细胞肿瘤：无论分期或病理，需要极大可能保留生殖能力、缩小手术范围，选择保留生育功能的手术，

关键词

卵巢　生殖细胞肿瘤　手术

即完整切除肿瘤浸润的患侧卵巢及输卵管，保留正常的对侧卵巢、输卵管和子宫，如果确定肿瘤侧输卵管未受肿瘤浸润可以保留，同时进行全面的分期手术（如腹膜结节病检、受累大网膜切除等）。如果肿瘤复发或对化疗耐药，可能需要更广泛的手术。

双侧卵巢肿瘤的特殊情况时，先行楔形活检，经术前化疗后再行二期手术，可以尝试保留部分正常卵巢组织或进行卵巢组织冷冻保存，及冻存卵子的保育手术。若患儿确定伴性染色体分化异常（DSD），则行双侧卵巢切除术。

恶性生殖细胞肿瘤术后通常需要辅助化疗（如 BEP 方案：博来霉素、依托泊苷、顺铂）。其对化疗通常很敏感，即使是晚期患儿，通过手术和化疗也有较高的治愈率，其总体生存率超过90%。

（王　珊）

29. 骶尾部生殖细胞肿瘤患儿需要尽快手术吗

生殖细胞肿瘤起源于发育胚胎中的原始生殖细胞，颅外性腺外生殖细胞瘤多位于中线部位，包括骶尾部、腹膜后、纵隔及颈部等，其中骶尾部是最常见的部位。骶尾部生殖细胞瘤随着体积长大可以出现大小便排出困难，或局部感染，或严重者累及神经可以出现双下肢瘫痪，随着时间推移或者快速生长可以出现恶变。因此，一旦诊断，建议尽快手术。

专家说

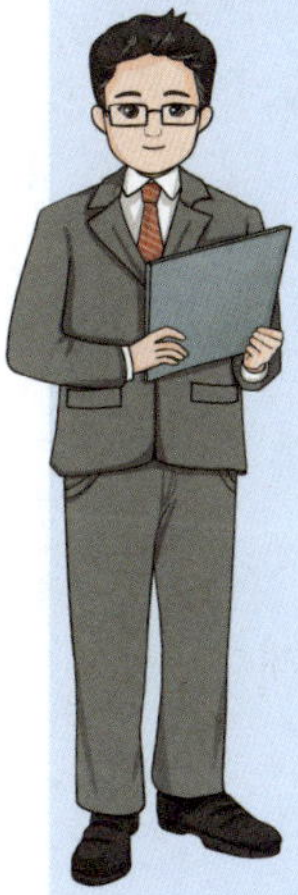

骶尾部畸胎瘤（sacrococcygeal teratoma，SCT）是婴幼儿骶尾部最常见的生殖细胞肿瘤。根据肿瘤的位置和与骶骨的关系、生长方式及临床特点，将骶尾部畸胎瘤分为 4 型。该分型对手术方案制定和预后评估具有重要意义。

（1）I 型（外生型）：最常见，占所有骶尾部畸胎瘤的 45%~50%。肿瘤主要位于体外，大部分突出于骶尾部表面，仅有小部分位于盆腔内。

（2）Ⅱ型（混合型）：占所有骶尾部畸胎瘤的 35%~40%。肿瘤部分位于体外，部分位于盆腔内。

（3）Ⅲ型（内生型）：占所有骶尾部畸胎瘤的 10%~15%。肿瘤主要位于盆腔内，仅有小部分突出于体外。

（4）Ⅳ型（完全内生型）：占所有骶尾部畸胎瘤的 5%~10%。肿瘤完全位于盆腔内，外部无明显肿块，早期发现和诊断较困难，容易恶变，预后相对较差。

Ⅰ型、Ⅱ型、Ⅲ型骶尾部畸胎瘤患儿通常表现为骶尾部包块或隆起，出生及婴幼儿期常常能及时发现而就诊；完全位于盆腔内骶骨前的Ⅳ型骶尾部畸胎瘤

关键词

生殖细胞肿瘤 骶尾部 手术

患儿，体表骶尾部无包块，通常肿瘤长大压迫或恶变累及神经，引起大便形状改变、排便困难，排尿滴沥、费力或尿潴留时才来医院就诊。恶性者可以出现局部骶管浸润及全身转移，常见腹股沟、髂血管旁淋巴结转移、肝脏及肺部转移等。为了减少肿瘤生长或恶变对患儿的严重影响，建议早发现早诊断并及时手术治疗。

直肠指检有助于发现骶骨前坚硬肿物。肿瘤标志物甲胎蛋白是术前良恶性判断、术后疗效评估及预后监测的重要参考指标。术前骶尾部 MRI 检查评估局部原发病灶对周围组织器官及骶骨、骶管的浸润程度，是否伴脊髓栓系，对手术方案的制订以减少手术并发症非常重要。CT 检查通常用于肿瘤转移灶的评估。

良性骶尾部畸胎瘤患儿可直接行肿瘤完全切除及完整切除尾骨手术；恶性骶尾部畸胎瘤术前影像学显示肿瘤浸润直肠、骶骨、广泛腹部受累或有远处转移灶患儿，应先化疗待肿瘤局限后，再行肿瘤完全切除及完整切除尾骨手术。

因此，新生儿需注意查体，必要时应进行超声检查，以尽早发现骶尾部的肿瘤，尽快规范性完全切除肿瘤，通常预后好，出现大小便障碍及下肢功能异常的发生率极低。恶性者通过手术前后的化疗辅助，预后也较好，总体生存率超过 90%。

（王　珊）

30. 肝母细胞瘤就是儿童“肝癌”吗

关键词：肝母细胞瘤　先天性　肝癌

肝母细胞瘤是儿童最常见的肝脏恶性肿瘤，大约占儿童肝脏恶性肿瘤的 70% 以上。该病主要发生在 4 岁以下的儿童中，由于患儿年龄小，语言表述能力欠佳，所以早期的症状往往不明显，在来医院就诊的时候，往往已经是中晚期阶段，对于患儿的健康已构成很大威胁。

专家说

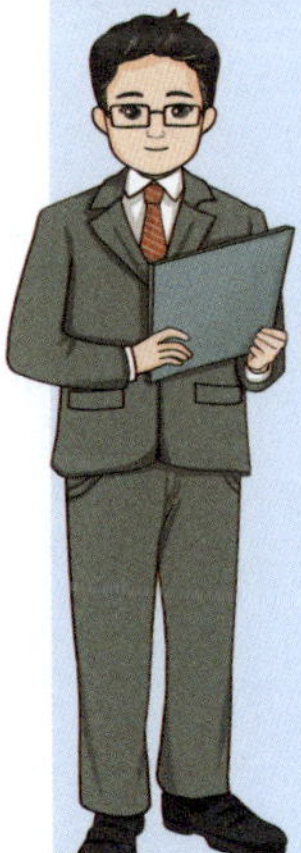

肝母细胞瘤是一种由胚胎时期原始肝细胞异常发育引起的肿瘤，通常发生在年幼的儿童身上。虽然它属于恶性肿瘤，但与成人常见的肝癌有明显不同。

这种疾病多与先天性因素相关，例如胎儿发育迟缓、早产或超低出生体重儿（出生 1 小时内的体重小于 1 000g）。此外，母亲在怀孕期间接触塑化剂、过量饮酒或使用利尿药等，也可能增加孩子患病的风险。少部分患儿还可能伴有遗传性疾病，如贝 - 维综合征？或家族性腺瘤性息肉病，这些疾病被称为“肿瘤易感综合征”。

肝母细胞瘤生长速度快，短时间内体积可迅速增大。家长通常是在为孩子洗澡或换衣服时发现其腹部有硬硬的包块后才来就医。而成人肝癌更多由后天因素引发，如长期酗酒导致的肝硬化或病毒性肝炎，这在儿童中非常少见。成人肝癌的生长较慢，就医的症状也比较多。比如在体检中偶然发现，也可表现为肝区疼痛、黄疸、腹水等症状。

治疗上，肝母细胞瘤的治疗主要通过手术结合化疗，大部分肿瘤患儿化疗效果较好，即使肿瘤体积较大，在接受化疗后也有机会通过手术完全切除并获得治愈。总体来说，肝母细胞瘤的治疗效果明显优于肝癌。

（杨　维）

健康云课堂

儿童肝母细胞瘤如何做到早发现、早就诊

31. 如何才能**早期发现**肝母细胞瘤

关键词

临床表现 健康体检

肝母细胞瘤是儿童最常见的肝脏恶性肿瘤，由于其早期的症状不典型，不容易被家长发现。随着肿瘤的增大和转移，当孩子出现明显症状时，病情已经进入中晚期，治疗和痊愈都非常困难，严重危害孩子的健康。因此，家长了解肝母细胞瘤的症状和临床表现十分重要，有助于肝母细胞瘤的早发现、早诊断和早治疗。

专家说

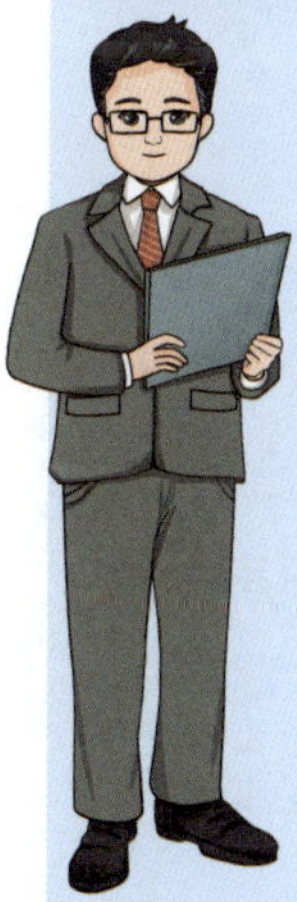

肝母细胞瘤多发生在 3 岁以下的儿童中，尤其在 1~2 岁儿童多见，约 80% 的病例发生在这个年龄段。学龄儿童和青春期儿童也可患肝母细胞瘤，但很罕见。肝母细胞瘤表现为生长在肝脏上的单个或多个的肿块。当肿瘤体积较小时，不会导致患儿出现明显的症状，可能只出现食欲减退、乏力、低热等症状，但这些症状与普通感冒和消化不良十分相似，很难通过症状辨别。当肿瘤体积不断增大时，会表现出一些症状帮助诊断。

肝母细胞瘤最常见的症状是腹部肿块，肿瘤有一定体积时，家长能在孩子的上腹部摸到硬的肿块，摸肚子是筛查腹部肿瘤最简便的方法，但也是容易被家长忽视的方法。当肿瘤迅速生长增大时，会导致肿瘤内部出血或肿瘤破裂出血，孩子会出现哭闹、腹痛和精神不好的症状。同时，肿瘤的生长和出血还会导致孩子出现贫血，表现为面色苍白、口唇发绀没有血色、四肢乏力以及精神反应不好。

当家长发现孩子出现以上症状时，应及时带孩子到专科医院就诊排查。通过验血和腹部超声等检查，肝母细胞瘤的诊断并不困难。肝母细胞瘤有特异的肿瘤标志物，即甲胎蛋白，通过验血就可以检测。绝大多数的肝母细胞瘤会表达比正常范围高很多倍的甲胎蛋白。同时，肝脏上的肿块也很容易被腹部超声检查、腹部 CT 和腹部磁共振成像发现。有相当一部分孩子是在做腹部超声检查排查其他疾病时，偶然发现肝脏肿块。由于肝脏与肺离得很近，也有一部分孩子因为肺炎做胸部 CT 时，发现肝脏肿块或肝母细胞瘤的肺转移。在腹部的影像学检查中，腹部超声是最安全、最便捷的筛查的方法。超声检查没有辐射，比 CT 更安全。超声检查对于孩子的配合程度也相对宽容，而 CT 和磁共振成像则需要孩子完全保持不动，不然图像就不清晰了。

因此，家长一方面要了解肝母细胞瘤常见的临床表现，另一方面要知道“摸肚子”和健康体检的重要性，并付诸行动。要实际操作“摸肚子”，了解孩子肚子里的情况，而不只是看看而已。同时，由于很多腹部疾病的早期症状都不典型，以腹部超声为主要筛查方法的健康体检则尤为重要，建议家长每年带孩子到专科医院做健康体检，实现肝母细胞瘤和其他腹部疾病的早发现、早诊断、早治疗。

健康加油站

关于如何“摸肚子”

家长给孩子摸肚子，主要观察点有两个。首先，是观察肚子里有没有肿块，如果是疾病的肿块，通常位置是固定的，可以有一定的活动度，也可以摸到肿块的边界。有时会和肠管里的粪块混淆，但粪块的位置不固定，可随时间移动。其次，是观察孩子的反应，当摸到肿块或某个部位时，观察孩子有没有腹痛、哭闹或者痛苦难受的表情。如果有疑似上面两点中的情况，建议带孩子到专科医院做腹部超声检查排查。家长给孩子摸肚子，还有两点注意事项：①摸肚子要有一定深度，轻轻地抚摸是没有用的，在健康情况下，中等力度的按压，孩子是不会有明显疼痛的；②摸肚子的范围一定要全面，上腹部、下腹部以及盆腔都要包括，以免遗漏。

（冯　俊　王焕民）

32. 肝母细胞瘤患儿治疗结束后，家长需要做什么

随着医疗技术的进步，肝母细胞瘤目前已经达到很高的整体治愈率，患儿的 5 年总体生存率可以达到 80% 以上；早期肿瘤的治愈率

更高，可以达到 90% 以上。那么，肝母细胞瘤患儿治疗结束以后，家长还需要做些什么？怎样才能实现更好的治疗效果呢？

专家说

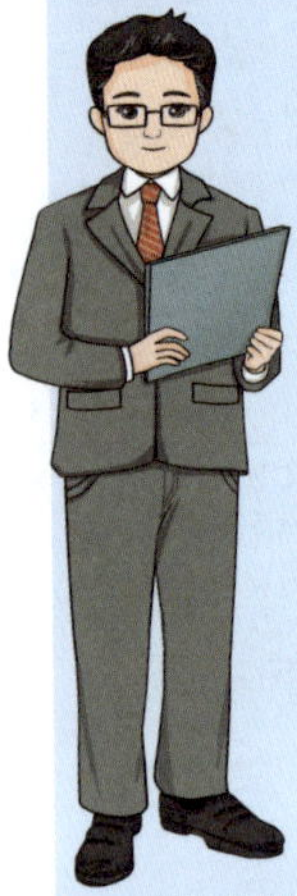

肝母细胞瘤小朋友治疗结束以后，肿瘤复发的概率的确比较低，但是依旧有一些风险存在，需要我们小朋友家长密切注意的。

（1）定期复查

时间安排：治疗结束后的前两年，尤其是第一年，建议每 3 个月进行 1 次影像学检查［腹部彩色多普勒超声检查（简称“彩超”），胸部 CT 平扫］和甲胎蛋白（AFP）检测。治疗结束两年以上，可每半年复查 1 次；治疗结束 5 年后，进行一般定期健康检查（每年全身体检 1 次）。

检查项目：包括血常规、肝功能、AFP、腹部超声检查及胸部 CT 平扫等，以监测患儿的病情变化和治疗效果。

（2）饮食调整

营养支持：给予高蛋白、高热量、高维生素及易消化的食物，如鱼、肉、蛋、奶等，避免食用油腻、辛辣、刺激性食物。

饮食卫生：保持饮食卫生，防止胃肠道感染。

（3）康复锻炼

1）个性化计划：根据患儿的康复情况，制订个性化的康复锻炼计划，指导患儿进行逐步的功能锻炼，慢慢加大运动量，直到完全恢复正常的体育活动。

2）心理支持：鼓励患儿积极参与康复活动，如画画、游戏等，以转移注意力，减轻心理负担。治疗结束半年以上即可恢复上学等正常学校活动。

（4）心理护理

1）情绪观察：密切注意患儿的情绪波动，如出现焦虑、恐惧、抑郁等不良情绪，应及时给予安抚和引导，逐渐转变为常规的心理安慰和疏导。

2）建立信任：与患儿建立稳固的亲子关系，增强患儿的安全感和信任感。

（5）日常生活注意事项

1）保暖卫生：注意患儿的保暖、卫生和休息，避免感染和其他并发症的发生。

2）识别紧急情况：教育家长识别和应对可能出现的紧急情况，如腹痛、呕吐、黄疸及腹部肿块等，需要及时就诊，做必要的检查以明确诊断。

（6）药物治疗指导：肝母细胞瘤患儿治疗结束 3 个月以内，用药需要谨遵医嘱；治疗结束 3 个月以后，如果没有特别情况，可以正常使用各种药物，如退烧药、感冒药等，可以正常接种各种疫苗。

（7）家庭环境优化：保持家庭环境整洁、温馨，为患儿提供良好的生活氛围；保持规律作息，为患儿制订规律的作息时间表，培养良好的生活习惯。

（顾　松　徐　敏）

33. 肝母细胞瘤患儿究竟能不能被**治愈**

关键词

肝母细胞瘤　先天性　肝癌

肝母细胞瘤是儿童最常见的肝脏恶性肿瘤，约占儿童肝脏恶性肿瘤的 70% 以上。由于发病年龄较小，发现时肿瘤体积通常比较大，给手术切除造成很大困难，甚至部分患者需要先接受化疗，才能有手术的机会。那么，肝母细胞瘤究竟能不能被治愈呢？

专家说

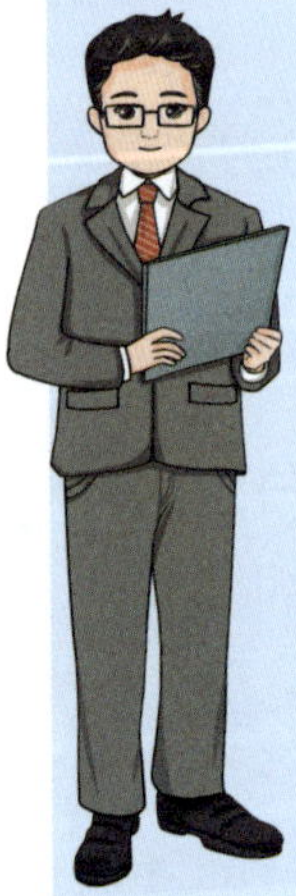

近年来，随着多学科综合治疗模式的不断推广和应用，肝母细胞瘤的治愈率有了显著提高。

早中期肝母细胞瘤的治疗效果比较好。由于肿瘤还没有广泛扩散，通过手术切除及辅助治疗，如化疗、放疗等，大部分患儿可以达到彻底治愈。早期肿瘤的治愈率更高，甚至可以达到 99% 以上。部分类型较好的肝母细胞瘤（如分化良好的纯胎儿型），患儿术后可以不用化疗，其生存率甚至可以达到 100%。

晚期肝母细胞瘤的治疗效果相对较差。由于肿瘤已出现浸润或转移，手术已难以彻底切除病灶，患儿术后需要再辅助化疗等治疗方法以控制病情。此时积极化疗，据临床统计结果显示，其 5 年总生存率也在 80% 以上。对于无法直接手术切除的肿瘤患儿，可先通过化疗等方法使肿瘤缩小，再尝试进行手术切除。

放疗、免疫治疗、靶向治疗等也是晚期高危肝母细胞瘤患儿的重要治疗手段，可在一定程度上延长小朋友的生存期，提高生活质量。

那么，肝母细胞瘤患儿究竟能不能被治愈呢？

总体而言，肝母细胞瘤患儿的治愈率较高，约 80% 的肝母细胞瘤患儿都可以获得彻底治愈。但具体到每一个小朋友的治愈率，其实是与肿瘤分期、病理类型、危险度分组等因素有关，Ⅰ期、Ⅱ期属于较早期，治愈率可达 90% 以上。如果发现时肿瘤已经为Ⅳ期或存在高危因素，患儿的治愈率相对较低。

肝母细胞瘤患儿的治愈率与临床分期密切相关，分期越晚的患者治疗效果越差。因此，早期发现、早期治疗是提高治愈率的关键。对于中晚期患儿，虽然治疗难度增加，但通过规范的综合治疗，仍可有较高的治愈机会。

总之，肝母细胞瘤在儿童恶性肿瘤中预后较好，患儿有较大希望可被治愈。治愈后，肝母细胞瘤患儿即可一直生存，基本可以正常地生活、工作和学习，可达到和正常人几乎一样的寿命。

（顾　松　徐　敏）

第五章

肢体骨与软组织肿瘤

一

肢体骨与软组织良性肿瘤

1. 骨囊肿患儿**骨折**后需要**马上手术**吗

关键词

良性骨病变　骨折　手术

骨囊肿是一种良性骨病变，常见于儿童和青少年。当骨囊肿发生在承重骨（如股骨、胫骨）时，患儿很容易发生病理性骨折。骨囊肿患儿骨折后是否需要立即手术，取决于多种因素，不能一概而论。

专家说

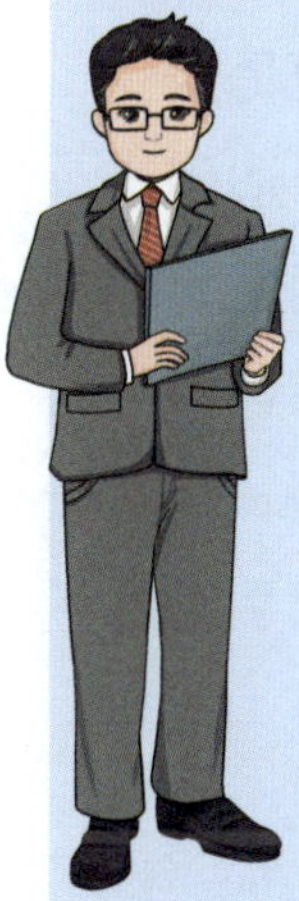

无移位或轻微移位的骨折，患儿不一定需要马上手术。如果骨折没有移位或仅有轻微移位，且患儿年龄较小（骨骼仍有生长潜力），可以优先考虑保守治疗。保守治疗方法包括石膏或支具固定、牵引等，目的是维持骨折部位稳定，促进骨折愈合。优点是创伤小，费用低，避免手术风险。缺点是治疗周期较长，可能存在骨折不愈合或畸形愈合的风险。年龄较小的患儿的骨骼具有较强的自我修复能力，部分骨囊肿在骨折愈合后可能会自行消失。

需要考虑手术的情况有以下几种。

（1）骨折移位明显：如果骨折移位明显，无法通过手法复位或外固定维持稳定，则需要手术复位和内固定。

（2）病理性骨折风险高：如果骨囊肿较大，骨质破坏严重，即使没有明显移位，也建议手术治疗，以降低再次骨折的风险。

（3）保守治疗无效：如果保守治疗后患儿骨折处不愈合或骨囊肿持续存在，则需要考虑手术治疗。

（4）疼痛明显或影响功能：如果骨折或骨囊肿导致患儿疼痛明显，或影响其肢体功能，则可以考虑手术治疗。

综上所述，骨囊肿患儿骨折后是否需要马上手术，需要根据患儿的具体情况进行综合评估。建议患者及时就医，咨询专业骨科医生的意见，制订个性化的治疗方案。

健康加油站

关于植骨的那些事

植骨是一种通过移植健康的骨组织来恢复骨骼受损或缺失区域的结构和功能的治疗方法。植骨适用于多种骨骼损伤情况，如骨折、骨缺损、骨肿瘤切除后的缺损等。通过移植自体骨、异体骨或人工骨等材料，可以促进骨骼的再生和修复。在进行植骨术时，医生会根据患者的具体情况选择合适的植骨材料和手术方法，以确保植骨的成功和骨骼的稳定。

（徐启明　鱼　锋）

2. 骨囊肿患儿的治疗方式有哪些

关键词

骨囊肿 治疗方式

骨囊肿是一种良性骨病变，常见于儿童和青少年，但也可发生于成年人。不同年龄段的骨囊肿患者在治疗方式上存在一定差异，主要取决于患者的骨骼生长潜力、骨囊肿的部位和大小，以及是否存在骨折等因素。

专家说

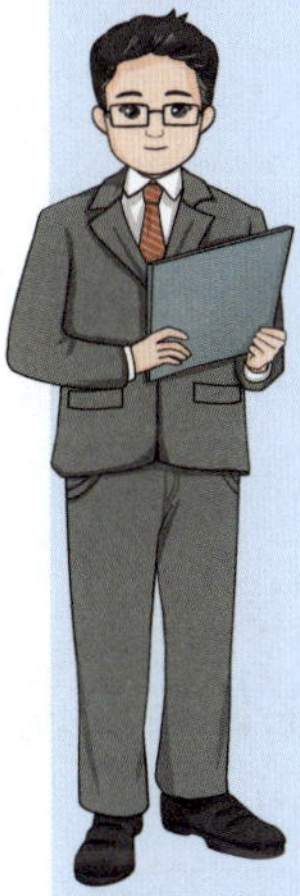

儿童和青少年以促进骨囊肿愈合，防止病理性骨折，保留骨骼生长潜力为目标。治疗方式有以下几种。

（1）保守治疗：对于无症状或症状轻微、无骨折风险的骨囊肿患儿，可以优先考虑保守治疗，包括定期随访观察、限制剧烈活动等。

（2）注射治疗：对于有症状或骨折风险较高的骨囊肿患儿，可以采用注射治疗，常用药物包括泼尼松龙、自体骨髓、人工骨等，可以促进骨囊肿愈合。

（3）手术治疗：对于骨折移位明显、保守治疗无效或复发风险较高的骨囊肿患儿，需要考虑手术治疗，常用手术方式包括刮除植骨术、弹性髓内钉固定等。

治疗方式选择的考虑因素包含以下几点。

（1）年龄：儿童的骨骼具有较强的自我修复能力，可以优先考虑保守治疗或注射治疗；成年人的骨骼愈合能力较差，可能需要手术治疗。

（2）骨囊肿的部位和大小：病灶位于承重骨或体积较大的骨囊肿患儿，骨折风险较高，可能需要手术治疗。

（3）是否存在骨折：已经发生病理性骨折的骨囊肿患儿，通常需要手术治疗。

（4）患者的意愿：患儿对治疗方式的接受程度也是影响治疗选择的重要因素。

不同年龄、部位的骨囊肿患儿在治疗方式上存在差异，需要根据患儿的具体情况进行个体化治疗。

健康加油站

为什么会发生病理性骨折

病理性骨折指骨骼在受到轻微外力或无外力作用时发生的骨折，通常骨骼本身存在疾病，如骨质疏松症、骨肿瘤或感染性疾病等，导致骨骼结构受损、强度降低。这些疾病使骨骼变得脆弱，易于发生骨折。病理性骨折的症状包括疼痛、肿胀、畸形和异常活动等，治疗需根据病因和症状严重程度综合考虑，可能包括保守治疗、药物治疗、放射疗法和手术治疗等。

（徐启明　鱼　锋）

3. 骨软骨瘤患儿都需要手术吗

关键词

骨软骨瘤　手术

骨软骨瘤（osteochondroma）是一种常见的良性骨肿瘤，通常发生在儿童和青少年时期。它由骨和软骨组成，多位于长骨的干骺端，尤其是股骨、胫骨和肱骨。大多数骨软骨瘤是无症状的，但在某些情况下可能需要手术治疗。

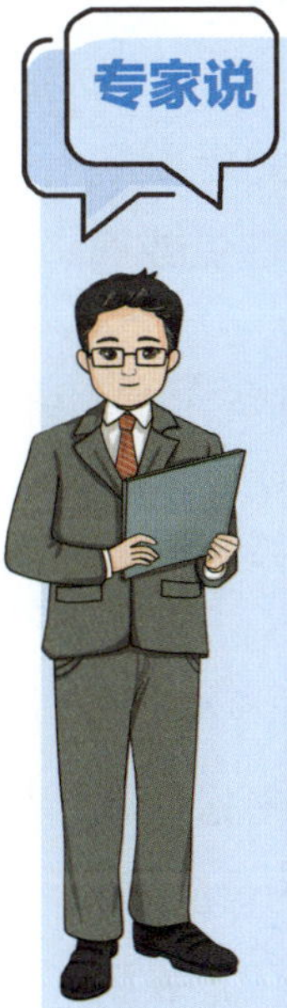

骨软骨瘤是最常见的良性骨肿瘤，占所有良性骨肿瘤的 20%~50%。多见于青少年，男性发病率略高于女性。多发生在长骨的干骺端，尤其是膝关节和肩关节附近。大多数骨软骨瘤患儿是无症状的，通常在体检或影像学检查中偶然发现。肿瘤生长可能导致患儿出现局部可触及的肿块。如果肿瘤压迫周围神经、血管或软组织，可能引起疼痛。肿瘤位于关节附近时，可能影响患儿关节活动。极少数情况下，肿瘤可能导致患儿出现病理性骨折。

大多数无症状的骨软骨瘤患儿不需要治疗，只需要定期随访，监测肿瘤的生长情况。如果患儿存在以下情况，可能需要手术治疗。

（1）疼痛：肿瘤引起持续性疼痛，影响患儿生活质量。

（2）功能障碍：肿瘤影响患儿关节活动或导致肢体功能障碍。

（3）神经血管压迫：肿瘤压迫周围神经或血管，引起患儿出现相应症状。

（4）恶性变：虽然罕见，但骨软骨瘤有恶变为软骨肉瘤的风险。如果肿瘤迅速增大或出现疼痛，应考虑手术切除。

（5）病理性骨折：肿瘤导致患儿骨折时，需要手术治疗。

手术的目的是彻底切除肿瘤，防止复发。手术通常包括切除肿瘤及其基底部的一部分正常骨组织。大多数骨软骨瘤患儿预后良好，手术切除后复发率较低。

综上所述，骨软骨瘤患儿通常不需要手术，只需要定期随访。但在患儿出现疼痛、功能障碍、神经血管压迫、恶性变或病理性骨折等情况时，需要考虑进行手术治疗。

健康加油站

干骺端和骨骺

干骺端是骨干与骨骼相连的部位，主要由松质骨组成，骨小梁彼此交叉呈海绵状，周边有薄的骨皮质。骨骺是骨骼生长发育的中心，在儿童时期存在，会随着骨骼的发育逐渐骨化。骺板在 X 射线摄影检查中呈现为高密度线状阴影，靠近骨干的一端。成年后，随着骨骼发育完全，骺板线通常会消失。

（徐启明　鱼　锋）

4. 多发性骨软骨瘤患儿如何预防肿瘤恶变

多发性骨软骨瘤（multiple osteochondromas，MO），也称为遗传性多发性外生骨疣（hereditary multiple exostoses，HME），是一种常染色体显性遗传病，表现为全身多发的骨软骨瘤。

关键词：多发性骨软骨瘤　常染色体显性遗传病　恶变

专家说

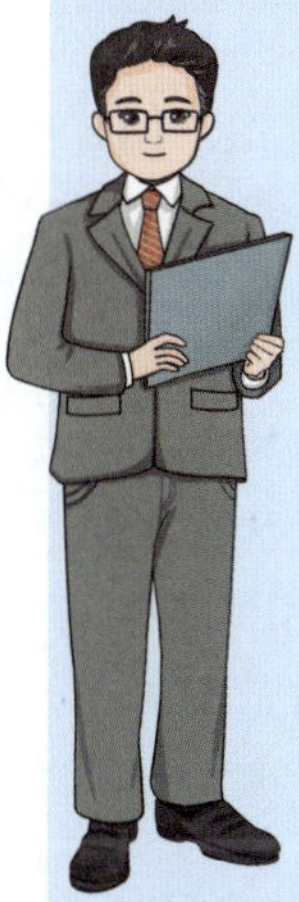

虽然大多数骨软骨瘤是良性的，但多发性骨软骨瘤有较高的恶变风险，尤其是恶变为软骨肉瘤（chondrosarcoma）。

多发性骨软骨瘤的恶变率为 1%~5%，高于单发性骨软骨瘤。恶变多发生于骨盆、肩胛骨和长骨的近端。恶变通常在成年后发生，多见于 30~50 岁人群。

定期随访和监测是风险恶变最重要的手段。定期进行体格检查，评估肿瘤是否引起疼痛、功能障碍或神经血管压迫。X 射线摄影、CT 或 MRI 等检查，可以监测肿瘤的大小和形态变化。MRI 在评估软骨帽厚度和软组织侵犯方面具有优势。

持续性或进行性加重的疼痛是恶变的常见症状。肿瘤迅速增大，尤其是患儿成年后肿瘤继续生长。MRI 提示软骨帽厚度超过 2cm 可能提示恶变。肿瘤导致患儿发生病理性骨折时，需要警惕恶变。

遗传咨询和基因检测。多发性骨软骨瘤是遗传性疾病，建议患儿及其家属进行遗传咨询，了解疾病的遗传模式和风险。约90%的多发性骨软骨瘤患儿存在*EXT1*或*EXT2*基因突变，基因检测有助于确诊和评估家族成员的发病风险。对于肿瘤位于高风险部位（如骨盆、肩胛骨）或肿瘤迅速增大、疼痛明显时，患儿可考虑预防性手术切除。

多发性骨软骨瘤患儿有较高的恶变风险，预防恶变需要综合管理。定期随访和监测、识别恶变的早期症状、遗传咨询和基因检测、健康生活方式、适时手术治疗以及多学科诊疗管理是预防恶变的关键措施。患儿及家长应积极配合医生的治疗和随访建议，早期发现和处理恶变风险，以提高患儿的生活质量和预后。

健康术语

常染色体显性遗传病

指致病基因位于常染色体上，且显性表达，单个等位基因突变即可导致发病的遗传性疾病。这类疾病与性别无关，男女患病率相同。若父母中有一方患病，子女患病概率通常为50%，表现出明显的垂直传播特点。

（徐启明　鱼　锋）

5. 内生软骨瘤患儿都需要手术吗

关键词：内生软骨瘤　手术目的

内生软骨瘤（enchondroma）是一种常见的良性骨肿瘤，由透明软骨组成，通常发生在骨髓腔内，多见于手部和足部的小骨，但也可能发生在长骨（如股骨、肱骨）中。

专家说

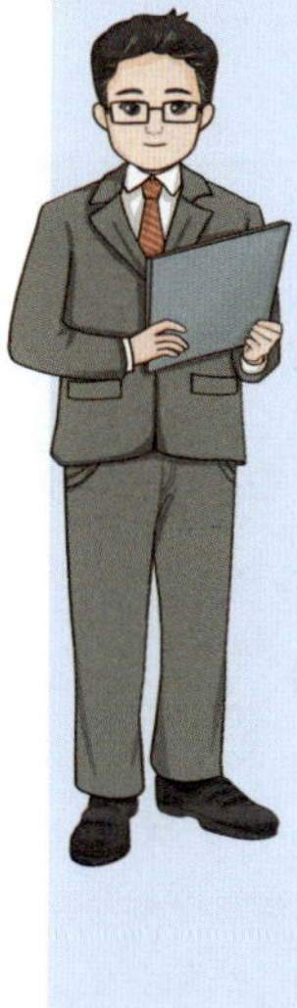

内生软骨瘤是良性肿瘤，通常生长缓慢，男女性发病率相近。手部和足部的小骨（如指骨、掌骨、跖骨）是最常见的发病部位，长骨（如股骨、肱骨）也可能发生。大多数内生软骨瘤患儿是无症状的，通常在体检或影像学检查中偶然发现。如果肿瘤较大或位于负重骨（如股骨、胫骨），可能引起局部疼痛。肿瘤可能导致病理性骨折，尤其是在长骨中。

上述无症状的内生软骨瘤患儿通常不需要治疗，只需要定期随访，以监测肿瘤的生长情况。出现以下情况，患儿可能需要手术治疗：①肿瘤引起持续性疼痛，影响患儿生活质量；②肿瘤导致骨折时，需要手术治疗；③肿瘤迅速增大，尤其是患儿成年后肿瘤继续生长。

手术目的是彻底刮除肿瘤组织，减少复发风险。刮除后可使用骨移植材料（如自体骨、异体骨或人工骨）填充空腔。如果肿瘤导致骨折，可能还需要进行内固定。多数内生软骨瘤患儿预后良好，手术切除后复发率较低。

综上所述，内生软骨瘤大多数情况下是良性的，无症状的肿瘤患儿通常不需要手术，只需要定期随访。但在患儿出现疼痛、病理性骨折、肿瘤迅速增大或恶性变等情况时，则需考虑手术治疗。

健康术语

透明软骨

是一种分布广泛的软骨类型，新鲜时呈半透明状，主要由胶原原纤维和丰富的基质构成。它分布于成体的关节软骨、肋软骨、鼻软骨、喉软骨及气管、支气管的软骨等处，具有一定的韧性和弹性，在胚胎时期还作为暂时的骨架存在。

（徐启明　鱼　锋）

6. 骨样骨瘤的治疗方法有哪些

关键词：骨样骨瘤　个体化治疗

骨样骨瘤是一种少见的良性骨肿瘤，多见于儿童和青少年，好发于长骨（如股骨和胫骨）。尽管其为良性，但常伴随持续疼痛，影响患者生活质量。

专家说

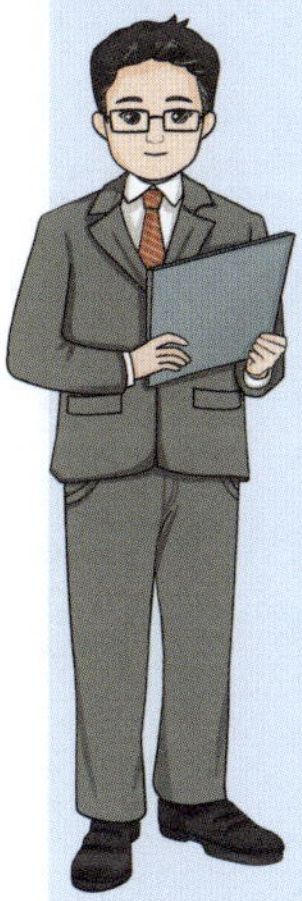

骨样骨瘤的治疗方法多样，主要包括保守治疗和手术治疗，具体选择需要根据患者年龄、肿瘤位置、症状严重程度及患者需求等因素综合考虑。

（1）保守治疗： 非甾体抗炎药（nonsteroidal anti-inflammatory drug，NSAID）是保守治疗的首选，如布洛芬、萘普生等。这类药物通过抑制前列腺素合成缓解疼痛，部分患儿经过长期使用后症状可显著改善，甚至肿瘤自愈。阿司匹林也有一定效果，但长期使用需要注意胃肠道副作用。对于症状较轻或无法手术的患者，可定期随访，监测肿瘤变化。通过影像学检查（如X射线摄影、CT、MRI）评估肿瘤进展，若症状加重或肿瘤增大，需要考虑其他治疗。

（2）手术治疗： 当保守治疗无效或患儿无法耐受药物副作用时，手术治疗就成为主要选择。手术目的是彻底切除肿瘤，缓解疼痛，防止复发。

(3)传统开放手术：通过切开皮肤和软组织，直接切除肿瘤及其周围部分正常骨组织，确保彻底清除病灶。术后，患儿疼痛通常会迅速缓解，复发率低，但创伤较大，恢复时间较长，有可能影响骨骼强度。

(4)微创手术：随着技术进步，微创手术逐渐普及，常用方法是射频消融术（radiofrequency ablation，RFA）：在影像引导下，将射频电极针插入肿瘤，利用高温破坏肿瘤细胞。该方法创伤小、恢复快，适合位于非负重骨的肿瘤。

在CT或MRI引导下，或者计算机导航及机器人引导下手术，精确定位肿瘤，减少对正常组织的损伤，提高手术成功率，尤其适用于位置复杂的肿瘤，已经广泛应用于临床，无论是开放手术，还是微创手术，都起到了非常重要的作用。

综上所述，骨样骨瘤患儿的治疗需个体化，保守治疗适用于症状较轻者，手术治疗则适合症状严重或保守治疗无效者。微创手术因其创伤小、恢复快，已逐渐成为主流。

健康术语

非甾体抗炎药

是一类不含有糖皮质激素，但仍具有抗炎、解热、镇痛作用的药物。这些药物通过抑制前列腺素的合成而发挥作用，临床上常用于治疗关节痛、牙痛、头痛、风湿痛及感冒发热等症状。常见的非甾体抗炎药包括阿司匹林、对乙酰氨基酚、布洛芬等。

（徐启明　鱼　锋）

7. 患**软骨母细胞瘤**需要尽快**手术**吗

关键词

软骨母细胞瘤　治疗手段

软骨母细胞瘤（chondroblastoma）是一种罕见的良性骨肿瘤，多见于儿童和青少年的长骨骨骺区，如股骨、胫骨和肱骨。尽管其为良性，但具有局部侵袭性，可能导致患儿出现骨质破坏和关节功能障碍，已经尽快手术治疗。

专家说

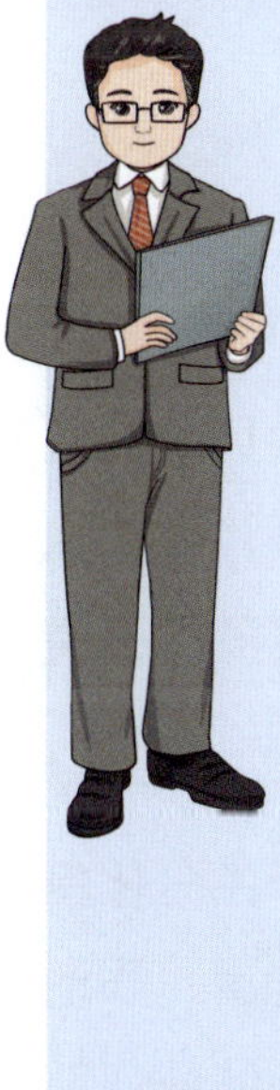

软骨母细胞瘤患者常表现为局部疼痛、肿胀和关节活动受限，疼痛多为持续性，夜间加重，影响日常生活。部分患者可能出现病理性骨折。X 射线摄影、CT 和 MRI 是主要诊断手段。

手术是软骨母细胞瘤的主要治疗手段，手术方式包括以下两种。

（1）刮除术：通过刮除肿瘤组织，保留周围正常骨组织。患儿术后常需要植骨填充缺损，以促进骨愈合。刮除术创伤小、恢复快，但有一定的复发率。

（2）广泛切除术：彻底切除肿瘤及其周围部分正常骨组织，适用于复发或侵袭性较强的肿瘤患儿。广泛切除术复发率低，但创伤较大，可能影响患儿骨骼强度及功能障碍，适用于髂骨、脊柱附件等非负重骨。

软骨母细胞瘤是良性侵袭性肿瘤，肿瘤起源于骨骺，随着肿瘤进展，肿瘤会破坏患儿骺板，骨骺部位也会膨胀变形，这些都会影响关节生长发育，导致功能障碍。所以所有软骨母细胞瘤一旦诊断，都应该尽快手术。

（徐启明　鱼　锋）

关键词：硬纤维瘤　普通纤维瘤　交界性肿瘤

8. 硬纤维瘤和普通纤维瘤有何不同

硬纤维瘤，也称韧带样瘤、侵袭性纤维瘤病，是一种少见的良性肌腱膜过度增生形成的肿瘤。它发生于肌肉、腱膜和深筋膜等处，具有局部侵袭性，易复发。硬纤维瘤可发生于全身各处，但多见于腹壁，也可发生于腹内及骨骼肌内，30~50 岁女性为多发人群。

普通纤维瘤是来源于纤维组织、生长缓慢的良性肿瘤，由分化良好的皮下结缔组织构成。它多见于皮下，边缘清楚、表面光滑、质地较硬、可以推动，且很少发生恶变。普通纤维瘤可发生于人体任何部位的大肌肉，以腹壁的腹直肌及其邻近肌肉的腱膜最为常见。

专家说

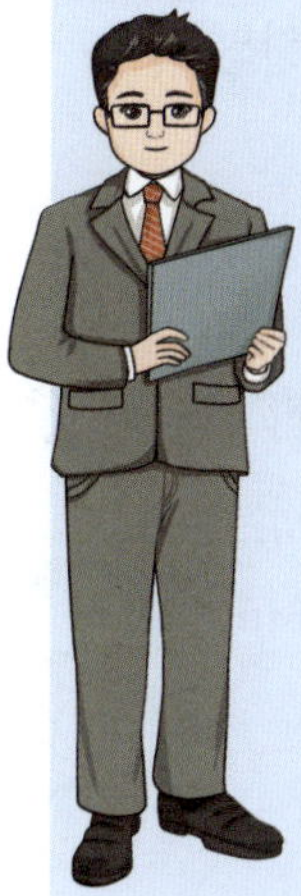

硬纤维瘤和普通纤维瘤虽然名称相似，但它们在多个方面存在显著差异。

（1）性质：硬纤维瘤属于交界性肿瘤，介于良性与恶性之间，具有局部侵袭性，但极少转移。普通纤维瘤为良性肿瘤，生长缓慢，边界清晰，不具侵袭性，也不会转移。

（2）发病部位：硬纤维瘤常见于四肢、腹壁、肩部、胸壁和背部等部位。普通纤维瘤可发生于全身各处，多见于皮肤、皮下组织、乳腺和子宫等。

（3）症状：硬纤维瘤表现为无痛性肿块，质地坚硬，边界不清，可能压迫周围组织，引发疼痛或功能障碍。普通纤维瘤通常为无痛性肿块，质地较软，边界清晰，生长缓慢，一般无明显症状。

（4）影像学表现：硬纤维瘤在 CT 或 MRI 上表现为边界不清的肿块，可能侵犯周围组织。普通纤维瘤影像学上表现为边界清晰的肿块，无侵袭性。

（5）病理学特征：硬纤维瘤由梭形细胞构成，细胞核呈卵圆形或长梭形，细胞排列成束状或旋涡状，间质富含胶原纤维。普通纤维瘤由成熟的纤维细胞构成，细胞核呈梭形，细胞排列成束状或旋涡状，间质富含胶原纤维。

（6）治疗：硬纤维瘤治疗以手术切除为主，需要扩大切除范围，术后可能需要辅助放疗或药物治疗以降低复发风险。普通纤维瘤通常手术切除即可，预后良好，复发率低。

（7）预后：硬纤维瘤易复发，但转移率低，预后相对较好。普通纤维瘤预后良好，复发率低。

硬纤维瘤和普通纤维瘤在性质、发病部位、症状、影像学表现、病理特征、治疗和预后等方面均有明显差异。硬纤维瘤具有侵袭性，治疗复杂且易复发；而普通纤维瘤为良性肿瘤，治疗简单且预后良好。因此，准确鉴别两者对制订治疗方案和评估预后至关重要。

健康术语

交界性肿瘤

是组织形态和生物学行为介于良性与恶性之间的肿瘤，也称为中间性（或中间型）肿瘤。它同时具有良性肿瘤生长缓慢、复发迟的特点，以及恶性肿瘤可发生转移的生物学行为，但转移率相对较低。

（徐启明　鱼　锋）

9. 骨嗜酸细胞肉芽肿患儿能自愈吗

关键词

骨嗜酸细胞肉芽肿　朗格汉斯细胞组织细胞增生症　自愈

嗜酸细胞肉芽肿（eosinophilic granuloma，EG），是朗格汉斯细胞增多症中最常见的一种亚型。它可累及骨骼、皮肤、肺等多个器官，临床表现差异较大。

专家说

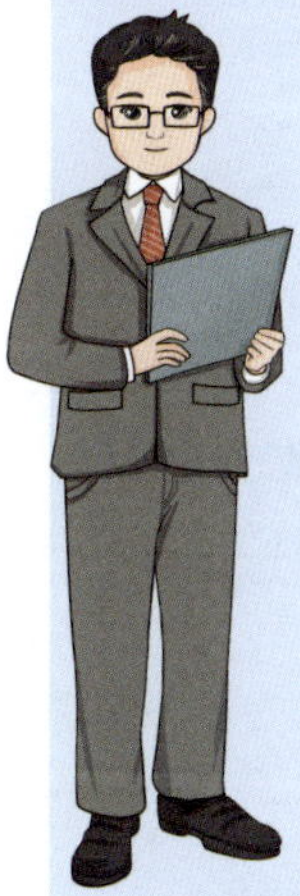

30%~50% 的单发骨病变患者可能在数月到数年内自行缓解，儿童患者的自愈率会更高。自愈现象可能与机体免疫调节功能恢复有关，朗格汉斯细胞的异常增殖可能与免疫功能失衡相关，当免疫调控机制重新激活时，可能抑制病变进展。骨骼等组织具备较强的自我修复能力，小型骨缺损可被新生骨填充。自愈并非绝对，且存在个体差异。患儿若存在以下情况自愈可能性较低：多系统受累（如同时累及肝、脾、骨髓）、高危器官受累（如中枢神经系统、造血系统）等。

尽管部分病例可能自愈，为避免并发症风险（如截瘫、骨折等），患儿仍需要考虑手术治疗。

根据病情严重程度，治疗方式包括：①观察，适用于无症状的单发骨病变，定期影像学随访（每 3~6 个月）；②局部治疗，病灶内注射糖皮质激素（如甲泼尼龙），低剂量放疗等；③系统性治疗，化疗药物（长春碱、泼尼松），靶向治疗（BRAF 抑制剂）等。

骨嗜酸细胞肉芽肿的自愈性虽存在但具有选择性，局限于单发骨，儿童患者自愈率较高。然而，临床干预可显著降低并发症风险并改善预后。患者应在专科医生指导下，综合评估后选择治疗方案，避免盲目等待自愈而延误病情。

健康术语

自愈现象

指生物体（包括人体）在受到外界侵害或内在变异导致损害时，依靠自身内在的自愈系统或自愈力，抑制自毁、排除侵害、修复损害，以维持机体健康或生命延续的现象。这种自我恢复调节机制具有自发性、非依赖性和作用持续性等特点。

（徐启明　鱼　锋）

10. 非骨化性纤维瘤患儿出现何种情况必须手术

非骨化性纤维瘤是一种良性骨肿瘤，也被称为干骺端纤维性缺损、非成骨性纤维瘤等。它起源于成纤维细胞，由异常增生的纤维结缔组织构成，而非正常的骨组织。该病生长缓慢，很少发生恶变。

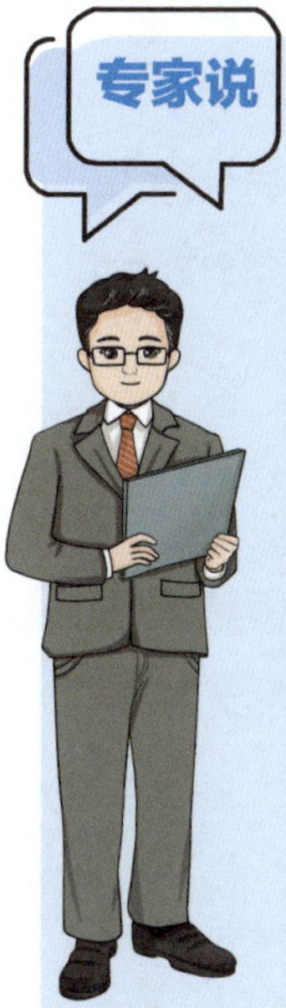

非骨化性纤维瘤（non-ossifying fibroma，NOF）是一种常见的良性骨肿瘤，通常无需治疗即可自愈。但在某些情况下，手术干预是必要的。如果患儿存在病理性骨折高风险，需要考虑手术。例如肿瘤体积大，病灶直径超过骨直径的 50% 或长度超过 3cm，会显著降低患儿的骨骼强度，增加骨折风险。当肿瘤位于承重骨（如股骨、胫骨等部位），即使肿瘤较小，也可能因外伤导致骨折。

手术主要通过刮除肿瘤组织并填充自体骨或人工骨的方式，适用于大多数非骨化性纤维瘤病例。

综上所述，非骨化性纤维瘤患儿通常不需要手术治疗，但在病理性骨折高风险、症状明显等情况下，手术是必要的。

（徐启明　鱼　锋）

关键词

非骨化性纤维瘤　手术

11. 如何**预防**骨纤维结构不良骨折

骨纤维结构不良（osteofibrous dysplasia，OFD），也被称为骨纤维异常增殖症，是一种骨的纤维组织异常增生的疾病。其主要特征是骨纤维组织增生并变性成为幼稚交织骨，这种异常增生会导致患儿正常骨组织被替代，使骨强度下降，进而容易出现疼痛、肿胀、活动受限、畸形及病理性骨折等症状。该病常见于青少年，且有一定的复发率，但通常属于良性肿瘤样病变，恶变的情况较少。治疗方面，手术切除病灶是主要的治疗手段。

专家说

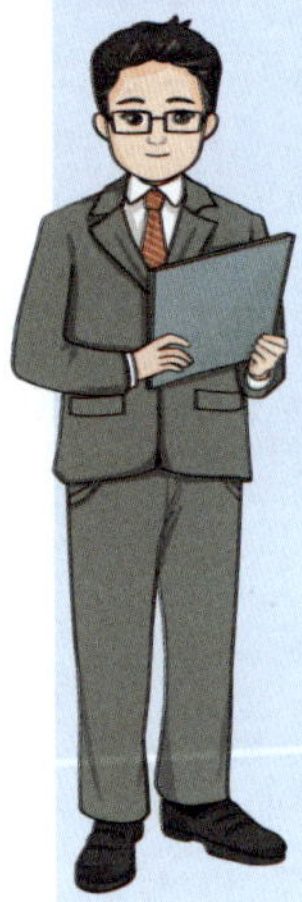

骨纤维结构不良是一种先天性疾病，会导致骨强度下降，骨骼发育畸形，增加骨折风险。虽然无法完全预防骨折，但以下措施可以降低骨折风险。

（1）定期随访和监测：每 6~12 个月复查 1 次，监测病情发展，评估骨折风险。通过 X 射线摄影、CT 或 MRI 等检查，评估骨骼病变范围和严重程度。监测骨密度变化，评估骨质疏松程度。

（2）药物治疗：双膦酸盐类药物通过抑制破骨细胞活性，减缓骨质破坏，增加骨密度，降低骨折风险。钙剂和维生素 D 可补充骨骼生长所需营养，促进骨骼健康。地舒单抗对骨纤维结构不良尤其是多发骨纤维结构不良的治疗有一定作用，可以增加骨强度，降低骨折风险。

（3）生活方式调整：避免剧烈运动和高风险活动，防止骨折。保持健康体重，过重会增加骨骼负担，增加骨折风险。

（4）支具保护：对一些病灶范围大，骨强度下降明显的患者，必要时使用支具保护（如脊柱侧弯支具、下肢支具等），提供外部支撑，降低骨折风险。

(5) 手术治疗：对于严重畸形或高风险骨折患儿可考虑手术矫正畸形、固定骨折或切除病变骨组织。

综上所述，预防骨纤维结构不良骨折需要综合管理，包括定期随访、药物治疗、生活方式调整、支具保护及手术治疗等。患者应积极配合医生治疗，并采取有效措施降低骨折风险。

（徐启明　鱼　锋）

二

肢体骨与软组织恶性肿瘤

12. 如何**早期发现**骨肉瘤

骨肉瘤是一种恶性程度较高的原发性骨肿瘤，多发生于青少年，易发生血行转移。未转移的骨肉瘤患儿，经规范治疗后其 5 年存活率可超过 70%；而有肺转移的患儿，其 5 年存活率在 30% 以下。故早期发现骨肉瘤对于提高患儿生存率至关重要。

关键词

骨肉瘤　早期症状

专家说

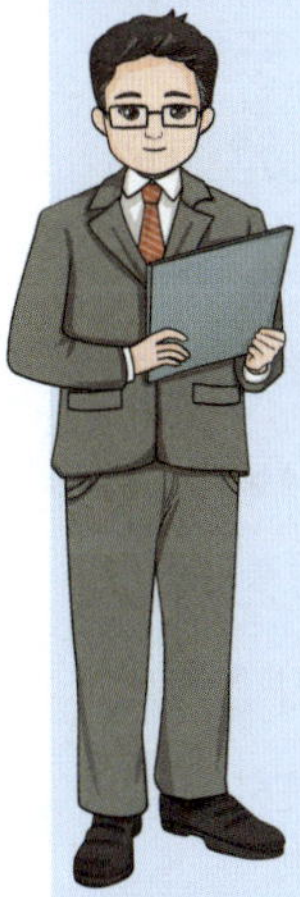

（1）了解骨肉瘤的早期症状：骨肉瘤患儿早期没有特异性症状，最常见的症状是局部疼痛，这种疼痛起初可能是轻度的或间断性的，但随着病情逐渐发展，它会转变为持续性的剧烈疼痛，尤其在夜间明显。此外，患者还可能伴随局部肿块、体温升高、活动受限及跛行等表现。

（2）及时就医与诊断：如果患儿出现疼痛、肿块等可疑的骨肉瘤症状，应及时就医。尤其对于疼痛等症状持续存在并逐渐加重，休息、服用镇痛药等治疗不能缓解的患儿，应该及时就医。若 X 射线摄影检查等提示可能存在骨肉瘤，建议立即转至专业的骨肿瘤科室进行后续诊断和治疗。因为骨肉瘤属于罕见病，普通骨科医生诊治经验不足，所以最好找专业的骨肿瘤医生就诊。医生会根据患儿的症状、体征和影像学检查结果，制订进一步的检查方案，如病理学检查等。病理学检查是确诊骨肉瘤的最可靠方法，进行病理组织活检时，最好由骨肿瘤专科医生操作，以便在手术时能够一并处理活检道。

（3）增强健康意识与科普宣传：由于骨肉瘤是罕见病，提高公众对骨肉瘤的认识和了解，也是早期发现骨肉瘤的重要措施。通过科普宣传和教育，让更多人了解骨肉瘤的早期症状、高危人群和预防措施，有助于增强患者的自我保健意识和就医积极性。尤其对青少年这一高危人群，更应提高警惕。

健康加油站

关于夜间痛，您需要了解的那些事

夜间痛是骨肿瘤所引发的疼痛，往往源于肿瘤的迅速生长及对骨质的侵犯。这种疼痛在夜间尤为剧烈，相较于白天更难以忍受。这可能是因为夜间人体活动减少，处于相对静止状态，使得患者的注意力更容易聚焦于疼痛之上。对于骨肿瘤夜间疼痛的缓解，非甾体抗炎药及阿片类镇痛药等药物可作为对症治疗的选择。然而，更为关键的是要实施有效的抗肿瘤治疗，疼痛的减轻往往是抗肿瘤治疗有效的重要信号。

（金 韬 鱼 锋）

13. 通过**截肢术**就能治愈骨肉瘤吗

关键词：骨肉瘤　截肢术　综合治疗

骨肉瘤是儿童最为常见的原发性恶性骨肿瘤之一，其恶性程度极高，易发生早期转移，这导致仅凭截肢术难以彻底根除体内的肿瘤细胞。因此，临床上常采用化疗与手术相结合的综合治疗方法。尽管截肢术作为一种治疗手段具有其有效性，但单独应用并不能确保骨肉瘤的完全治愈。

专家说

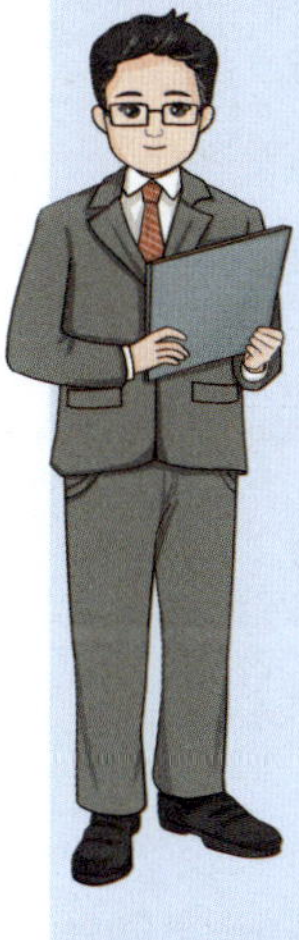

截肢术是一种极具破坏性的外科手术，涉及切除肢体的一部分或全部。对于骨肉瘤患儿而言，当肿瘤体积巨大且已累及重要血管神经，无法实施保肢手术时，截肢术便成为必要的选择，其目的在于彻底切除被肿瘤侵犯的骨骼及周围软组织，以遏制癌细胞的扩散，保全患者的生命。然而，骨肉瘤的高度恶性生物学特性意味着，即便施行了截肢术，患儿体内残留的肿瘤细胞仍有可能通过血液或淋巴系统转移至肺等其他器官，导致疾病复发或远处转移。

鉴于骨肉瘤的复杂性和高度恶性，治疗往往需要综合考虑多种方法。除了手术，化疗也是主要的治疗方法。此外，放疗、靶向治疗和免疫治疗等也是常用的治疗手段。化疗可以通过使用化学药物杀死快速分裂的癌细胞，从而控制肿瘤的生长和转移。骨肉瘤的化疗需要多种化疗药联合使用，手术联合化疗是目前一线治疗方案。放疗则利用高能射线照射肿瘤区域，以减缓骨肉瘤的发展速度；靶向治疗则针对特定分子靶标设计药物，精准打击肿瘤细胞；免疫治疗则通过增强机体自身抗肿瘤免疫力来发挥作用。

骨肉瘤患儿的预后和生存率受诸多因素影响，包括肿瘤的分期、患者的年龄、治疗方法的选择以及治疗的及时性等。早期诊断和手术切除能够提高治愈的可能性，但即便施行了截肢术，也并不能确保患儿的长期生存率。20 世纪 80 年代以前，骨肉瘤患儿截肢术后的 5 年生存率不足 20%。随着综合治疗的发展，目前的 5 年生存率已提高至约 70%，但 10 年生存率则为 40%~50%。这表明，即便接受了截肢术，患儿仍需要接受综合治疗以提高生存率。

（金 韬 鱼 锋）

14. 骨肉瘤患儿必须要进行**化疗**吗

骨肉瘤是一种青少年最好发的原发恶性骨肿瘤，特点是肿瘤细胞直接产生骨样组织，恶性程度较高。其发病率较低，每年每 100 万人中有 3~5 人发病，好发年龄为 10~20 岁，男性发病率高于女性（约为 3∶2）。

化疗在骨肉瘤患儿的治疗中占重要地位，目前对于ⅡB 期及以上分期骨肉瘤患儿采用新辅助化疗、手术、辅助化疗的综合治疗模式，患儿的 5 年生存率由非化疗时代的 10%~20% 提高到 60%~80%。

专家说

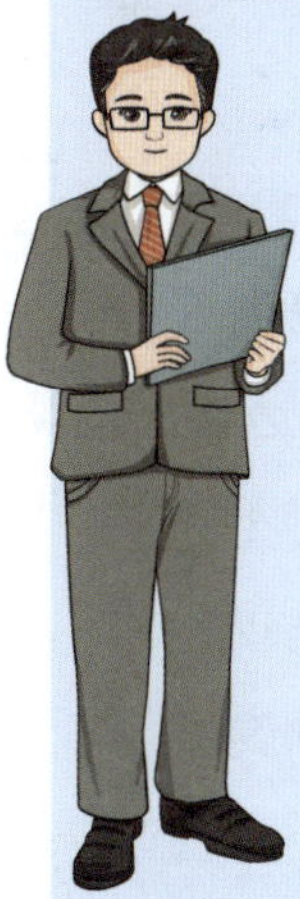

骨肉瘤，在 WHO 病理分类中可以分为：普通型、毛细血管扩张型、小细胞型、高级别表面骨肉瘤、低级别中心型、骨旁骨肉瘤及骨膜骨肉瘤。前 4 种为高度恶性骨肉瘤，是需要围手术期化疗的；后 3 种为低度恶性骨肉瘤，通常不需要化疗，如果出现转移才考虑化疗。临床上儿童骨肉瘤以高度恶性骨肉瘤最多见，通常说的骨肉瘤也是此类，但仍存在低度骨肉瘤的情况，因此患者在诊断为骨肉瘤后，需要确认是否为高度恶性骨肉瘤。

临床上所说的骨肉瘤，通常为高度恶性骨肉瘤，在此类患儿中，化疗通常是重要的治疗手段之一。化疗可以在术前缩小肿瘤体积，使原本不能手术的患儿获得手术机会，提高保肢率；在手术后进行辅助化疗，可以杀灭可能残留的肿瘤细胞，降低复发风险，延长患儿生存时间。通过术前和术后化疗的联合应用，能显著改善患儿的预后。对于一些已经发生转移的骨肉瘤，化疗也有助于控制肿瘤的进展，缓解症状，提高生活质量。

关键词

骨肉瘤　化疗

健康加油站

骨肉瘤的化疗必要性

骨肿瘤是否需要化疗，不能一概而论，需要根据肿瘤的具体类型、分期、患者身体状况等多方面因素来综合判断。

儿童高度恶性骨肉瘤，通常需要新辅助化疗、辅助化疗，常规会采用甲氨蝶呤、阿霉素、顺铂及异环磷酰胺等多药联合化疗方案，术前 2~3 个月新辅助化疗，术后 6~8 个月辅助化疗。如果出现了转移，也需要进一步的药物治疗。在治疗过程中，患者需要密切配合医生，进行全面的评估和监测。同时，随着医学的不断发展和进步，新的化疗药物和治疗方案也在不断涌现，为骨肉瘤患者带来了更多的希望和选择。患者和家属应与医生充分沟通，了解各种治疗方法的利弊，以便做出最适合患者的治疗决策，提高治疗效果和生活质量。

（黄　真　鱼　锋）

15. 尤因肉瘤的主要临床表现有哪些

尤因肉瘤是一种高度恶性的骨原发肿瘤，青少年好发，起源于髓内。目前，病因尚未完全明确，但在约 85% 的病例中可观测到染色体易位 t（11；22）（q24；q12），这一变异可导致致癌融合基因 EWSR1-FLIT 的形成。尤因肉瘤患儿的临床表现复杂，局部症状尤为突出，其红、肿、热、痛的炎症性反应相较于其他恶性肿瘤更为显著。

关键词

尤因肉瘤　症状

专家说

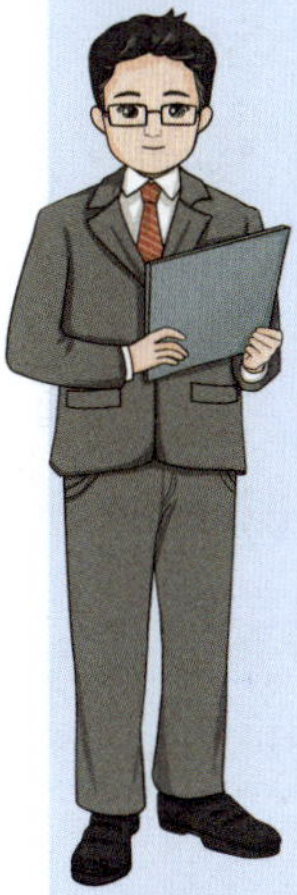

了解尤因肉瘤的临床表现，对于疾病的早期发现与治疗至关重要，能够有效提升患儿的生存率。以下是尤因肉瘤的主要临床表现。

（1）局部症状

疼痛：疼痛作为尤因肉瘤的主要症状，初期可能表现为轻微或间歇性不适，但随着病情发展，疼痛会逐渐加剧，转变为持续性且难以忍受，夜间痛（夜间疼痛较白天显著）明显，影响患儿的睡眠质量。

局部包块与肢体肿胀：患处常可触及明显的包块，这些肿块生长迅速，并伴有压痛。同时，肿瘤周围的软组织因炎症刺激而出现水肿，导致肢体肿胀。

局部皮温升高：由于肿瘤组织代谢旺盛，血液供应丰富，使得肿瘤所在区域的皮肤温度明显升高。

发红与静脉曲张：在肿瘤进展至严重程度时，部分患儿肿瘤部位的皮肤会呈现红色，并伴有皮下静脉曲张，这一表现与局部急性细菌感染颇为相似。

（2）全身症状

发热：尤因肉瘤患儿常出现发热症状，体温可高达 38~40℃，这是由于肿瘤组织坏死、吸收以及机体对肿瘤的免疫反应共同作用的结果。相较于其他原发骨肿瘤，尤因肉瘤患儿的发热症状更为常见。

消耗性表现：由于夜间疼痛影响睡眠、持续发热以及肿瘤生长的消耗，患儿可能出现疲乏无力、体重减轻等全身症状，部分患者还可能伴有贫血，表现为面色苍白。

（3）转移症状：尤因肉瘤具有高度侵袭性，易发生远处转移。当肿瘤转移至其他器官时，患儿会出现相应的症状。例如，肺部转移可能引起患儿出现咳嗽、咳痰、咯血及呼吸困难等症状；骨骼转移则可能导致患儿出现骨痛、病理性骨折等问题。

综上所述，尤因肉瘤患儿的临床表现因个体差异、肿瘤发现的时间以及部位的不同而有所差异。因此，一旦出现上述可疑症状，应及时就医，以便早期发现、早期诊断并开展早期治疗。

（金　韬　鱼　锋）

16. 尤因肉瘤的**治疗方法**有哪些

尤因肉瘤是一种好发于青少年的高度恶性的骨肿瘤，病情进展迅速，转移快。手术、放疗、化疗均是有效的治疗方法，单一方案的治愈率均不高。规范、综合、及时治疗是关键。

专家说

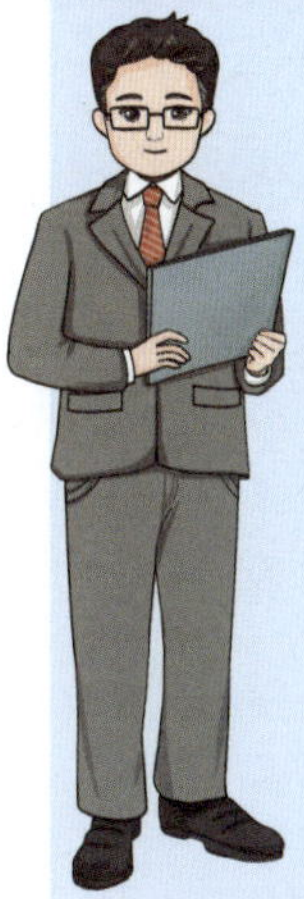

尤因肉瘤的综合治疗至关重要，经过综合治疗，未转移患儿的 5 年存活率可至 70% 以上。手术联合新辅助化疗、辅助化疗、放疗是主要治疗方式。

（1）化疗：化学治疗在尤因肉瘤的治疗中占据核心地位。常用的化疗药物包括长春新碱、阿霉素、环磷酰胺、异环磷酰胺及依托泊苷等，这些药物需要联合使用，形成多药联合化疗方案。化疗的疗程较长，包括术前新辅助化疗、术后辅助化疗，总疗程在 12 个月左右。

（2）手术：手术是尤因肉瘤治疗的重要手段之一。对于能够完全切除的肿瘤，手术的目标是广泛切除肿瘤，并包括周围一定范围的正常组织，从而降低复发率。具体手术方式需要根据肿瘤的位置、大小和患儿的具体情况而定。

（3）放疗：尤因肉瘤对放疗比较敏感，放疗是重要的局部治疗手段。对于无法完全手术切除的肿瘤患儿，可以通过放疗联合化疗进行治疗。

（4）靶向治疗和免疫治疗：靶向治疗和免疫治疗作为尤因肉瘤治疗的重要组成部分，正在不断地发展和完善，为尤因肉瘤患儿提供了更多个性化、精准化的治疗方案。尤其对有特定基因突变或者对传统疗法无效的尤因肉瘤患儿，这为他们提供了新的治疗选择。

（5）中医治疗和支持性治疗：在治疗过程中，中医治疗和支持性治疗也非常重要。这包括中医脾胃调理、疼痛管理、营养支持和心理支持等，旨在提高患儿的营养状况、生活质量和治疗依从性。

关键词

尤因肉瘤　综合治疗　化疗

健康加油站

新辅助化疗的作用

新辅助化疗指在手术或放疗前进行的化疗，目的是缩小肿瘤、降低分期、提高手术切除率并降低复发及转移风险。对于尤因肉瘤、骨肉瘤等高度恶性骨肿瘤，其对化疗敏感，新辅助化疗可缩小肿瘤，使手术更容易进行，利于进行保肢手术。同时还可杀灭潜在微小转移灶，降低转移风险。此外，还可以评估疗效，通过观察肿瘤对新辅助化疗的反应，医生可以了解肿瘤对化疗药物的敏感程度，从而为后续治疗方案的制订提供依据。

（金　韬　鱼　锋）

关键词：恶性骨肿瘤　肺转移　筛查

17. 如何**早期发现**恶性骨肿瘤患儿**肺转移**

对于恶性骨肿瘤患儿，最常见的转移为肺转移，其次为骨转移。因此，对于确诊恶性骨肿瘤患儿通常需要做肺部 CT 平扫，全身骨扫描来筛查是否存在肺转移、骨转移。在治疗过程中和治疗结束随访过程中，也需要定期进行评估。

专家说

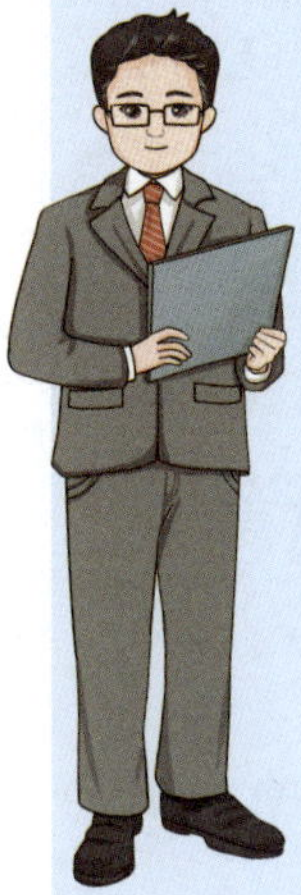

恶性骨肿瘤的恶性度较高，易经血液、淋巴等途径扩散至其他部位。肺是各种恶性骨肿瘤多见的转移部位，当骨肿瘤转移到肺以后，初期没有任何症状，只是在常规的体检中可以发现（通常是胸部 CT 检查发现）。肺部存在散在多个或单个的结节，它随着时间的延长会逐渐增大，因此在初期是没有任何症状的。随着肿瘤转移的数量增多、体积变大，肺组织得到破坏，患儿可表现出轻度的气喘、憋气，运动或劳累时会有所加重，如果这个时候没有得到进一步治疗，肿瘤就会进一步发展，患儿会表现出严重的呼吸困难，并且有胸腔积液等表现，这个时候患儿不能平卧，只能靠吸氧或者端坐呼吸。随着肿瘤进一步发展，可以导致患儿呼吸衰竭，甚至死亡。因此，肺转移是非常严重的并发症，需要及时发现并进行治疗，治疗延误是导致骨肿瘤死亡的最多见的原因。

定期肺部 CT 平扫是早期发现恶性骨肿瘤肺转移最主要的手段。

健康加油站

肺 CT 筛查对于恶性骨肿瘤患儿的重要性

恶性骨肿瘤患儿在发生肺转移的早期，常常没有明显的呼吸道症状，通常是在做胸部 CT 检查的时候偶然发现。目前，对于患儿肺部 CT 检查的频率建议：初始阶段、术后 2 年内每 3 个月 1 次，术后第 3 年每 4 个月 1 次，术后第 4~5 年每半年 1 次，之后每年 1 次。

当恶性骨肿瘤患儿发生肺转移，需要进行综合治疗管理，包括化疗、靶向治疗等，必要时还要联合放疗科、胸外科等进行多学科诊疗，以提供个性化治疗方案，同时需要定期复查，以评估治疗效果和调整治疗方案。

骨肉瘤肺转移，如能早期发现，病灶较少（局限）、较小，通过综合治疗患儿有可能被治愈。

（黄　真　鱼　锋）

18. 如何发挥**中医**在**骨肿瘤治疗**中的作用

对于骨肿瘤的治疗一直是医学界的一个难题，传统西医手段如手术、放化疗等虽有一定疗效，但也存在副作用大、易复发等问题。中医作为我国传统医学，在骨肿瘤治疗中具有独特优势，可发挥重要作用。中西医结合治疗骨肿瘤有广阔的应用前景。

专家说

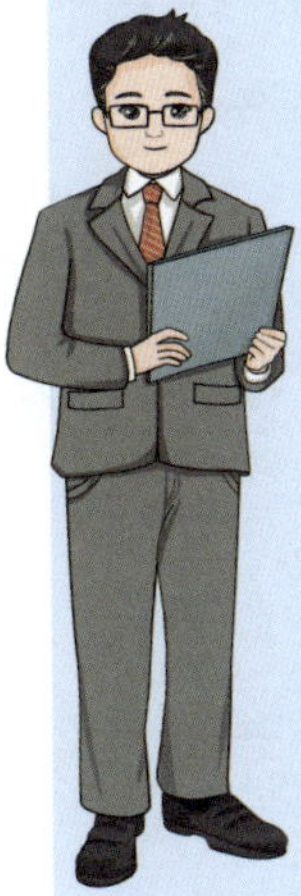

中医认为，骨肿瘤属于“骨蚀”“附骨疽”“石痈”等范畴，其发病与正气不足、外邪侵袭、痰瘀互结等因素有关。正气不足是发病基础，外邪侵袭是诱因，痰瘀互结是病理产物，三者相互作用，最终导致骨肿瘤的发生。

中医治疗骨肿瘤强调整体观念和辨证论治，通过扶正祛邪、活血化瘀、软坚散结等方法，达到抑制肿瘤生长、缓解症状、提高生活质量及延长生存期的目的。

（1）扶正祛邪，增强机体抗病能力：中医认为“正气存内，邪不可干”，扶正祛邪是治疗骨肿瘤的根本原则。通过补益气血、调理脏腑功能，增强机体自身抗病能力，抑制肿瘤生长。常用方药有补中益气汤、十全大补汤、六味地黄丸等。常用中药有人参、黄芪、白术、茯苓、当归及熟地黄等。

（2）活血化瘀，改善微循环：中医认为“瘀血”是骨肿瘤的重要病理因素，活血化瘀可以改善局部微循环，促进肿瘤坏死，抑制肿瘤转移。常用方药有血府逐瘀汤、桃红四物汤、身痛逐瘀汤等。常用中药有丹参、川芎、桃仁、红花、赤芍及三七等。

（3）软坚散结，抑制肿瘤生长：中医认为“痰凝”是骨肿瘤的另一重要病理因素，软坚散结可以软化肿瘤，抑制其生长。常用方药有海藻玉壶汤、消瘰丸、鳖甲煎丸等。常用中药有海藻、昆布、牡蛎、鳖甲、夏枯草及山慈菇等。

关键词

中医　骨蚀　附骨疽　石痈

（4）缓解症状，提高生活质量：中医治疗可以有效缓解骨肿瘤患者的疼痛、肿胀、功能障碍等症状，提高生活质量。缓解疼痛的方法有针灸、推拿、中药外敷等。缓解肿胀可用利水消肿、活血化瘀等中药。治疗功能障碍有功能锻炼、中药熏洗等。

（5）减轻放化疗副作用：中医治疗可以减轻放化疗引起的恶心、呕吐、脱发及骨髓抑制等副作用，提高患者耐受性。常用方药有香砂六君子汤、旋覆代赭汤、八珍汤等。常用中药有陈皮、半夏、竹茹、代赭石、党参及白术等。

综上所述，中医在骨肿瘤治疗中具有独特优势，可发挥重要作用。通过扶正祛邪、活血化瘀、软坚散结等方法，可以有效抑制肿瘤生长、缓解症状、提高生活质量、延长生存期。但中医治疗骨肿瘤仍需要进一步研究和探索，以更好地服务于患者。

（徐启明　鱼　锋）

19. 骨扫描结果异常就是得了骨肿瘤吗

全身骨扫描是一种检测骨组织代谢情况的影像学检查方法。它通过静脉注射放射性标记的亲骨显像剂，随血流到达全身骨骼并与其发生相互作用后，利用放射性核素显像仪器探测其在骨骼内的分布情况，并形成全身骨骼的影像。

专家说

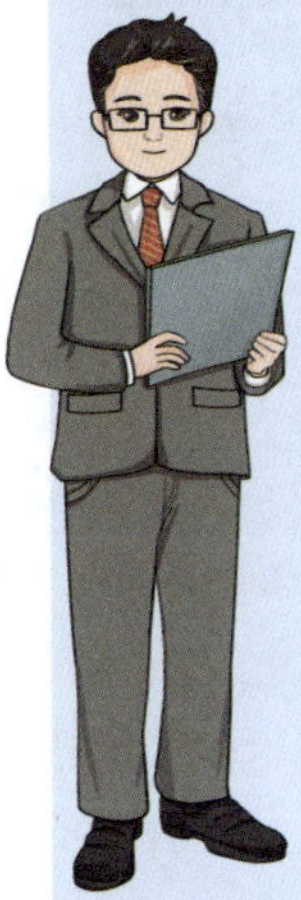

导致骨扫描结果异常的原因主要有以下几点。

（1）**骨肿瘤**：骨肿瘤是骨扫描结果异常的常见原因。不论肿瘤是良性还是恶性，均会对患儿骨骼造成破坏，并会触发机体的骨修复机制，进而导致骨代谢异常。这种代谢异常在骨扫描上会表现为异常的浓聚。一般而言，成骨性肿瘤（例如骨肉瘤）所引发的浓聚相较于溶骨性肿瘤（如骨囊肿）更为显著。

（2）**感染与炎症**：骨骼感染同样是导致骨扫描结果异常的重要原因。感染会引发患儿骨质破坏、骨质增生及骨膜反应等病理变化，这些变化在骨扫描中均能被清晰地呈现。此外，诸如骨性关节炎、类风湿性关节炎、强直性脊柱炎等慢性炎症性疾病，也会对患儿骨组织的代谢产生影响，从而导致骨扫描结果异常。

（3）**代谢性疾病**：骨质疏松、骨软化症、甲状旁腺功能亢进等，也是骨扫描结果异常的常见原因。这些疾病会干扰患儿骨的形成和吸收过程，导致骨组织代谢异常。以甲状旁腺功能亢进患儿为例，该病会导致其骨组织过度脱钙，进而在骨扫描中呈现出异常的显像剂浓聚。

（4）**创伤与应力性骨折**：创伤也是导致骨扫描结果异常的一个因素。创伤会破坏患儿骨质，并激发机体的骨修复过程，从而引起代谢改变。值得注意的是，一些隐匿性骨折和应力性骨折

关键词

骨扫描　代谢异常　骨肿瘤

在常规 X 射线摄影或 CT 中可能难以发现，但在骨扫描中却可能清晰显现。

（5）其他因素：除了上述原因外，还有一些其他因素也可能导致骨扫描结果异常。例如，长期使用某些药物（如糖皮质激素、抗癫痫药）可能会对患儿骨组织的代谢产生影响。此外，生理性变化（如年龄增长导致的骨代谢减缓）也可能在骨扫描中显示出异常的代谢情况。

综上所述，在解读骨扫描结果时，必须结合临床症状和其他检查结果进行综合评估。一旦发现孩子的骨扫描结果异常，须及时就医，以便明确诊断并采取相应的治疗措施。

（金 韬 鱼 锋）

20. 如何区分骨髓炎、生长痛、疲劳骨折和恶性骨肿瘤

儿童发生骨髓炎、生长痛、疲劳骨折和恶性骨肿瘤时，均可能出现患肢疼痛、肿胀，其临床表现有相似的方面。但其病因、治疗及预后均有显著差异。如出现误诊，可能导致治疗失败，轻则影响患肢功能，重则因为延误恶性肿瘤的诊治而危及生命。正确的诊断是正确治

疗的前提，故需要详细询问患儿症状，完善相关检查，明确诊断后进行针对性治疗。

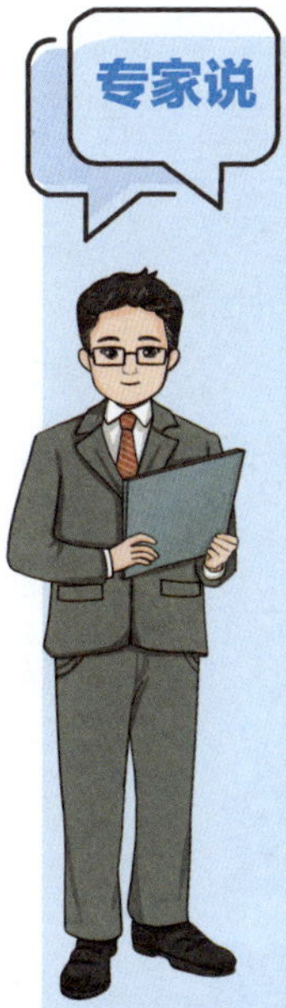

（1）骨髓炎：细菌通过血液等途径侵入骨骼，引发骨骼的炎症、红肿和疼痛，严重时导致骨骼坏死和流脓。患儿常伴有发热和乏力等症状。急性细菌感染进展迅速，局部症状显著，化验结果可有白细胞、中性粒细胞比例升高、红细胞沉降率（简称“血沉”）及C 反应蛋白升高。而慢性骨髓炎病程较长，化验结果可能无明显异常。治疗需选用敏感的抗生素，有时还需要手术治疗。

（2）生长痛：这是孩子成长过程中的“小插曲”。通常出现在 3~12 岁的孩子身上，由于骨骼生长迅速，与周围的肌肉、肌腱生长速度不协调，孩子可能会在夜间或活动后感到下肢疼痛。这种疼痛呈间歇性和反复性，持续时间不长，且局部无红肿、压痛等炎症表现。影像学及实验室检查均无明显异常。生长痛一般不需要特殊治疗，随着孩子年龄的增长，疼痛会逐渐自行消失。

（3）疲劳骨折：又称应力骨折，是骨骼某一固定部位长期受到反复、轻微外力作用，逐渐形成骨折。患儿在出现症状前一段时间经历过高强度的训练，疼痛在活动后加重，休息后减轻并逐渐好转是其特点。X 射线摄影片可能无法观察到明确的骨折线，但 CT 检查通常可以明确诊断。治疗疲劳骨折需要休息和固定，以帮助骨骼逐渐修复。

（4）恶性骨肿瘤：肿瘤生长迅速，会破坏骨质并侵犯周围的组织和器官，导致患儿出现疼痛、肿胀、功能障碍。疾病进展较快，疼痛呈持续性加重，夜间疼痛较白天严重是其显著特点。查体可见肿块，患儿有压痛、皮温升高及皮肤静脉怒张症状。若无有效治疗，症状通常不会好转。治疗恶性骨肿瘤需要手术、放疗、化疗等多种手段的综合应用，预后在上述 4 种疾病中最差。

（金 韬 鱼 锋）

21. 进行骨肿瘤活检会不会促进肿瘤转移

骨肿瘤活检是骨肿瘤诊断中的关键环节，它通过穿刺或者切开的方法获取患者的肿瘤组织样本进行病理学检查，从而明确肿瘤的性质及类型，为后续的治疗方案制订提供重要依据。然而，骨肿瘤活检是否会促进肿瘤转移呢？这一直是家长关注的焦点。

专家说

活检本身并不会直接导致肿瘤的广泛扩散或转移。手术通常是在麻醉下进行的微创手术，常用的是粗针穿刺活检技术，医生会在影像学的精确引导下，取出少量肿瘤组织以供分析。在少数穿刺难以取到满意样

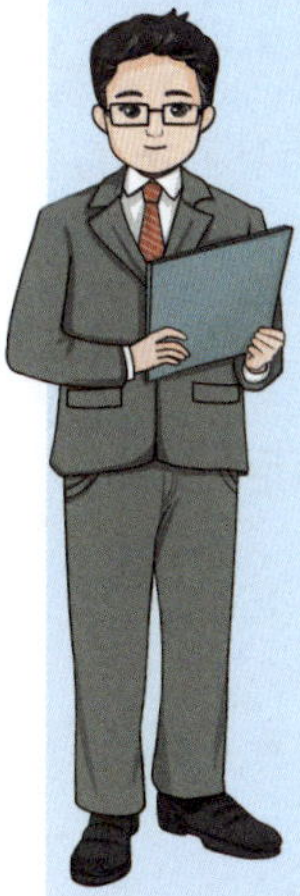

本的病例中，医生会采取切开活检的方式。在整个活检过程中，仅涉及局部区域的操作，并不会对邻近组织造成大范围破坏，也不会导致肿瘤细胞入血引起转移。此外，在后续的手术中，活检道通常也会被一并切除，因此不会增加局部复发的风险。

转移是恶性肿瘤自身生物学行为的结果，与活检本身并无直接关联。准确的诊断是有效治疗的前提，误诊必然会导致误治。未进行活检明确诊断的情况下有可能就接受了不恰当的手术，最终难以控制肿瘤，导致截肢甚至直接危及生命，给患者带来了严重的后果。活检的主要目的就是为了明确诊断，以便医生能够尽早开始有效的治疗，从而控制肿瘤的生长和转移。

不当活检存在一定的风险，活检应由有经验的骨肿瘤专科医生进行，操作应严格规范。医生需要严格遵守无菌原则，以减少术后感染的风险。同时，医生还应根据患者的肿瘤位置、大小等因素，选择最合适的活检方法和路径，以最大程度地降低神经、血管损伤的风险，减少肿瘤对局部组织的污染。

健康加油站

粗针穿刺活检的优点

粗针穿刺活检是骨肿瘤诊断中最常用的活检方法，需要借助专用粗针在影像技术的引导下进行。通过精准穿刺肿物并抽吸出足量的组织样本，为后续的病理组织学检查提供坚实基础。鉴于骨肿瘤的诊断主要依赖组织学诊断，而非细胞学诊断，相较于细针穿刺活检，粗针穿刺能够获取更足量的组织样本。这不仅使病理学家能够更全面、细致地评估组织的形态学特征，还为进一步的免疫组织化学及基因检测提供了可能，提升了诊断的准确性。同时，与切开活检相比，粗针穿刺活检具有创伤小、局部污染少的优势，为后续手术时切除活检道提供了更多便利。

（金 韬 鱼 锋）

关键词：免疫治疗 靶向治疗 骨肿瘤

22. 免疫治疗、靶向治疗对骨肿瘤患儿有用吗

化疗在恶性骨肿瘤中具有经典地位，但随着药物治疗在其他肿瘤中的应用，对于骨肿瘤患儿，靶向治疗和免疫治疗也有了一定的发展。靶向治疗是靶向药物特异性作用于肿瘤细胞上的特定分子靶点（如VEGFR、PDGFR、Wnt/β-catenin 信号通路等），精准抑制肿瘤生长。免疫治疗是利用机体自身的免疫系统对抗肿瘤的一种新兴治疗方法，其通过增强机体抗原提呈细胞功能或刺激 T 细胞介导的细胞毒效应机制，免疫治疗能够消灭肿瘤细胞，近年来在某些类型的骨肿瘤中开始应用。

专家说

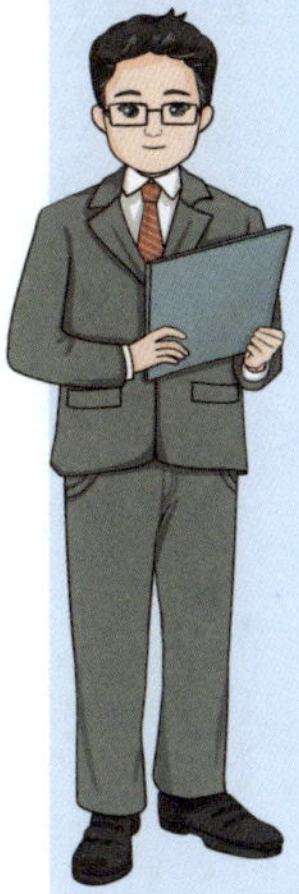

骨肿瘤尤其是骨肉瘤，通过大剂量综合化疗可提高患儿的治愈率。但化疗药物缺乏对肿瘤的特异性，同时一线治疗失败后的有效二线化疗药物极缺，近年来小分子抗血管生成药物和特殊靶向药物在晚期骨肿瘤的治疗中有所应用。对于复发性、转移性骨肉瘤患儿，国外已经把瑞戈非尼作为一种治疗选择。国内瑞戈非尼作用机制类似的靶向药物安罗替尼、阿帕替尼，也有相关研究提示瑞戈非尼在晚期骨肿瘤患儿中有一定作用。

软骨肉瘤是一种罕见的原发性骨恶性肿瘤，目前尚无批准的系统性治疗。85% 软骨肉瘤为常规亚型，而约 50% 的常规亚型都会发生 *IDH1* 基因突变。研究提示在晚期 *IDH1* 突变型常规软骨肉瘤中，艾伏尼布展现出可控的毒性以及持久的疾病控制效果。

地舒单抗是一种靶向核因子 NF-κB 受体激活蛋白配体（receptor activator of NF-κB ligand，RANKL）的全人源单克隆抗体，在骨巨细胞瘤治疗中具有重要作用。对于无法手术的患儿，地舒单抗可长期抑制肿瘤进展，5 年无进展生存率达 88%。

免疫治疗被认为是提高骨肉瘤患儿，尤其是难治性骨肉瘤患儿生存期的一种有前景的治疗选择之一。目前，已开展了多项骨肉瘤患者免疫治疗相关临床研究。

靶向治疗已在骨肿瘤中显示出一定的明确疗效，尤其适用于无法耐受化疗或复发性患者。尽管免疫治疗在骨肉瘤治疗中显示出了一定的效果，但仍面临许多挑战，如治疗耐受性、治疗应答率不高等问题。因此，免疫治疗仍处于研究阶段，在实际临床应用中仍需进一步的研究和改进。未来需进一步优化治疗策略，基于分子分型（如基因突变检测）选择靶向药物，提高治疗针对性，结合患儿个体特征实现精准化、低毒性的综合管理。

（黄 真 鱼 锋）

23. 恶性骨肿瘤患儿行人工假体置换术后需注意哪些事项

恶性骨肿瘤患儿占所有恶性肿瘤患儿的 5%，虽然占比较低，但通常恶性程度较高。以骨肉瘤为代表的很多恶性骨肿瘤需要行瘤段截除、人工假体置换术。手术后，需要较好的护理及康复训练，才能让患儿有较好的功能恢复，实现假体长期使用。而不恰当的护理，可能导致关节感染、功能不佳，早期假体失效。

专家说

（1）术后休息与体位调整： 初期，患儿应卧床休息，减少活动，以促进伤口愈合。同时，需要根据医生建议调整体位，避免长时间保持同一姿势，以防压迫伤口、血管及神经。

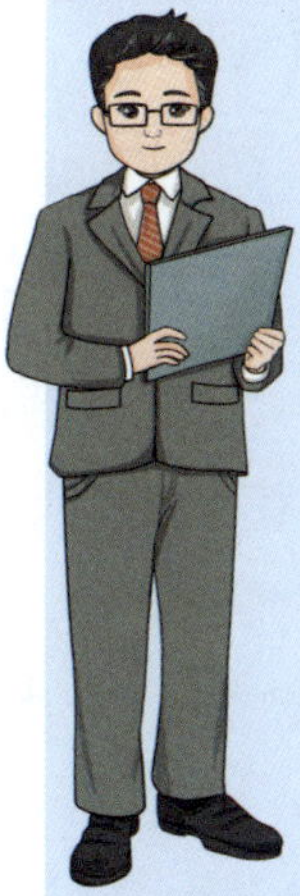

（2）伤口护理不容忽视：术后短期内，应保持患儿的伤口干燥、清洁，避免污染与感染。应遵医嘱按时到医院进行伤口消毒、换药，密切观察其伤口情况，一旦发现异常（如红肿、渗液等），应及时处理。

（3）疼痛管理至关重要：良好的疼痛控制有助于患儿早期进行功能锻炼。应包括镇痛药的合理使用、物理疗法（如热敷、冷敷）以及心理支持，以缓解患儿疼痛。

（4）营养与饮食要均衡：应提供富含蛋白质、维生素与矿物质的食物，如瘦肉、鱼类、豆类、蔬菜与水果等，以促进伤口愈合与身体康复。同时，患儿应避免食用刺激性食物，限制高脂肪、高糖食物摄入，以免影响康复效果。

（5）分阶段进行功能锻炼：术后早期活动可减少患儿发生下肢深静脉血栓等并发症，缓解其肢体肿胀，保持肌肉活力。远期应鼓励患儿长期进行适当的功能锻炼，如肌力、关节活动训练等，以恢复力量与关节活动度。同时，应避免进行剧烈运动与重体力劳作，以防假体松动或损坏。

（6）定期复查至关重要：定期随访对恶性骨肿瘤患儿术后非常重要，以便主治医师及时了解患儿康复情况与假体使用状况，对不恰当的使用与动作给予指导纠正。对于假体出现松动的患儿，必要时可进行手术翻修。

综上所述，恶性骨肿瘤患儿行人工假体置换术后需要制订全面的护理与康复计划。家长应密切关注患儿的康复情况，与医护人员密切合作，确保患儿能够顺利康复并恢复正常生活。

（金 韬 鱼 锋）

关键词

骨肉瘤 复发 早期发现

24. 如何**早期发现**骨肿瘤患儿**术后复发**

骨肉瘤患儿术后的局部复发率为 10%~20%，早期发现复发并采取措施，对于控制病情进展、提升患者生存率至关重要。因此，患儿及家长应当深入了解患儿的病情状况及复发风险，熟悉复发早期的相关症状，以便能够更积极地配合医生的随访和治疗。

专家说

（1）骨肉瘤复发的早期症状

疼痛：若术后疼痛一度缓解，随后又出现新的或加重的疼痛，应警惕复发可能。这种疼痛可能呈间歇性或持续性，夜间可能加剧，并逐渐加重。

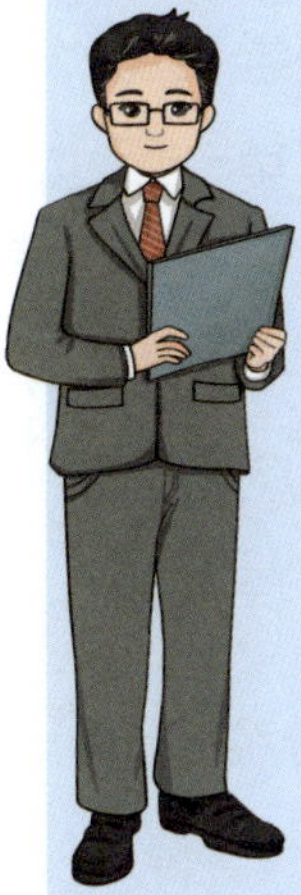

局部包块：骨肿瘤患儿术后复发时，可能会在手术区域或附近触摸到新的包块。这些包块质地较硬，伴有压痛，且增大速度较快。

功能障碍：骨肿瘤患儿术后复发可能导致患儿肢体活动受限（如行走困难、行走时疼痛、关节僵硬等症状），这往往意味着肿瘤已侵犯周围正常组织。

（2）定期复查：骨肉瘤患儿术后应坚持定期复查，应该每 3 个月复查 1 次，原则不超过半年。

影像学检查：方法包括 X 射线摄影、超声检查、CT 等。局部复发患者 X 射线摄影可能表现为局部骨破坏、软组织内成骨结节，超声检查可能显示为血运丰富的实性软组织肿块。对于疑似复发患儿，可行 CT 增强扫描、断层骨扫描或 PET/CT 检查，以评估肿瘤代谢活性和全身转移情况。

实验室检查：虽然实验室检查不能直接确诊骨肉瘤复发，但碱性磷酸酶和乳酸脱氢酶的升高对骨肉瘤复发具有一定提示意义。特别是当这两项结果持续升高时，应高度怀疑复发可能，并进一步行影像学检查以辅助诊断。

健康加油站

导致骨肿瘤患者术后复发的因素有哪些

从广义上讲，复发指患者在接受治疗之后，肿瘤在原发部位或其他部位再次出现，分别被称为局部复发和远处转移。日常表述中，复发更多指的是局部复发，其临床表现包括疼痛、肿胀等症状，也可能完全无症状。复发的诊断主要依靠影像学和病理学检查手段。骨肉瘤的复发并非仅由手术切除不彻底单一因素导致，还可能由其他多种因素引起，如术前已存在未被发现的微小转移灶、肿瘤侵入血管并形成微小瘤栓、肿瘤细胞产生耐药性等。因此，术后需要密切进行随访观察，并结合多种治疗手段来有效降低复发的风险。

（金 韬 鱼 锋）

25. 通过**化验**能**发现**骨肿瘤吗

不同类型的骨肿瘤患儿，其化验异常结果可能各不相同。虽然化验在一定程度上有助于骨肿瘤的发现，但单一依靠化验手段难以检出所有类型的骨肿瘤，更无法直接作出确诊。实际上，骨肿瘤的诊断是一个全面而综合的过程，它要求医生充分考虑患者的症状、体征，结合影像学、病理学检查以及实验室化验等多方面的结果，进行综合分析和判断。

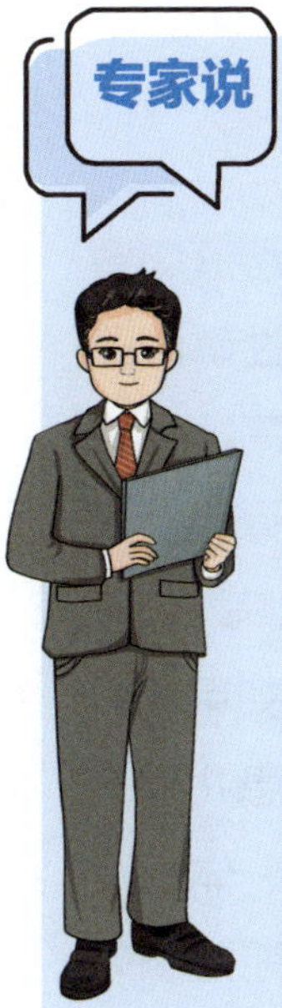

目前还没有特异性骨肿瘤化验指标，所以依靠血液化验等指标异常还不能发现和诊断骨肿瘤。

骨肉瘤患儿可能会出现碱性磷酸酶（alkaline phosphatase，ALP）和乳酸脱氢酶（lactate dehydrogenase，LDH）的升高。ALP 主要存在于骨骼和肝脏等组织中，当发生骨肿瘤，导致骨代谢活跃时，ALP 水平可能会相应上升。而 LDH 广泛存在于人体各组织，肿瘤组织生长旺盛时，其水平也可能升高。但需要注意的是，这些指标的升高并非骨肿瘤独有，其他骨代谢活跃的疾病也可能引起类似变化。ALP 和 LDH 虽然不是诊断骨肉瘤的特异性指标，但通过监测这两个指标，尤其 ALP 和 LDH 的持续升高，提示骨肉瘤复发或转移可能。儿童在生长期 ALP 和 LDH 会升高，但一般不会超过正常值的 2 倍。

多发性骨髓瘤和转移癌也有其特定的化验异常表现。多发性骨髓瘤患儿可能出现血红蛋白减少、血小板减少、血清球蛋白异常升高，以及 ALP 和 LDH 的升高。而在转移癌患儿中，可能会发现肿瘤标志物的异常，如肝癌骨转移患儿可能出现甲胎蛋白的升高。

健康加油站

碱性磷酸酶升高与哪些因素有关

碱性磷酸酶升高通常与肝脏、骨骼、肠道、肾脏等组织器官的疾病或生理变化有关。当碱性磷酸酶升高时，可能预示着以下情况：①生理性升高，骨骼快速发育期、妊娠的影响；②病理性升高，骨骼疾病（如佝偻病、骨折愈合期、骨肿瘤等）、肝胆疾病（如肝炎、肝硬化、肝占位性病变等）及其他疾病（如甲状旁腺功能亢进、肾病、严重的贫血）。因此，当患儿出现碱性磷酸酶升高时，应结合患儿的具体症状、体征及其他相关检查结果进行综合分析，同时，定期监测碱性磷酸酶水平的变化也有助于对疾病的治疗和预后进行评估。

（金 韬 鱼 锋）

第六章

儿童恶性肿瘤的远期预后和生活质量

一

儿童恶性肿瘤的总体预后

1. 恶性肿瘤患儿能被治愈吗

关键词

恶性肿瘤　治愈

任何年龄的人群患上恶性肿瘤都是令人难过的，尤其是儿童和青少年，更让人痛心。据统计，每年每 100 万名同龄儿童中会有 100~150 名患恶性肿瘤，儿童恶性肿瘤最常见的是白血病、中枢神经系统肿瘤和淋巴瘤。那么，儿童恶性肿瘤能不能治好呢？其实儿童恶性肿瘤的治疗效果比成人要好很多，我国儿童恶性肿瘤的治愈率逐年提高，目前已经超过了 60%。

专家说

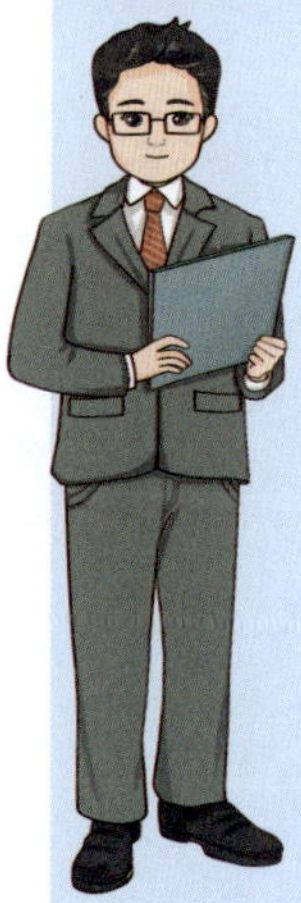

恶性肿瘤患儿如果 5 年没有出现复发、转移，通常就视为临床治愈。儿童恶性肿瘤的治愈率因类型、分期、治疗手段和个体差异而有所不同。随着医学进步，许多儿童恶性肿瘤的治愈率已显著提高。

常见儿童恶性肿瘤及其治愈率

（1）**急性淋巴细胞白血病**：治愈率可达 90% 左右。

（2）**霍奇金淋巴瘤**：治愈率较高，可达 90%~95%。

（3）**非霍奇金淋巴瘤**：治愈率可达 80%~90%。

（4）**肾母细胞瘤：**早期治愈率可达 90%，晚期稍低。

（5）**神经母细胞瘤：**低危组治愈率较高，可达 90%~95%；高危组治愈率较低，约为 50%。

（6）**骨肉瘤：**治愈率为 60%~70%。

（7）**横纹肌肉瘤：**低危组治愈率较高，为 70%~90%；高危组治愈率较低，为 20%~40%。

（8）**脑瘤：**因类型较多，发病部位也不同，预后差别较大。

影响治愈率的主要的因素

（1）**早期诊断：**早期发现和治疗能显著提高治愈率。

（2）**治疗方案：**化疗、放疗、手术和靶向治疗、免疫治疗等综合手段能提高疗效。

（3）**个体差异：**年龄、身体状况和肿瘤生物学特性也会影响治疗效果。

对于任何恶性肿瘤，能否早期发现都是能够治愈的关键因素。因此，定期给孩子做体检，生活中及时发现孩子的异常及时就医就非常重要。许多儿童恶性肿瘤的治愈率都很高，尤其是早期发现和规范治疗的情况下。家长应与医生密切合作，制订合适的治疗方案。

健康术语

5 年无进展生存率

指癌症患者接受治疗后，5 年内没有出现复发转移的比例。这个指标是评估肿瘤治疗效果的重要统计工具。5 年无进展生存率通常代表肿瘤治疗效果较好，临床治愈，但不代表绝对的完全治愈。

（杜红梅　蔡炜嵩）

关键词

恶性肿瘤　预后

2. 婴儿患恶性肿瘤**预后**如何

恶性肿瘤患儿是否有治愈希望，取决于诸多因素，包括肿瘤病理类型、分期、危险度分层、部位、婴儿对治疗的耐受程度，以及干预治疗的及时性和规范性等。

专家说

1 岁以下婴幼儿常见的恶性肿瘤有生殖细胞瘤、神经母细胞瘤、肾母细胞瘤、视网膜母细胞瘤、肝母细胞瘤、软组织肉瘤（25% 为婴儿型纤维肉瘤），以及某些类型的脑瘤。多数起源于妊娠或胚胎期的胚胎残留组织和中胚层，从未成熟的细胞发生而来，肿瘤的发生与胚胎发育相关。

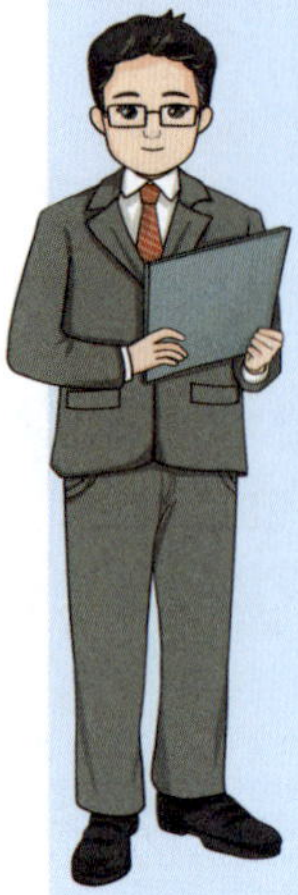

以神经母细胞瘤为例，总体而言，年龄越小，预后相对越好。婴儿神经母细胞瘤预后普遍好，有些患儿不经治疗，肿瘤可以自然消退。即使有远处转移的婴儿神经母细胞瘤，如果肿瘤无 MYCN 扩增，即归为中危组，经过规范、标准的化疗 + 手术等多种治疗手段，总体 5 年生存率在 90% 以上，为可治愈的肿瘤。

肾母细胞瘤是婴幼儿最常见的肾脏恶性肿瘤之一，预后与分期、组织学类型有关。患儿经综合治疗后，可获得 90% 以上的治愈率，堪称实体肿瘤综合治疗成功的典范。

肝母细胞瘤是胚胎性肝脏肿瘤，占儿童肝脏恶性肿瘤的一半以上。肝母细胞瘤在 3 岁以下儿童中好发，患儿甲胎蛋白普遍明显升高，手术完全切除可获得较好的治愈率，对于极低危的纯胎儿型肝母细胞瘤患儿，完整手术切除肿瘤就能治愈。肝母细胞瘤又是对化疗敏感的肿瘤，经化疗、手术、（少数加做）放疗等综合治疗，患儿总生存率接近 80%，是一种可治愈的肿瘤。

婴儿型纤维肉瘤（infantile fibrosarcoma，IFS）是儿童中最常见的非横纹肌肉瘤软组织肉瘤，约占出生后第一年所有软组织肉瘤的 25%。临床表现具有多样性，取决于肿瘤所处的位置；肿瘤可以分布身体多个部位，可表现为体积增大的柔软、可压缩的肿瘤，或坚硬且不可移动的肿瘤。手术能完整切除，治愈率在 80%~100%。特殊部位的 IFS 或者较大的病变，患儿通常需要截肢或其他影响功能的毁容手术才能彻底治愈。IFS 有特征性 *NTRK* 基因融合，其不仅有病理诊断意义，还是治疗的靶点。对应的靶向药物拉罗替尼，也能使无法手术的患儿得到长期生存获益。

综上所述，婴儿恶性肿瘤不可怕，早期发现，早期诊断，前往经验丰富、诊疗规范的医疗机构诊治，还是有很大的治愈希望。

健康术语

恶性肿瘤

细胞处于失控状态，生长和分裂速率快，具有浸润、侵蚀和转移的特点，并且分化不成熟、高度退行发育，自然过程呈致死性，通常分为上皮来源的癌症、间叶组织来源的肉瘤和淋巴造血来源的白血病、淋巴瘤等。

（朱　佳　张翼鷟）

3. 青少年患肿瘤，预后与儿童及成人有何不同

在肿瘤防治领域，不同年龄段的肿瘤患者情况各异。青少年处于儿童与成人之间的特殊阶段，其患肿瘤预后与儿童及成人相比存在明显不同，这对青少年患者健康及肿瘤防治策略制定意义重大。了解这些差异，需要先明确青少年好发的肿瘤类型、治疗效果和生存率情况。

关键词

青少年肿瘤　预后差异　生存率

专家说

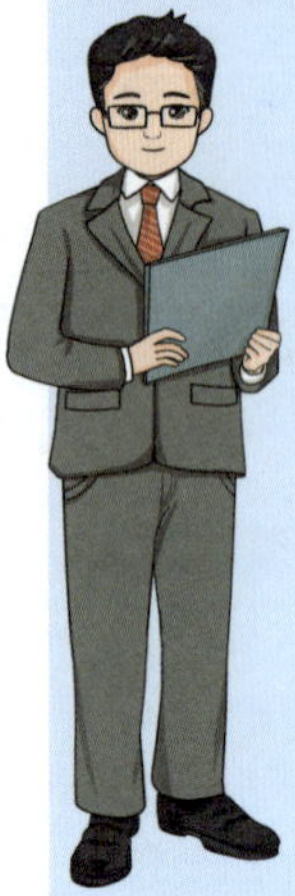

青少年、儿童和成人好发的肿瘤类型既有相同点，也有明显区别。青少年常见肿瘤包括骨与软组织肿瘤（如骨肉瘤、尤因肉瘤、横纹肌肉瘤）、血液系统肿瘤（如急性淋巴细胞白血病、淋巴瘤）及中枢神经系统肿瘤（如髓母细胞瘤、颅咽管瘤、室管膜瘤）。儿童好发胚胎性肿瘤（如神经母细胞瘤、肾母细胞瘤、肝母细胞瘤）、血液系统肿瘤（主要是急性淋巴细胞白血病、淋巴瘤）及中枢神经系统肿瘤（髓母细胞瘤较为常见）。成人好发上皮组织肿瘤（如肺癌、乳腺癌、结直肠癌）、其他实体肿瘤（如肝癌、前列腺癌）及血液系统肿瘤（主要为急性髓细胞性白血病、多发性骨髓瘤）。肿瘤类型是影响预后的关键因素之一。不同肿瘤类型因恶性程度、生长特性、遗传和分子特征及治疗敏感性等不同，对预后产生重要影响。

即便肿瘤类型相同，不同年龄阶段患者生存率也有差别。如儿童和青少年患急性淋巴细胞白血病的预后明显优于成人；儿童胶质瘤以低级别为主，然而，随着年龄增长，特别是成人患高级别胶质瘤的比例增加，恶性程度更高、对放化疗敏感性有限，预后较差；在横纹肌肉瘤和尤因肉瘤中，整体预后成人 < 青少年 < 儿童，但这种区别并非绝对。

此外，青少年身体机能处于从儿童向成人过渡阶段，对放化疗的耐受性不同于儿童和成人，也会对预后造成一定的影响。儿童代谢旺盛、恢复能力强，但器官发育尚未完全，放化疗可能影响患儿的生长发育；成人身体发育成熟，但器官功能随年龄增长逐渐衰退，对治疗承受能力受限。青少年基础体能较好，但心理状态对治疗依从性影响较大。

青少年患者在治疗时情绪波动大、不愿配合的情况较为常见。负面情绪、社交隔离感、身体变化带来的不适及无法参加感兴趣活动等，都会导致他们抵触甚至拒绝治疗。放化疗的副作用如恶心、呕吐、乏力等严重影响生活质量，长期治疗的疲劳感使他们无法像从前一样参加活动，进一步加剧负面情绪。

对于青少年肿瘤患者，首先要重视心理支持。家人、朋友和医护人员均应给予患儿更多理解和陪伴，帮助他们树立积极的治疗心态。可以组织青少年患者之间的交流活动，让他们互相鼓励。在治疗期间，合理的营养补充也至关重要。多摄入富含蛋白质、维生素等营养物质的食物，保证身体有足够的能量对抗疾病。同时，在治疗结束后，要定期进行复查，以便及时发现可能出现的复发或并发症。

健康术语

预后

指预测疾病的可能病程和结局，包括判断疾病的特定后果，如康复，某种症状、体征和并发症等其他异常情况的出现或消失及死亡。

（孙斐斐　张翼鹫）

4. 儿童**实体肿瘤**和成人**癌症**的预后有何不同

关键词

儿童实体肿瘤 成人癌症 预后

儿童实体肿瘤和成人癌症虽然都属于恶性肿瘤，但两者存在诸多差异。儿童实体肿瘤多与胚胎发育异常或遗传因素相关，而成人癌症则更多与后天环境、生活方式及慢性疾病有关。由于儿童与成人的生理特点不同，儿童实体肿瘤的预后通常优于成人癌症，但这也取决于肿瘤类型、分期及治疗的及时性。

专家说

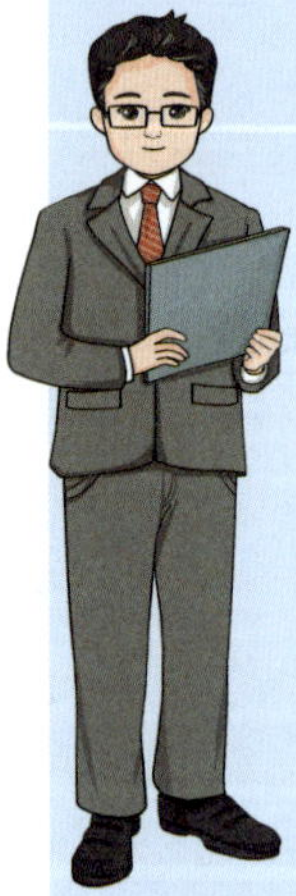

（1）**发病机制与病理类型的差异：**儿童实体肿瘤多起源于胚胎发育过程中的异常分化，常见类型包括神经母细胞瘤、肾母细胞瘤、肝母细胞瘤等。这些肿瘤通常生长迅速，但对化疗和放疗的敏感性较高。相比之下，成人癌症多与长期暴露于致癌物质（如吸烟、饮酒）、慢性炎症（如肝炎）或基因突变积累相关，常见类型包括肺癌、肝癌、乳腺癌等。成人癌症的生长速度相对缓慢，但易发生转移，治疗难度较大。

（2）**治疗方式的差异：**儿童实体肿瘤的治疗以手术、化疗和放疗为主，但由于儿童处于生长发育阶段，治疗方案需要特别考虑对正常组织的影响。例如，化疗药物的剂量需要根据体重和体表面积精确计算，放疗需要避免对骨骼和重要器官的长期损害。此外，儿童对化疗的耐受性通常优于成人，副作用相对较轻。

（3）预后的差异：儿童实体肿瘤的总体预后优于成人癌症，主要原因包括以下两点。

肿瘤生物学特性：儿童肿瘤多起源于胚胎细胞，对化疗和放疗的敏感性较高。

治疗耐受性：儿童的身体恢复能力较强，能够承受更高强度的治疗。

（4）影响预后的关键因素

肿瘤分期：无论是儿童还是成人，早期诊断和治疗的预后均显著优于晚期。

治疗方案：个体化、精准化的治疗方案能够显著提高患者的生存率。

患者身体状况：儿童的整体健康状况通常优于成人，能够更好地耐受治疗。

心理和社会支持：儿童患者的家庭支持和社会关怀对预后有积极影响。

儿童实体肿瘤和成人癌症在发病机制、治疗方式及预后方面存在显著差异。尽管儿童实体肿瘤的总体预后优于成人癌症，但早期诊断和规范化治疗仍是提高生存率的关键。

健康加油站

如何提高儿童实体肿瘤的预后

（1）早期筛查：定期进行儿童健康体检，尤其是对有肿瘤家族史的儿童，应加强筛查。

（2）规范化治疗：选择专业的儿童肿瘤中心，进行规范化治疗。

（3）营养支持：治疗期间保证充足的营养摄入，增强患儿的免疫力。

（4）心理干预：关注患儿的心理健康，提供心理支持和疏导。

（阙　旖　张翼鷟）

5. 哪些**因素**会影响儿童恶性肿瘤的**预后**

儿童恶性肿瘤的预后不尽相同，与疾病本身特性以及治疗密切相关。了解这些因素，可以让家长们更清晰地了解患儿预后，从而帮助患儿更好地面对疾病。

专家说

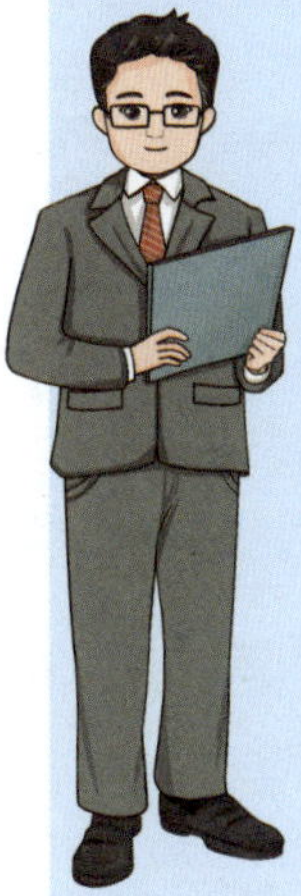

儿童恶性肿瘤的预后受多种因素影响，主要包括以下几方面。

（1）**肿瘤类型：**不同类型的肿瘤预后差异较大。例如，急性淋巴细胞白血病和霍奇金淋巴瘤的预后较好，而某些类型的脑肿瘤和神经母细胞瘤的预后相对较差。肿瘤的分子和遗传特征也会影响预后。某些基因突变或染色体异常可能预示较好的或较差的预后。例如，*MYCN* 基因扩增的神经母细胞瘤比 *MYCN* 不扩增的患者总体上预后要差。

（2）**肿瘤分期及危险度分组：**早期诊断和治疗的肿瘤通常预后较好。晚期肿瘤，尤其是已经发生转移的肿瘤，预后较差，这也不完全绝对。儿童肿瘤（如神经母细胞瘤）通常采用危险度分组，其中包括分期因素和其他多个影响预后的因素。中低危组的患者预后要明显好于高危组。

（3）**肿瘤大小和位置：**肿瘤的大小和位置也会影响手术切除的可行性和治疗效果。尤其是对于脑部肿瘤的患者，例如肿瘤发生在脑干，生命中枢位置，通常无法完整切除，预后较差。

（4）**治疗手段：**化疗、放疗、手术、靶向治疗、干细胞移植、免疫治疗及细胞治疗等综合治疗手段的应用，明显提高恶性肿瘤患儿的预后，部分患儿甚至可以治愈。

关键词

恶性肿瘤　预后　影响因素

（5）治疗反应：肿瘤对初始治疗的反应是预后的重要指标。完全缓解通常预示较好的预后。初始治疗后很快复发转移进展的患者通常预后较差。

（6）年龄：年龄在神经母细胞瘤中是明显影响预后的因素，部分婴幼儿的ⅣS期患者有着良好的预后。

（7）个体差异：患儿的整体健康状况和免疫功能会影响预后。

（8）支持治疗：化疗和放疗期间，感染控制非常重要，严重感染可能影响治疗效果和预后。良好的营养支持有助于提高患儿的耐受性和治疗效果。

（9）心理和社会因素：良好的心理支持和家庭环境有助于提高患儿的治疗依从性和生活质量。

（10）经济条件：经济条件较好的家庭通常能够获得更好的医疗资源和支持，从而可能改善患儿预后。家庭的认知及治疗选择和能否按时复查都是决定预后的因素。

儿童肿瘤的预后受多种因素影响，包括肿瘤类型、分期、治疗手段、年龄、个体差异、复发与转移、支持治疗，以及心理和社会因素等。早期诊断和综合治疗是提高预后的关键。家长应与医生密切合作，制订合适的治疗方案，并提供全面的支持。

（马赛男　蔡炜嵩）

6. 恶性肿瘤患儿为什么需要定期复查

关键词：恶性肿瘤　长期管理　监测

对于恶性肿瘤患儿而言，治疗过程中和治疗结束后定期进行复查都非常重要，主要原因包括监测复发、评估治疗效果、管理长期副作用和提供心理支持。

专家说

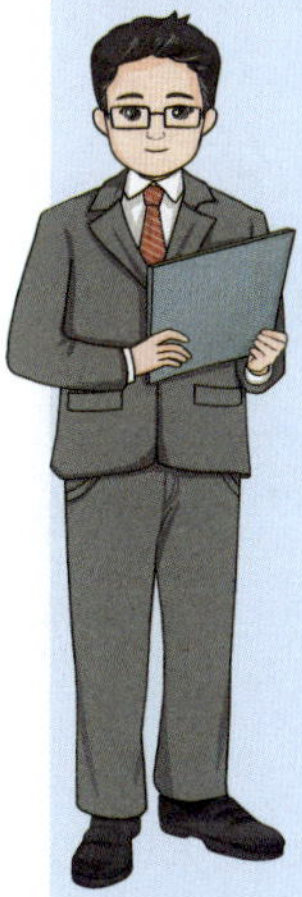

定期复查的具体原因

（1）监测复发：定期复查有助于早期发现肿瘤复发或转移，及时干预。影像学检查，如 CT、MRI、超声检查等，用于监测原发部位和可能的转移部位。实验室检查，如血液检查、肿瘤标志物检测等，均可用于评估肿瘤活动。

（2）评估治疗效果：通过定期复查评估肿瘤对治疗的反应，调整治疗方案。例如完全缓解确认，确认肿瘤是否完全消失，评估治愈可能性。

（3）管理副作用：化疗和放疗等副作用，如骨髓抑制、肝肾功能、心脏毒性、肺功能损伤及内分泌问题等，需要短期或长期监测和管理。手术并发症如感染、功能障碍等，需要定期评估和处理。

（4）生长发育监测：治疗可能影响患儿的生长发育，需要定期评估患儿身高、体重、性发育等。内分泌功能如甲状腺功能、性激素水平等，需要定期检查。

（5）心理和社会支持：定期复查、提供心理支持和咨询，帮助患儿和家长应对治疗后的心理压力。提供社会资源和支持，帮助患儿重返学校和正常生活。

（6）预防二次肿瘤：某些治疗可能增加二次肿瘤的风险，需要长期监测。

（7）生活质量评估：定期评估患儿的生活质量，提供必要的支持和干预。

定期复查的内容

（1）病史和体格检查：了解患儿的健康状况和症状变化。

（2）影像学检查：如CT、MRI、X射线摄影、超声检查等，监测肿瘤情况。

（3）实验室检查：如血常规、生化、肿瘤标志物等，评估肿瘤活动和治疗副作用。

（4）特殊检查：如心电图、肺功能、内分泌检查等，评估特定器官功能。特殊检查例如通过间碘苄胍显像对神经母细胞瘤残留病灶进行评估。

复查的频率

（1）治疗中：根据治疗方案和患儿情况，通常每几周或几个月复查 1 次。

（2）治疗结束后：第 1~2 年，每 3~6 个月复查 1 次；第 3~5 年，每 6~12 个月复查 1 次；5 年后，每年复查 1 次，或根据具体情况调整。

定期复查对儿童恶性肿瘤的治疗和长期管理至关重要，有助于监测复发、评估治疗效果、管理副作用、提供心理支持、预防二次肿瘤和提高生活质量。家长应与医生密切合作，确保患儿按时复查。

（王　倩　蔡炜嵩）

关键词

多因素　遗传　再孕

7. 大宝患肿瘤，再生个二宝还会患病吗

儿童肿瘤的发病机制尚未完全明确。基因突变可能来自遗传背景，也可能是被外部因素诱发，但目前发现只有一小部分的儿童肿瘤是由遗传因素导致的。

专家说

儿童肿瘤多为胚胎性肿瘤，目前认为儿童肿瘤是多因素综合作用形成的。可能导致儿童肿瘤的因素包括以下几种。

（1）**遗传因素**：某些特定的基因突变会增加患肿瘤的风险，这些突变可能来自父母遗传，也可能在个体发育过程中自发产生。

（2）**环境因素**：包括辐射、化学物质、病毒感染及不良生活习惯等，都可能损伤细胞 DNA，导致肿瘤发生。

（3）**免疫功能异常**：当患儿免疫功能低下，无法及时清除异常细胞，也可能增加肿瘤风险。

大部分肿瘤由体细胞基因突变转化，并不会遗传。只有很小一部分患儿（5%~10%）罹患肿瘤是由遗传因素导致的。这种患儿在出生时已携带了来自父母具有遗传根基的突变和肿瘤基因，称之为胚系突变，这种基因突变并非在患儿生长过程中产生的基因突变。遗传相关的儿童肿瘤突出特点包括发病年龄早、家族肿瘤发生风险高、多种肿瘤并累及多个器官等。部分患儿可能合并特殊畸形、听力障碍、发育迟缓等非肿瘤性病变。与遗传相关的儿童肿瘤常见类型包括神经纤维瘤病Ⅰ型、视网膜母细胞瘤、肾母细胞瘤、白血病等。

绝大多数儿童肿瘤不是遗传所致，所以绝大多数家长可以放心地生二宝！但是，不能一概而论，需要根据具体情况进行分析。

有一些儿童肿瘤可能容易带有肿瘤易感基因，如胸膜肺母细胞瘤、肾上腺皮质癌、视网膜母细胞瘤等，因此罹患这种肿瘤的患儿，需要听从医生的建议，必要时需完善肿瘤易感基因的检测。如果患儿经基因检测确定是遗传性肿瘤，那么患儿家长再生一个宝宝患同种肿瘤的风险会显著高于普通人群。在决定再次生育前需要进行遗传咨询和基因检测，评估风险并制订相应的生育计划。

如果家族中有多个成员患有同种或不同类型的肿瘤，特别是发病年龄较早，则需要注意家族遗传性肿瘤的可能性，建议进行遗传咨询和基因检测协诊。

如果患儿的肿瘤与环境因素密切相关，如长期接触致癌物质，患儿父母再生宝宝患肿瘤的风险也可能增加，需要尽量避免接触相同的环境危险因素，但这种并不是遗传所致。

（赵 文 苏 雁）

关键词

长期监测 早诊早治

8. 存在**遗传性肿瘤**的患儿及家庭该如何应对

存在遗传性肿瘤的患儿可能罹患多种肿瘤，需要进行长期监测及随访；对家族成员进行相关肿瘤易感基因筛查，并对携带肿瘤易感基因的家族成员进行定期监测，做到早诊、早治。

专家说

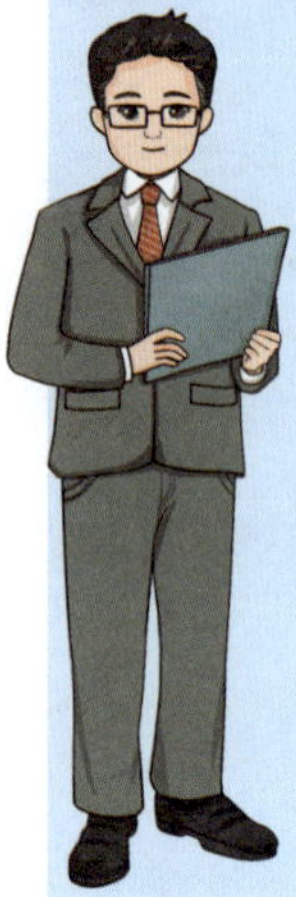

遗传性肿瘤是胚系基因突变导致的疾病，具有家族聚集性。常见的遗传性肿瘤包括视网膜母细胞瘤、家族性腺瘤性息肉病、神经纤维瘤病Ⅰ型、胸膜肺母细胞瘤、肾母细胞瘤、横纹肌样瘤及白血病等。携带致病基因并不意味着一定会发病，但患癌风险会比正常人要高出数十倍，甚至数百倍。

遗传性肿瘤患儿往往发病早，早期识别是影响预后的关键。当遗传性肿瘤确诊后，家长首先要做的就是接受专业的遗传咨询。医生会根据家族史、基因检测结果等信息，评估患儿的患病风险，解释疾病的遗传模式、临床表现、治疗方案等，帮助家长全面了解疾病，做出科学决策。遗传性肿瘤早期发现及诊断后，患儿及其家长需要关注以下几点。

（1）**定期体检评估**：早期发现及诊断后，需要根据疾病类型，定期进行相关检查（如眼底检查、影像学检查等），以便早期发现肿瘤迹象。

（2）**开展积极治疗**：应针对肿瘤的类型、分期及危险度分组等尽快开展治疗。针对恶性肿瘤患儿，在治疗过程中，尽可能进行手术切除肿瘤，并降低容易导致第二肿瘤的化疗药物的累积剂量，尽量避免放射性治疗，以降低第二肿瘤的发生。

（3）**长期监测随访**：针对潜在的可能发生的肿瘤类型进行长期监测，在随访管理第一肿瘤的同时，需要根据易感基因相关的肿瘤特性，监测第二肿瘤的发生，做到早诊、早治，提高患儿预后。

（4）生活方式干预：保持健康的生活方式，如均衡饮食、适量运动、避免接触致癌物质等，有助于降低发病风险。

此外，大部分人的遗传肿瘤患儿的易感基因遗传自父母，在常染色体显性遗传方式下，若父母有一方携带致病的肿瘤易感基因改变，则他们的下一代会有50%的概率从父母处获得这个缺陷基因。因此，强烈建议对患有遗传性肿瘤的家庭成员进行基因检测和遗传咨询，以了解发生肿瘤的风险。如孩子的肿瘤易感基因筛查为阳性，就需要定期监测易感肿瘤，做到早诊、早治。同时，还需要保持孩子健康饮食，鼓励适度运动，减少接触烟草、酒精等致癌物质等。携带肿瘤易感基因者，如有生育需求，需要进行生育遗传筛查咨询及指导。

遗传性肿瘤的治疗虽然复杂，但并非不可战胜，通过遗传咨询、定期筛查、保持健康生活方式和合理治疗，可以有效管理孩子的风险，提升生活质量。

健康加油站

肿瘤患儿的遗传咨询

大部分人的遗传肿瘤患儿易感基因遗传自父母，在常染色体显性遗传方式下，若父母有一方携带有致病的肿瘤易感基因改变，则他们的下一代会有50%的概率从父母处获得这个缺陷基因。因此，强烈建议对患有遗传性肿瘤的家庭成员进行基因检测和遗传咨询，以了解发生肿瘤的风险。如肿瘤易感基因筛查为阳性，需要定期监测易感肿瘤，做到早诊、早治。同时需要保持健康饮食，鼓励适度运动，减少接触烟草、酒精等致癌物质等。携带肿瘤易感基因者，如有生育需求，需要进行生育遗传筛查咨询及指导。

（赵 文 苏 雁）

二

儿童恶性肿瘤远期生活质量

9. 恶性肿瘤患儿治疗结束后如何复查

关键词：恶性肿瘤 复查 生存质量

我国平均每年约有 4 万名儿童被确诊为恶性肿瘤。除意外死亡外，恶性肿瘤已成为儿童最主要的死亡病因。绝大部分儿童恶性肿瘤预后较成人癌症好，由此治疗结束后应定期随诊，以期早期识别复发及治疗相关并发症，并早期干预，提高生存质量。

专家说

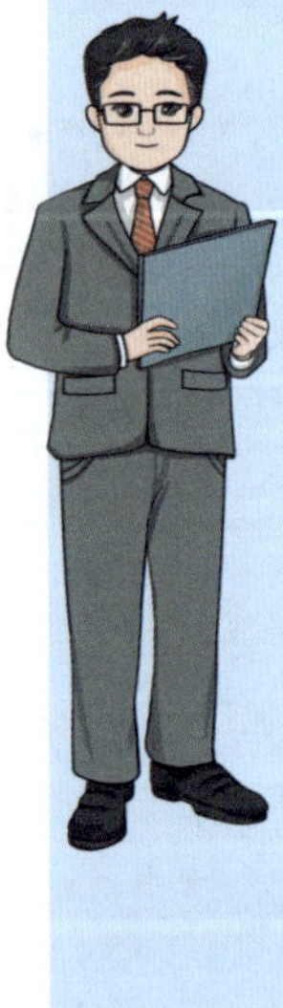

儿童恶性肿瘤主要分为血液系统肿瘤（包括白血病及淋巴瘤）及各种实体瘤，其中淋巴瘤及实体肿瘤治疗结束后的复查需要儿童肿瘤科、外科、影像科及病理科等多个学科共同完成。大多数恶性肿瘤患儿治疗结束后第 1~2 年内应每 2~3 个月复诊，第 3~4 年每 4~6 个月复诊 1 次，5 年及以上每年复诊 1 次，但随诊期间一旦出现任何提示复发的临床症状，需要立即就诊复查。

白血病患儿治疗后需要定期体格检查，复查血常规、骨髓形态学检查、白血病微小残留病、白血病相关基因突变及脑脊液检查，以早期识别复发患儿，从而给予及时干预，提高远期预后。淋巴瘤及实体瘤除定期体格检查外，需要借助彩色多普勒超声检查、X 射线摄影、CT 及 MRI 等检查早期识别肿瘤是否有原位复发或出现转移灶。

肿瘤患儿治疗结束后复查过程中需重点关注生长发育、心脏功能、生育力、继发第二肿瘤及心理问题。对于接受大脑和脊柱放疗及接受糖皮质激素治疗的患儿，重点复查身高、体重及身体质量指数（BMI）。对于胸部放疗或接受大剂量蒽环类药物治疗的患者，建议完善心脏功能检查并安排心脏专科医生复诊。对于生殖器官或全身放疗及化疗的患者可能会影响性发育及生育力的保存，应于生殖内分泌科随访治疗。化疗、放疗会增加第二肿瘤的风险，同时部分患儿可能存在遗传性基因突变，出现第二肿瘤的风险增加，因此在复查过程中应关注继发性第二肿瘤可能。此外，部分肿瘤患儿完成治疗后会面临学业和工作中的各种问题和挑战，应寻求心理学专家和社会工作者的帮助。

健康加油站

完成治疗后怀疑白血病复发时该如何复查

白血病患儿完成治疗后出现发热、贫血、出血、肝脾淋巴结肿大、头痛、呕吐及睾丸肿大等表现，需要警惕白血病复发。患儿首先需要完善血常规、骨髓形态学及白血病微小残留灶检查明确是否存在骨髓复发，其次需要完善脑脊液检查、睾丸影像学检查明确是否有中枢神经系统及睾丸复发，最后需要完善白血病免疫分型、细胞遗传学和分子生物学检查，帮助判定白血病细胞的性质和来源，从而综合评定制订治疗方案。对于愿意接受异基因造血干细胞移植治疗的患儿，需要立即抽血完善配型检查，尽早寻找合适供者。

（唐　雪　高　举）

10. 肿瘤患儿**康复**阶段**长期随访**需要关注哪些方面

关键词

康复 长期随访

随着医疗技术的发展进步使得许多患儿能够成功战胜肿瘤，但肿瘤治疗的副作用和长期影响仍然需要关注。在肿瘤康复后，患儿的长期随访不仅关乎身体健康，还涉及心理、社会及教育等多方面的支持。

专家说

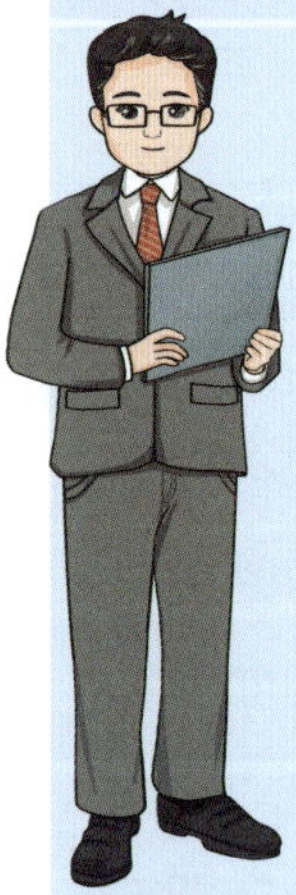

（1）身体健康监测：首先肿瘤康复患儿在治疗后需要按照医生要求的时间频率定期进行身体检查，以监测原发病有无复发。检查内容常包括血常规、肿瘤标志物、影像学检查（如 X 射线、CT、MRI 及超声检查等）等。此外，许多儿童在治疗后可能面临生理功能的损害（如脏器功能、听力等），因此评估不仅限于原发肿瘤的监测，还包括免疫功能、心功能、肝肾功能及听力等检查，早期发现、早期治疗、远期治疗并发症，以提高患儿生存率。且肿瘤患儿可能因病推迟计划免疫接种，因此在结束治疗后应定期监测免疫功能，在肿瘤医生及儿保科医生的指导下按计划补种疫苗，预防传染性疾病。同时，肿瘤的治疗可能影响患儿的生长发育，因此家长在日常生活中需要关注康复孩子的身高增长、体重变化、性发育（月经来潮等）等，如有异常需要及时寻求内分泌专科医生的帮助。

（2）心理健康支持：心理健康是肿瘤康复患儿长期随访的重要组成部分。家长应关注患儿是否存在焦虑、抑郁等情绪问题。家庭环境对患儿的心理恢复起着重要作用。家庭成员参与心理咨询与教育，有助于全面关注患儿的心理健康。

（3）社会适应能力重建：治疗期间脱离原有的生活、学习环境导致康复患儿可能在学业及社交方面面临挑战。因此，需要与学校合作，从学业、社交等方面提供支持。针对患儿的特殊需求，调整课程设置和学习方式，以便更好地融入校园生活。康复患儿在社交互动中可能会感到不适，应帮助他们加强社交技能训练，鼓励他们参加团体活动，使其能够更顺利地与同龄人交往。鼓励患儿参与社会和社区活动，通过与同龄人在活动中互动，提升他们的自信心和社交能力。在此过程中家长需要有效倾听、理解孩子的感受，提供来自家庭的情感支持。

（周宇晨　苏　雁）

健康云课堂

恶性肿瘤患儿治疗与康复期，
家长应如何给予有效支持

11. 用于恶性肿瘤治疗的**化疗药物**会对患儿有**远期影响**吗

关键词
化疗药物 毒副作用 远期影响

在恶性肿瘤患儿的治疗过程中，化疗药物为重要的治疗手段之一。但是，化疗药物的特异性不强，具有“双刃剑效应”，除了杀死或抑制快速分裂的肿瘤细胞，对患儿正常的组织细胞也会产生不可避免的损伤，导致近期和远期毒副作用。这与患儿的生理特点、药物的作用机制、肿瘤的类型以及个体差异相关。化疗药物的远期毒副作用主要包括生殖系统毒性、迟发性心脏毒性、神经系统损伤、生长发育迟缓及继发第二肿瘤等。远期毒副作用可能在短期内不明显，且发生率低。随着长期随访研究的深入，化疗药物对患儿产生的远期影响已经受到高度重视。

专家说

化疗药物治疗导致的远期影响，可涉及身体多部位或多器官系统，影响程度从轻微到严重不一。

（1）神经系统损伤：化疗药物（甲氨蝶呤、长春新碱等）可能干扰神经纤维发育过程，导致注意力缺陷、记忆力下降、末梢神经炎、周围神经毒性及听神经损伤，表现为手足麻木、走路不稳、耳鸣及听力下降等。周围神经毒性多为可逆性的，进行认知训练、补充 B 族维生素均有一定的改善作用。

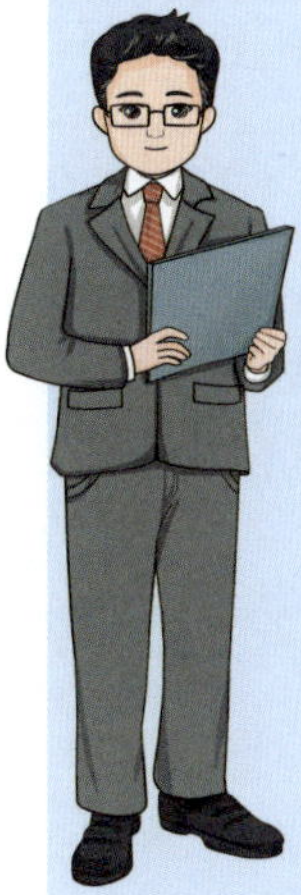

（2）生殖功能受损：烷化剂（如环磷酰胺）、铂类抗癌药可引起 DNA 交联而发挥细胞毒效应，杀灭癌细胞，但也可同时会损伤正常生殖细胞的遗传物质，导致患儿成年后生育力下降或不孕不育。化疗药物还可引起性腺功能受损，导致青春期延迟或不育。目前，精子冷冻技术、卵巢组织冷冻技术正在普及用于肿瘤患儿的生育力保存。

（3）生长发育迟缓：化疗药物（烷化剂、甲氨蝶呤、糖皮质激素）可能有抑制生长激素分泌、影响性腺发育、抑制软骨细胞增殖及钙磷代谢紊乱等副作用，导致患儿发育迟缓。若治疗后患儿身高增长持续低于正常水平，检测生长激素水平，必要时替代治疗。

（4）心血管毒性：心肌细胞再生能力差，化疗药物（蒽环类药物、紫杉醇、大剂量环磷酰胺等）通过产生活性氧损伤心肌细胞，引起患儿心肌纤维化、心律失常，甚至导致心力衰竭。这种损伤具有剂量依赖性，且不可逆。此外，其他化疗药物也可能会引起心脏毒性。化疗前患儿需要常规心电图检查和心脏彩超，化疗后需定期复查心脏彩超、心脏 MRI。右雷佐生可减少蒽环类药物的心脏毒性。

（5）第二肿瘤风险：长期接受化疗的患儿，发生第二肿瘤的风险可能会有所增加。这涉及基因损伤、免疫抑制、微环境改变等多方面因素。

制订个性化治疗方案和定期随访计划、心理支持、健康教育等手段，可以最大限度地减轻化疗药物对患儿的远期不良影响。制订个性化的化疗方案及综合治疗的手段，尽量减少不必要的药物剂量。建立个体健康档案，详细记录使用化疗药物的名称、总剂量，并进行长期随访，及时发现并处理远期影响。积极面对化疗带来的挑战，保持乐观的心态。

（何国倩　高　举）

12. 放疗对恶性肿瘤患儿有哪些远期影响

当孩子面临恶性肿瘤，放射治疗常常是治疗中主要的一部分，它可以通过高能射线来杀死癌细胞或抑制癌细胞的生长。然而，尽管放疗可以有效治疗肿瘤，但也会影响到周围健康的正常组织。由于儿童的身体比成人更加敏感，尤其是正在发育中的器官和组织，放射治疗可能对患儿的身体造成一些远期的影响。

专家说

放射治疗是儿童恶性肿瘤不可或缺的治疗手段，对控制肿瘤进展、杀伤恶性细胞等均有重要作用。由于患儿正处于生长发育阶段，放射治疗可能会对他们的生长、发育，以及未来的健康产生不同于成人的影响，了解这些影响对于家长们来说十分重要。

放射治疗会对患儿产生哪些影响，很大程度上取决于正常组织受高能射线照射的范围与剂量，这与肿瘤的具体类型与部位、大小等均有关。举例而言，如照射骨骼组织，尤其是骨骼快速发育阶段，放射线可能导致生长板的损伤，影响身高。如肿瘤靠近大脑，放射线照射神经系统或头颈部腺体，可能会导致认知功能下降、注意力不集中、思维迟缓，或导致垂体、甲状腺等功能下降，影响患儿的生长速度或导致其甲状腺功能减退。如照射部位位于胸部，则可能会引起患儿心脏功能下降或肺功能减退，通常这些问题可能在几年或几十年后才会显现出来。为了避免这些副作用，医生通常会在制订放疗计划时，通过各种先进技术来限制这些重要器官的剂量。此外，放疗如果涉及腹部、盆腔或生殖器区域，可能会影响患儿的生育力，女孩可能出现早期的卵巢衰竭，导致月经不规律或停经；男孩则可能面临精子数量减少或完全不育的问题。如确实存在顾虑，家长应与医师沟通，了解保存卵子或精子的可能性。此外，放疗在杀死癌细胞的同时，也可能导致一些健康细胞的突变，这些突变可能引发未来的第二肿瘤。虽然第二肿瘤的发生概率较低，但家长应该了解这一风险，并定期健康查体，为患儿安排随访检查。总体而言，由于放射治疗的复杂，患儿家长需要在放射治疗前向专业医师了解可能的副作用，以做好相应的准备。

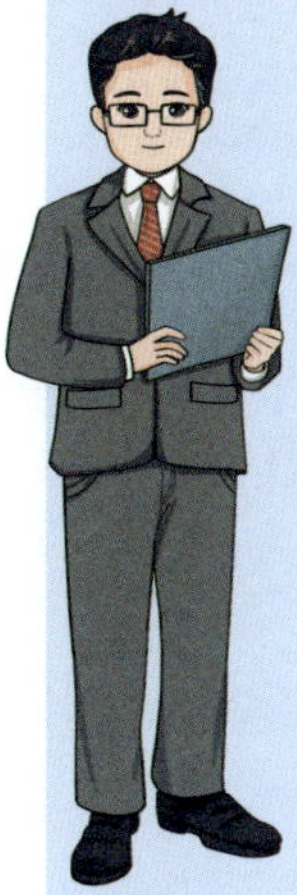

在临床工作中，专业的放疗科医师会充分考虑上述副反应的可能性，充分权衡利弊后制订最优的治疗方案。因此，对于广大家长及患儿，也不必谈“放疗”色变。对于家长而言，为了尽早发现这些潜在副作用，对于患儿放疗后的长期随访至关重要，家长应关注患儿长期健康状况，定期进行健康查体，如发现任何异常应及时寻求医疗帮助。希望所有患儿都能够健康成长，过上充实、快乐的生活。

（刘志凯　苏　雁）

关键词

恶性肿瘤　干细胞移植　远期注意事项

13. 恶性肿瘤患儿**干细胞移植**后远期需要注意什么

干细胞移植是许多恶性肿瘤有效的治疗方法，尤其适用于复发性淋巴瘤、白血病和神经母细胞瘤等患儿在接受大剂量化疗后的补救治疗。由于多数患儿在移植前已接受过化疗或放疗，这显著增加了移植后并发症的发生率和死亡风险。尽管早期并发症的发生频率会随时间延长逐渐下降，但长期并发症仍可能影响多个器官系统，降低患儿的生活质量，并增加死亡风险。

专家说

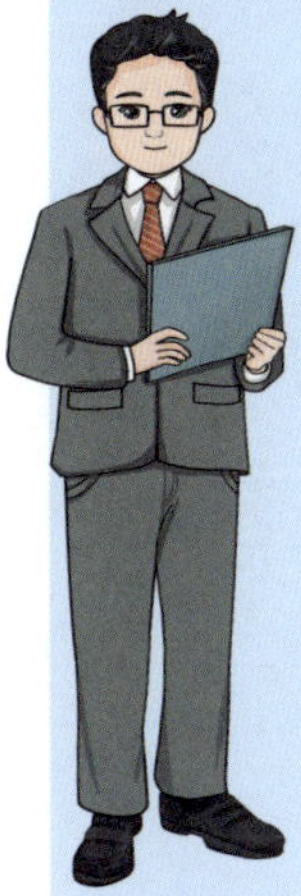

干细胞移植是一项复杂且具挑战性的治疗手段，多种因素如基础疾病、感染、器官功能障碍和移植相关并发症会影响患儿的长期生存率和生活质量。因此，做好患儿移植后的远期管理至关重要。

移植后需要监测患儿全身脏器功能，并定期门诊随访。移植第 1 个月内，每周进行 1~2 次门诊检查；此后逐渐延长至每 2 周或每月 1 次。移植后前 3 年内，患儿应与医生保持密切联系，以及时监测疾病复发、并发症和药物副作用。

移植后患儿的心理健康问题需要特别关注。这些患儿在移植前经历了高强度化疗和严重并发症，与普通肿瘤患儿相比，他们更容易出现抑郁、焦虑和创伤后应激障碍等心理问题，建议及时寻求心理支持或咨询。

移植后患儿重要且长期的并发症之一是第二肿瘤，这与移植前的放化疗、致癌病毒感染史及移植后的长期免疫抑制治疗密切相关。为早期发现和管理这一风险，建议定期监测肿瘤相关生物标志物。

移植后患儿的营养支持也至关重要，准确、及时的营养评估是制订合理方案的前提。建议患儿应定期到营养科门诊随访评估，制订个性化营养计划。日常饮食应包括高蛋白、富含营养的食物，并根据需要补充维生素和矿物质，确保食物干净卫生且易消化。

在接受造血干细胞移植的患儿中，长期生殖健康监测显示，女性患儿受到的影响更为显著，如卵巢功能提前衰退、甲状腺功能紊乱以及生长发育缓慢等问题，移植后可能影响患儿的生育力，建议定期随诊生殖科。

除此之外，确保居住环境清洁和通风，严格注意个人卫生，以减少感染风险。建议避免在家中放置植物、鲜花或饲养宠物，防止土壤、水和植物上的微生物及宠物携带的寄生虫引发患儿感染。同时，患儿应适度增加活动量，避免过度运动，并保证充足休息，以促进康复。

健康加油站

干细胞移植后，应如何监测患儿各系统器官功能

每年应进行血液学检查，包括甲状腺、肝肾功能评估。在患儿移植后 6 个月、1 年及之后每年的常规检查中，需要关注眼部症状并评估肺部状况；出现呼吸系统症状或体征时，必须进行肺功能和胸部影像学检查。每年还需要进行心脏评估。所有移植后患儿需要警惕第二肿瘤的发生，建议规律自我检查。

（邱　琳　江　华）

14. 手术会对肿瘤患儿产生远期影响吗

关键词

手术规划 远期预后

随着儿童肿瘤治疗理念和手段的不断进步，目前儿童恶性肿瘤的总体治疗效果有了很大改善，越来越多的患儿在接受规范化治疗后，能够获得治愈。在治疗结束后，随之而来的一个问题就是对于实体肿瘤的切除手术，尤其是一些大手术对于患儿的未来会有哪些影响呢？这是很多家长都关心的。

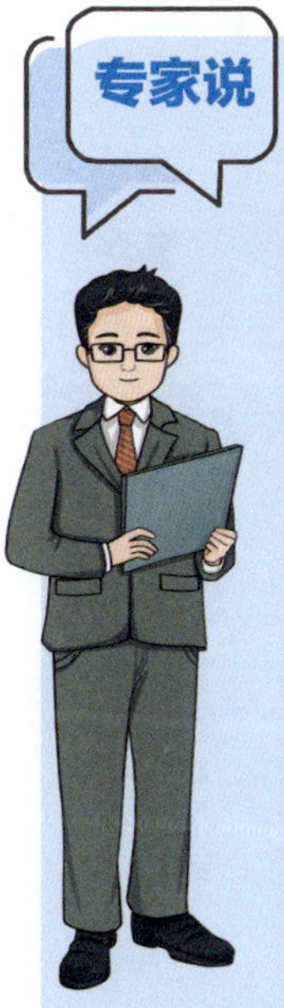

儿童肿瘤手术治疗对患儿的远期影响是一个比较复杂的问题，它的决定因素主要包括肿瘤对于生长部位邻近的组织器官侵犯严重程度，手术操作的部位，手术切除的范围和方式，以及患儿全身的整体状况等。

当肿瘤位于身体的关键部位，尤其是恶性肿瘤对于邻近器官产生了侵犯时，手术当中为了彻底切除肿瘤，挽救生命，就可能会切除或者部分切除相邻器官，例如垂体、甲状腺、肾脏、胰腺、睾丸及卵巢等部位，手术后可能使得这些器官的功能受到一定影响。当肿瘤侵犯到神经肌肉系统时，手术后患儿可能出现与之对应的症状，例如发育缓慢、身高增长受限、两侧肢体不等长、关节活动受到限制、排尿或者排便功能受影响等。生长在盆腔的恶性肿瘤，手术及术后的联合放化疗，可能会对患儿的生育功能造成不利影响。除了这些功能影响，手术后身体的变化、巨大瘢痕等也有可能对患儿产生不利的心理影响，这种情况在大年龄患儿中出现概率比较高。

对于手术可能对患儿造成的远期影响，首先要有一个客观的认识，因为完整切除肿瘤，是恶性实体肿瘤治疗方案中的一个重要部分，也是挽救生命的关键。其次，上面提到的这些影响，有一些随着患儿的康复与成长，是可以获得一定程度的缓解，尤其是双侧器官，当切除了其中一侧后，另一侧往往会在远期形成代偿发育，承担起原本属于两侧器官的“任务”。此外，当垂体或甲状腺等器官由于治疗需要被切除后，患儿可以服用对应的药物，以维持体内的激素含量，保障功能。当预判到肿瘤手术及联合放化疗可能影响生殖功能时，目前已经有了睾丸或卵巢组织冻存及移植技术，可以对患儿的生育力进行保存。当出现因为治疗所带来的肢体关节活动幅度受限制，或者特别明显的瘢痕增生时，可以在肿瘤治愈以后，通过后续的物理治疗或者手术治疗进行改善。对于手术治疗对于患儿带来的抑郁或者焦虑等心理影响，可以到专业的心理咨询机构进行干预，从而获得积极的效果。除了上述这些解决措施以外，随着儿童肿瘤综合治疗方式的规范化与统一化，以及多学科诊疗和精准手术理念的普及推广，目前在实施手术之前，外科医生即会制订一个完备的方案，对于完整切除肿瘤和保护邻近器官与功能之间的平衡提前进行考虑与规划。

（杨　维）

15. 恶性肿瘤患儿**康复**后，可以正常**上学**和**运动**吗

关键词

恶性肿瘤康复 运动

现代医学技术的发展使肿瘤患儿的长期生存率显著提高，我国恶性肿瘤患儿的 5 年整体生存率为 72%。这部分患儿康复后入学及参与运动有利于提高患儿的生活质量。

专家说

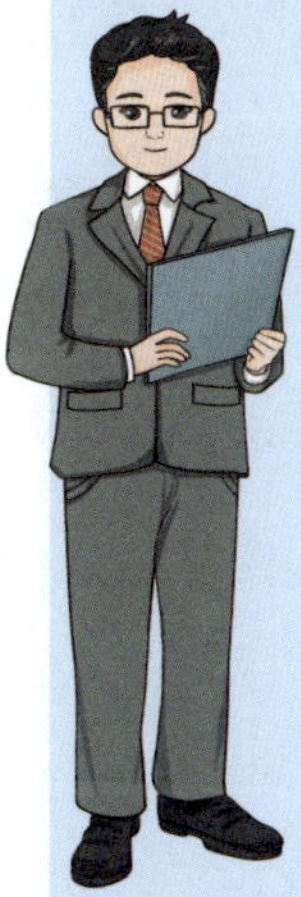

现代肿瘤患儿的生存率显著提高，多数患儿在康复后能正常上学并参与适度运动，甚至有患儿还成为运动员（如日本游泳选手池江璃花子）。适当合理的运动不仅能增强恶性肿瘤患儿的肌力，提升心肺功能，促进身体机能的康复，还能降低恶性肿瘤转移和复发的风险，提高患儿生活质量。

当然长期治疗的副作用可能会影响患儿的运动能力，例如部分化疗药物（如长春新碱）可能导致周围神经病变，造成神经肌肉损伤，影响平衡能力，需要避免高风险运动。生长激素缺乏或甲状腺功能减退可能导致体力不足，需要激素替代治疗后逐步增加活动量。此外，脱发、瘢痕或体重引起的外貌变化可能让孩子在社交或运动中感到自卑，需要心理支持。家长和随访医师应该帮助患儿应对可能的孤立，同时避免过度保护，鼓励参与团体活动。

上学前患儿首先需要进行医学评估，包括以下几方面。

（1）免疫功能恢复： 化疗或放疗后，需要确认患儿白细胞、中性粒细胞等免疫指标恢复正常，以降低感染风险。

（2）确认体力恢复： 如果患儿不存在明显疲劳或心肺功能问题，可逐步复学。

（3）认知能力： 脑部放疗或化疗可能导致患儿注意力、记忆力下降，需要评估学习能力是否受影响。建议采用渐进式复学方式，初期可选择半天上学或减少课程量，之后让患儿逐步适应学习节奏。与老师沟通患儿的健康需求（如避免剧烈活动、注意卫生防护）。若存在学习困难，注意通过个性化教育或特殊辅导支持患儿复学。

参与体育运动无疑对治疗后康复是有益的，可以增强心肺功能、肌力及骨密度；改善心理状态，减轻焦虑或抑郁情绪。当然运动前需要进行风险评估，包括：①心脏功能，部分化疗药物（如蒽环类药物）或放疗可能影响心脏功能，需要定期进行心脏超声检查评估，避免剧烈运动（如长跑、竞技体育）；②骨骼健康，脊柱或肢体接受过放疗或手术的患儿，需要避免高冲击运动（如跳跃、举重），以防骨折或关节损伤；③免疫状态，在患儿免疫功能未完全恢复时，应避免到公共泳池、密集人群中的运动。推荐运动类型有低强度有氧运动，如步行、游泳（水质安全时）；力量训练，如轻量级抗阻训练；灵活性活动如拉伸、舞蹈等。

家长可以与医生共同制订随访计划：每3~6个月带患儿复查血常规、生化、内分泌功能及器官功能（心、肺、肝肾功能）。每年评估患儿骨龄、骨密度及神经认知发展。制订个性化方案明确运动强度、频率和禁忌。与学校协商合作调整课业压力，例如延长考试时间、提供课后辅导。

总之，无论是恢复上学还是进行运动对于治疗后的康复患儿都是可行的，但需要遵循“循序渐进、个体化、安全优先”原则。

（高文瑾　刘安生）

关键词

恶性肿瘤　治疗　生长发育

16. 针对恶性肿瘤的治疗会影响患儿的**生长发育**吗

儿童恶性肿瘤治疗可能对患儿的身高、性发育、代谢及神经认知产生不同程度影响。现代治疗策略通过个体化方案设计（如降低放疗剂量、生殖功能保护）和系统化随访管理（内分泌评估、认知康复），可使 80% 以上患儿获得接近正常的生长轨迹。关键在于实现肿瘤控制与生存质量的平衡。

专家说

儿童恶性肿瘤治疗后确实可能对患儿的生长发育产生一定影响，但具体影响程度因个体差异、治疗方式及干预措施而异。目前，儿童恶性肿瘤的治疗方法通常包括化疗、放疗、手术、靶向治疗及免疫治疗等，

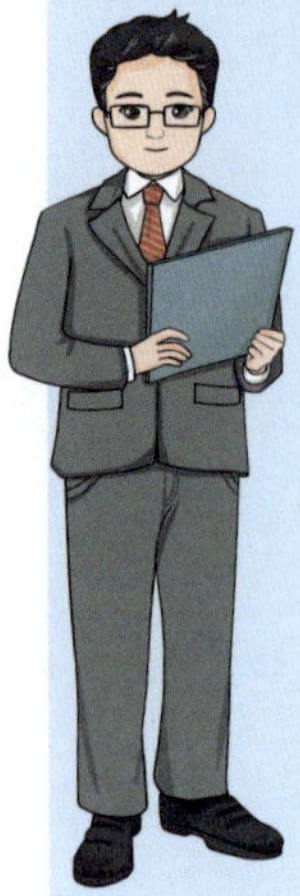

而儿童的生长发育也包括很多方面，比如身高、体重、性发育及神经认知功能等，不同治疗手段对患儿生长发育的影响各有不同。年龄越小的患儿，生长发育的潜力越大，治疗对他们的影响可能更显著。

可能影响生长发育的因素

（1）化疗：某些化疗药物可能影响骨骼生长板或干扰生长激素分泌，导致患儿身高增长减缓。烷化剂类化疗药物可能损害卵巢或睾丸功能，影响患儿青春期性发育及未来生育力。

（2）放疗：脊柱或骨骼放疗可能导致患儿局部骨骼发育停滞（如脊柱侧弯、肢体长短不一）。头部放疗可能损害下丘脑 - 垂体轴，导致患儿生长激素缺乏、甲状腺功能减退或性早熟 / 发育延迟。

（3）手术：切除内分泌器官（如甲状腺、性腺）需要长期激素替代治疗。重要脏器（如肾脏）切除可能间接影响患儿代谢和营养吸收。

（4）长期口服药物：糖皮质激素（如地塞米松）可能引起患儿骨质疏松、肌肉萎缩及体重异常增加。酪氨酸激酶类药物（如伊马替尼、达沙替尼）可能影响患儿骨骼发育和生长激素信号通路，引起患儿身高生长减缓。

常见生长发育问题

（1）身高增长迟缓：常见原因是生长激素缺乏，需要定期监测骨龄和激素水平。推荐治疗结束后每 6 个月测量生长速度，每年评估骨龄。当患儿每年的生长速度不足 4cm 或身高低于同龄同性别儿童两个标准差（<-2SD）时，应启动重组人生长激素治疗（需要满足肿瘤缓解≥ 2 年且无复发证据）。

（2）青春期异常：女孩 13 岁无乳房发育或 15 岁无月经初潮需要性激素评估；男孩 14 岁无睾丸增大或 16 岁无遗精需要启动内分泌检查。条件允许时，可采集青春期前女童卵巢组织进行冷冻保存。

（3）代谢异常：肥胖、胰岛素抵抗或骨密度降低。

（4）神经认知损伤：脑部放疗或化疗可能导致学习能力、记忆力下降，对接受全脑放疗或高剂量甲氨蝶呤的 7 岁以下高危患儿，可采用计算机认知训练 + 行为疗法干预。

儿科肿瘤团队在治疗初期会权衡疗效与长期副作用，对每个患儿采用个体化治疗，保证疗效同时尽可能选择对生长发育影响较小的方案（如减少放疗剂量或调整照射范围）。治疗后需要做到定期随访：每年检查生长速度、骨龄、性激素及甲状腺功能以及神经认知筛查，通过早期监测和及时干预，许多生长发育问题能得到有效控制，患儿仍可达到接近正常的生长轨迹。

综上所述，儿童肿瘤治疗可能对患儿的生长发育产生一定影响，但通过规范治疗、多学科诊疗及长期随访管理，多数影响可被早期发现和干预。家长应密切配合医生进行定期评估，并关注患儿的身心健康发展。

（高文瑾　刘安生）

17. 什么是恶性肿瘤患儿的生育力保存

关键词

生殖器官保护　性腺保存

现代科学技术的发展和多模式治疗在癌症的综合应用，癌症患者的长期生存率得到了显著提高，其长期生活质量变得越来越重要。恶性肿瘤患儿总的生存率已达 70%~80%，随着越来越多的癌症患儿获得长期生存，幸存者的远期后遗症逐渐显现，包括脏器功能障碍、外观畸形及心理影响等，其中对生育力的影响成了焦点。因此，生育力保护是近年医学研究和临床治疗的热点。生育力保护是指使用手术、药物或实验室措施对患恶性肿瘤及放化疗等影响可能将来处于不育风险的患儿提供帮助，使儿童癌症幸存者未来有正常的性征及生育力。

专家说

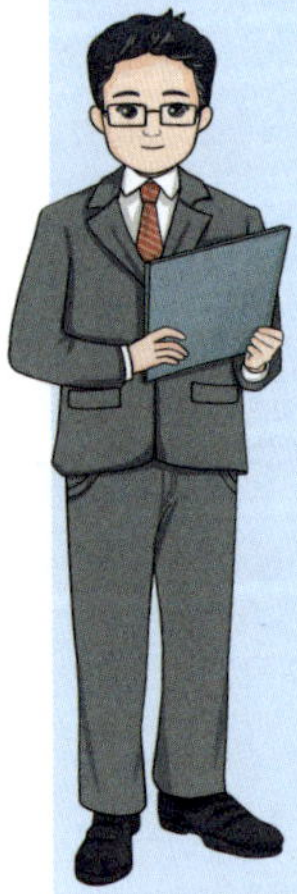

对于恶性肿瘤患儿的生育力保存是一个重要的医学问题，随着治疗技术的进步，在系统规范的全病程整合精准个体化综合诊治模式下，大多数恶性肿瘤患儿能够治愈。然而，肿瘤及控瘤治疗两方面都可能对患儿生殖系统造成损害，影响其未来的生育力。因此，生育力保存成为肿瘤治疗全过程中不可忽视的一部分，对患儿及其家庭具有重要意义，保存生育力有助于提高患儿的生活质量和心理健康。

恶性肿瘤患儿的生育力保存包括在控瘤治疗中对生殖器官系统的保护和对正常性腺的保存。

对生殖器官的保护包括以下几方面。

（1）生殖器官肿瘤的手术原则：精准无瘤手术操作理念，完全切除肿瘤的同时，最大程度保留生殖器官功能和缩小手术范围。

（2）避免和减少化疗对卵巢和睾丸的影响：在保证化疗疗效前提下尽可能选用生殖毒性较弱的控瘤药物和最低有效剂量。

（3）降低放疗对性腺轴的影响：放射野尽可能避开性腺或在放疗前对放疗暴露野内卵巢、睾丸行移位术。

（4）其他综合治疗的性腺影响：严格骨髓移植、靶向药物、免疫治疗的适应证选择等。

对正常性腺的保存包括下面两点。

（1）女性患儿的生育力保存：青春期前的女性患儿，可通过手术获取卵巢组织冷冻保存，待未来移植回体内或体外培养成熟；青春期后的女性患儿，通过激素刺激卵巢，获取卵子后进行冷冻保存。

（2）男性患儿的生育力保存：青春期前的男性患儿，睾丸组织冷冻是一种实验性方法，通过手术获取睾丸组织冷冻保存，待未来技术成熟后用于生育；青春期后的男性患儿，精子冷冻是最常用的方法。

随着生殖医学和干细胞技术的发展，未来会有更多有效的生育力保存方法。其相关的伦理和法律问题也需要进一步探讨和规范。总之，恶性肿瘤患儿的生育力保存是一个复杂但重要的领域。通过多学科早期评估和干预，可以为患者提供更好的生育力保存选择，帮助患儿在战胜疾病的同时保留未来的生育力。

（王　珊）

18. 肿瘤患儿治疗**康复后**，需要注意哪些**心理问题**

关键词 应激 社交障碍 角色适应

随着医学诊疗技术的进步，肿瘤患儿的治愈率逐年提升。如儿童最常见的恶性肿瘤急性淋巴细胞白血病，目前的治愈率已达 80%，大部分肿瘤患儿能够康复，并长期生存。肿瘤患儿康复后，可能存在某些心理问题，应该引起大家关注。

专家说

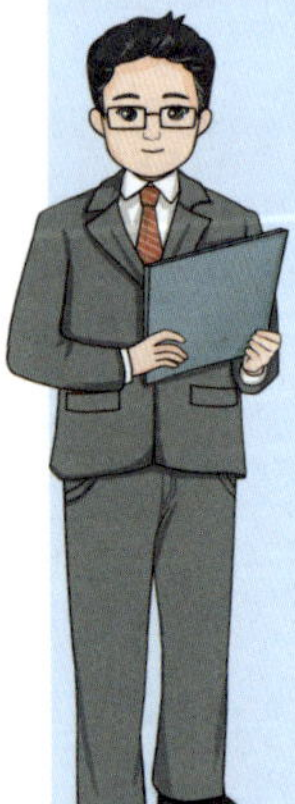

肿瘤患儿治疗康复后，可能存在以下心理问题。

（1）**创伤后应激障碍**：治疗中的痛苦经历，如化疗副作用、疼痛、手术创伤等，会让患儿反复回忆起这些场景，常做噩梦，对相关地点、事物极度敏感，进而产生回避行为，情绪易焦虑、紧张。家长要耐心陪伴和倾听，鼓励患儿表达感受；用游戏、绘画等方式让患儿释放情绪。严重时可找心理医生。

（2）**自卑与社交障碍**：治疗带来的身体变化，如脱发、体重改变、瘢痕或肢体残缺，会使患儿感到自卑，怕被歧视而回避社交。家长应肯定患儿的优点，鼓励其社交，学校和社会也应给予理解包容，适当安排小范围社交活动，助其融入。

（3）**学业压力与焦虑**：长期治疗耽误学业，患儿复学后课程进度跟不上，学习成绩下滑，担心学业受影响，便会感到焦虑。家长和老师要根据患儿的实际情况，帮助患儿制订学习计划、规划未来。也可咨询心理专家，助其树立信心。

（4）对疾病复发的恐惧：经历过肿瘤治疗，患儿可能十分担忧疾病复发，这种恐惧长期存在，影响日常情绪和生活，导致注意力不集中、睡眠障碍。家长需要常与孩子沟通，定期复查，让患儿了解复查结果；或教授其放松技巧，如深呼吸、冥想等。

（5）角色适应问题：治疗期间，患儿受家人、医护过度照顾，康复后难适应正常生活角色，依赖他人，自主能力弱，难以融入正常社会生活节奏。家长应逐渐减少对其的特殊照顾，鼓励患儿独立做事，参加社会实践，培养责任感等。

健康术语

创伤后应激障碍（post-traumatic stress disorder，PTSD）

指个体经历、目睹或遭受严重威胁生命、身体完整性的创伤事件后，延迟出现并长期持续的精神障碍。表现为反复重现创伤体验、回避与麻木、警觉性增高等。

（王　华　刘安生）

19. 肿瘤患儿治疗康复后，如何进行营养管理

关键词

营养风险筛查与评价　营养管理

营养不足和营养过剩在肿瘤患儿康复期均可能发生，肥胖和代谢综合征是恶性肿瘤复发的独立危险因素，肿瘤康复期患儿也是出现第二肿瘤及其他慢性疾病的高危人群，故康复期肿瘤患儿应定期进行营养风险筛查及营养评价，寻求临床营养师的营养评价和建议，避免能量及营养素的不足或过剩，维持合理身高及体重增长，保持适宜的瘦体组织及肌肉量。

专家说

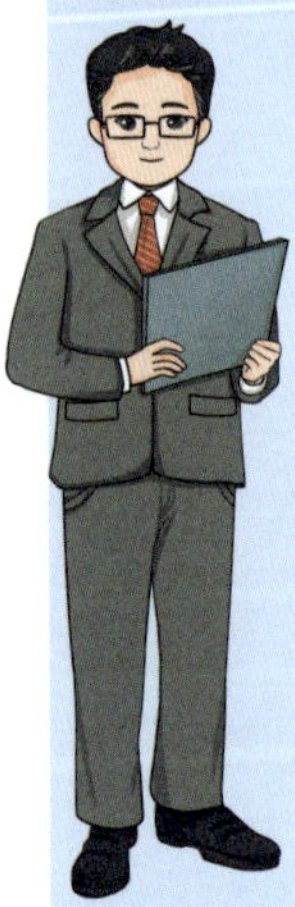

合理的营养管理是肿瘤康复期患儿长期随诊管理的重要内容，患儿应定期接受有资质的营养师或肿瘤医师的营养咨询，了解自身的营养状况和需求，制订个性化的营养计划。

不同类型及不同分期肿瘤患儿能量需求差异大，但所有肿瘤患儿都需警惕潜在的能量和营养素摄入不足及过量。肿瘤康复期患儿能量摄入可参考同年龄同性别健康儿童标准，对体重低、营养不足患儿适当增加能量摄入，对超重 / 肥胖患儿适当减少能量摄入。

均衡膳食是恶性肿瘤患儿康复期营养管理的核心。患儿应确保摄入多样化的食物，包括蔬菜、水

果、全谷物、优质蛋白质（如鱼、瘦肉、禽类、鸡蛋、脱脂或低脂乳制品、坚果及豆类等）和健康脂肪（如橄榄油、坚果等）。特别是优质蛋白质的摄入，对于维持肌肉量、改善体力状况至关重要。同时，应限制红肉和加工肉类的摄入，限制添加糖的食物摄入，限制饱和脂肪酸的摄入，以降低肿瘤复发的风险。

在膳食搭配上，应注重各类营养素的合理搭配，确保患儿能量和营养素的适当摄入。某些特殊营养素在恶性肿瘤患者康复期中具有重要作用。首选经均衡膳食摄入必需的各类微量营养素，在膳食摄入不足或经生化检查或临床表现证实存在某类营养素缺乏或不足时，可经有资质的营养师评估后使用营养素补充剂，避免盲目使用或过量摄入。

对于存在较高营养风险和 / 或营养不良的肿瘤康复期患儿，院外应进行有效的家庭营养支持，遵循营养不良的五阶梯治疗指南，重视口服营养补充（oral nutritional supplement，ONS），然后依次沿阶梯向上级选择，即全肠内营养、部分肠外营养、全肠外营养。

（李　萍　汪　健）

20. 如何更好地陪伴**临终期**恶性肿瘤患儿

关键词：恶性肿瘤　临终关怀　社会关注

肿瘤是一种对身体和心理都有极大影响的疾病，尤其是在儿童中。对于临终期的肿瘤患儿，家庭与医护人员的陪伴与支持至关重要。如何为临终期肿瘤患儿提供关怀和支持，以帮助他们在生命的最后阶段得到尊严和安宁，是医务人员、家庭、社会必须关注的问题。

专家说

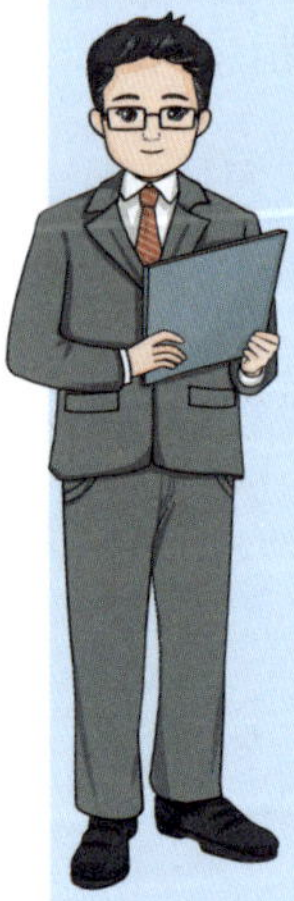

在肿瘤的晚期，患儿的身体与心理需求可能会发生变化，做好陪伴的第一步是要理解临终患儿的需求。生理需求主要包括疼痛管理和创造舒适的环境。可以通过专业的医疗团队来制订和调整疼痛管理方案以确保患儿的疼痛得到有效控制，从而得到躯体舒适的满足。同时需要创造一个安静、舒适的空间，尽量减少噪声和干扰，提供适当的温度和照明，满足患儿对于环境舒适的需求。

临终期患儿可能会感到恐惧和焦虑，亲人的陪伴和关怀尤为重要，给予他们情感的支持、表达以及倾听。让患儿有机会表达他们的感受或担忧，耐心倾听他们的想法。患儿也具有社会需求，可以鼓励患儿与家人、朋友保持联系，可以通过短暂的探访或视频通话来实现，并为患儿提供适当的社交活动，哪怕是简单的聊天或游戏，能够提升他们的情绪。

可以选择临终关怀的医院或医疗机构，提供高质量临终关怀的保障。这些机构不仅可以提供吸氧等基本医疗改善其舒适度，同时临终关怀团队的帮助，包括疼痛管理、心理咨询和社工，可以为患儿及其家庭提供进一步支持和帮助。

尽可能赋予患儿选择的权利，可以显著提升他们的尊严感。应依据患儿的健康状况及心理承受能力，参与制订临终关怀计划，不论是关于饮食、活动还是休息，都应确保他们接受到心理支持、家庭支持及临终安宁护理。尊重患儿的想法，尊重他们的选择，尽量满足他们合理的要求。允许患儿表达他们的最后愿望，如想要去的地方或想要完成的事情。这不仅可以为其提供心理慰藉，也可以让患儿感受到他们的生活仍有意义。

在陪伴临终患儿时，选择适当的语言和方式与患儿沟通至关重要。可以使用直白、简单的语言与患儿交流，让他们更容易理解自己的状况。通过肢体语言（如拥抱、握手），以及言语上的温暖表达，让患儿感受到来自家人、朋友、医护的支持与关爱。

（周宇晨　苏　雁）

相约健康百科丛书

人物关系介绍

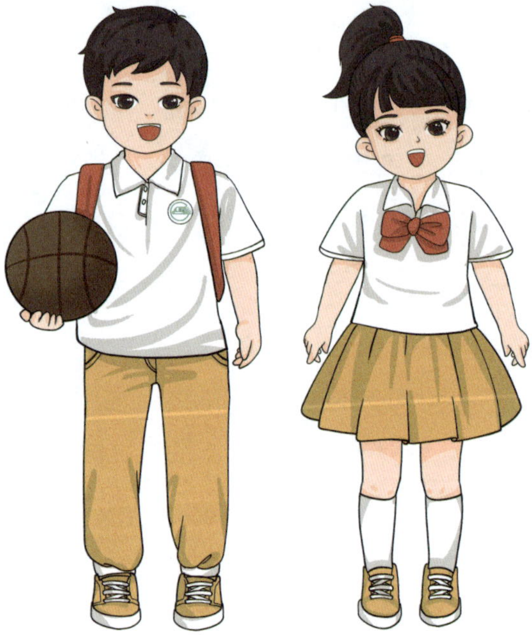

健健　　康康

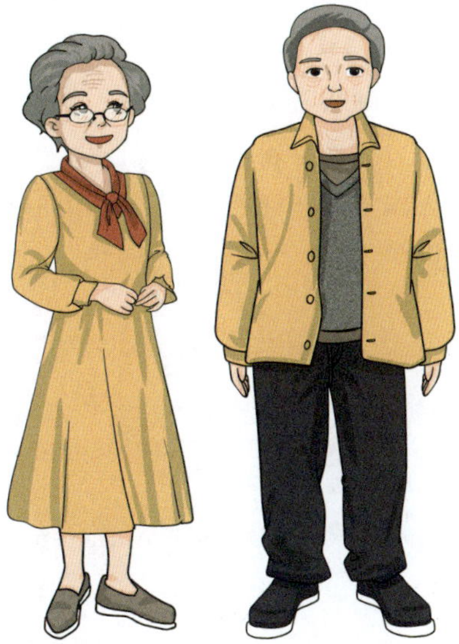

奶奶　　爷爷

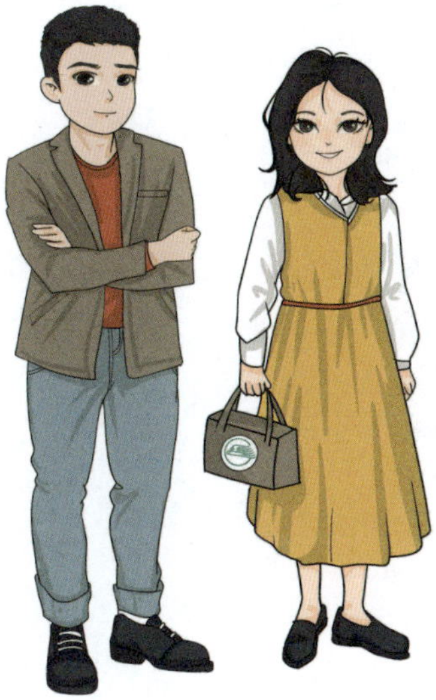

爸爸　　妈妈

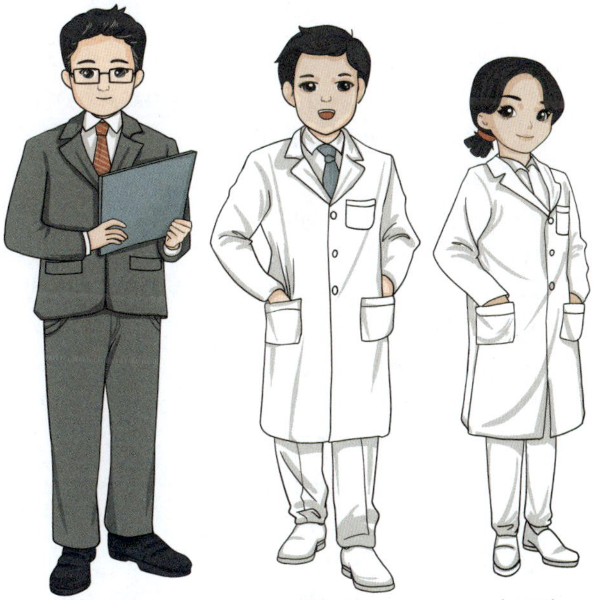

专家　　男医生　　女医生

图书在版编目（CIP）数据

儿童及青少年肿瘤防治攻略 / 倪鑫主编 . -- 北京 ：人民卫生出版社，2025. 10. --（相约健康百科丛书）.
ISBN 978-7-117-38418-6

Ⅰ. R73

中国国家版本馆 CIP 数据核字第 2025YX5656 号

相约健康百科丛书
儿童及青少年肿瘤防治攻略
Xiangyue Jiankang Baike Congshu
Ertong ji Qingshaonian Zhongliu Fangzhi Gonglüe

主　　编：倪　鑫
出版发行：人民卫生出版社（中继线 010-59780011）
地　　址：北京市朝阳区潘家园南里 19 号
邮　　编：100021
E - mail：pmph @ pmph.com
购书热线：010-59787592　010-59787584　010-65264830
印　　刷：鸿博睿特（天津）印刷科技有限公司
经　　销：新华书店
开　　本：710 × 1000　1/16　**印张：**25
字　　数：324 千字
版　　次：2025 年 10 月第 1 版
印　　次：2025 年 10 月第 1 次印刷
标准书号：ISBN 978-7-117-38418-6
定　　价：79.00 元